W0267994

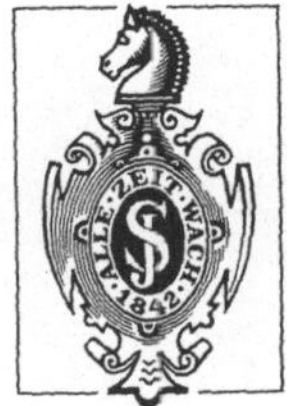
ALLE ZEIT WACH
1842

K. Jork W. Schüffel (Hrsg.)

Ärztliche Erkenntnis – Entscheidungsfindung mit Patienten

Mit 26 Abbildungen

Springer-Verlag
Berlin Heidelberg New York
London Paris Tokyo

Professor Dr. med. Klaus Jork
Leiter des Instituts für Allgemeinmedizin
Klinikum der Johann Wolfgang Goethe-Universität
Theodor-Stern-Kai 7, D-6000 Frankfurt a. Main 70

Professor Dr. med. Wolfram Schüffel
Zentrum für Innere Medizin, Abteilung Psychosomatik
Universität Marburg
Baldinger Straße, D-3550 Marburg

ISBN-13: 978-3-540-17296-3 e-ISBN-13: 978-3-642-71711-6
DOI: 10.1007/978-3-642-71711-6

CIP-Kurztitelaufnahme der Deutschen Bibliothek
Ärztliche Erkenntnis: Entscheidungsfindung mit Patienten / K. Jork; W. Schüffel (Hrsg.). - Berlin; Heidelberg; New York; London; Paris; Tokyo: Springer, 1987
HE: Jork, Klaus [Hrsg.]

Satz und Druck: Zechnersche Buchdruckerei, Speyer
Bindearbeiten: J. Schäffer, Grünstadt

2119/3140-5 4 3 2 1 0

Inhaltsverzeichnis

Mitarbeiterverzeichnis

Prof. Dr. K. Abt
Abteilung für Biomathematik,
Klinikum der
Johann Wolfgang Goethe-Universität,
Theodor-Stern-Kai 7, D-6000 Frankfurt 70

Prof. Dr. F. Anschütz
Medizinische Klinik, Grafenstr. 9, D-6100 Darmstadt

Dr. G. Fischer
Heideweg 12, D-6078 Neu-Isenburg-Zeppelinheim

Prof. Dr. F. Hartmann
Medizinische Klinik der Medizinischen Hochschule Hannover,
Konstanty-Gutschow-Str. 18, D-3000 Hannover 61

Prof. Dr. K. Jork
Institut für Allgemeinmedizin,
Klinikum der
Johann Wolfgang Goethe-Universität,
Theodor-Stern-Kai 7, D-6000 Frankfurt 70

Prof. Dr. Hj. Mattern
Dantestr. 10c, D-6900 Heidelberg

Prof. Dr. P. J. Novak
Abteilung Medizinische Soziologie,
Universität Ulm,
Am Hochsträß 8, D-7900 Ulm

Prof. Dr. H. Pauli
Institut für Ausbildungsforschung
der Universität Bern,
Inselspital 14c, CH-3010 Bern

Dr. med. Dr. phil. H.-H. Raspe
Abteilung für Krankheiten der Bewegungsorgane
und des Stoffwechsels, Medizinische Hochschule Hannover,
Konstanty-Gutschow-Str. 8, D-3000 Hannover 61

Prof. Dr. W. Schüffel
Zentrum für Innere Medizin, Abteilung Psychosomatik,
Universität Marburg,
Baldinger Str., D-3550 Marburg/Lahn

Dr. H. Walb-Noelke
Am Hohen Tor 16, D-6113 Homberg/Ohm

Priv.-Doz. Dr. H. L. Wedler
Medizinische Klinik, Grafenstr. 9, D-6100 Darmstadt

Einführung

Schritte ärztlicher Erkenntnis und Entscheidungen werden dargestellt. Die Darstellungen entstammen dem allgemeinärztlichen, klinisch-ambulanten bzw. -stationären Bereich sowie dem Bereich zwischen Klinik und Praxis. Sie gehören dem Alltag an, wie er zwischen Hannover und Bern abläuft. Die Szenen sind nicht gestellt.

Die Berechtigung, ein derartiges Buch herauszugeben, sehen die Herausgeber in ihrer eigenen Unzufriedenheit gegenüber der Entwicklung in der Medizin sowie in der Kritik, welche in der Öffentlichkeit an dieser Medizin geübt wird.

Eigene Unzufriedenheit wie öffentlich geübte Kritik beziehen sich darauf, daß zum einen vielfach unreflektiert diagnostiziert und gehandelt wird, und daß Handlungsstrategien unkritisch übernommen werden. Zu viel wird der einzelne Patient geröntgt, im Computertomogramm untersucht, biopsiert, mit Pharmaka behandelt und operiert, statt daß er eingehender mit dem Arzt sprechen kann. Zum anderen wird der einzelne Patient mit Überweisungszetteln vom Allgemeinarzt zum Spezialisten, zum „Feindflug" geschickt und hier weitergereicht. Einer „Verzettelung der Verantwortung" durch problembezogenes interkollegiales Handeln ist oft schwer entgegenzuwirken. Darüber hinaus wird die Wissenschaftlichkeit der angewandten Medizin, und hier v. a. in der ambulanten Krankenversorgung, in Frage gestellt. Die Folge ist, daß sich weite Bereiche der Medizin in einem ständigen Abwehrkampf befinden. Fragwürdige Überzeugungen werden vertreten: Wissenschaft sei nur in Klinik und Labor realisierbar; Wissenschaft in der Praxis habe dagegen keine methodische Eigenständigkeit. Als Folge dieser einseitigen Betrachtungsweisen werden wichtige politische Entscheidungen zur Wissenschaftspolitik getroffen, die bestehenden Verhältnisse perpetuieren.

Neue Paradigmen entstehen. Die genannte Kritik sowie der zunehmende Einfluß vorwissenschaftlicher Heilweisen und alternativer Therapieformen zwingen den Arzt, bisherige Kenntnis- und Handlungsweisen zu überdenken. Unsere Überzeugung ist, daß dies nur in ständiger Reflexion während der ärztlichen Tätigkeit geschehen kann.

Hierbei lassen sich 3 Hauptaufgaben verdeutlichen:

Die 1. Hauptaufgabe besteht darin, daß es dem Arzt und dem Patienten ermöglicht wird, sich in einer gemeinsamen Wirklichkeit dialogisch wahrzunehmen. Gemeint ist eine systemisch orientierte Sicht der Wirklichkeit; der alte Kausalitätsbegriff tritt in den Hintergrund.

Die 2. Hauptaufgabe besteht darin, Ärzten zu ermöglichen, sich in einer gemeinsamen interkollegialen Wirklichkeit wahrzunehmen. Sie geht vom Gedanken des Teams und dem hier angewendeten kollegialen Lernen („peer learning") aus.

Schließlich besteht die 3. Hauptaufgabe darin, die Rahmenbedingungen in Form von Arbeitsabläufen und -organisationen zu schaffen, welche diese Wirklichkeiten tragen helfen.

In 10 Beiträgen beschreiben Ärzte, wie sie selbst oder wie andere Ärzte mit dem Patienten ihre Wirklichkeit erkennen und zu Entscheidungen kommen. In einem gesonderten Abschnitt wird die Bedeutung der Statistik für ärztliche Erkenntnis- und Entscheidungsfindung herausgestellt.

Den Epilog trägt Herr Kollege Mattern (Heidelberg) vor dem Hintergrund einer über 50jährigen Arzterfahrung bei.

Die Beiträge sind 3 Abschnitten zugeordnet:

- Erkennen unter Praxisbedingungen,
- Erkennen unter Klinikbedingungen,
- Erkennen im Wechsel klinischer und ambulanter Bedingungen.

Erkennen unter Praxisbedingungen

H. Pauli (Bern) beschreibt Abschnitte aus den Behandlungen von 3 Patienten, 2 von ihnen chronisch, einer akut erkrankt. Er erläutert persönliche Erkennens- und Handlungsstrategien im Bereich der Allgemeinmedizin. Ihn interessiert, wie in Annäherung an Arbeitsweisen der Allgemeinmedizin eine Übereinstimmung verschiedener Rollenerwartungen von Patient und Arzt möglich wird. Vom Arzt wird im Vergleich zur bisherigen Vorgehensweise sehr viel stärker systemisch orientiertes Denken und eine erhöhte persönliche Aktivität gefordert. Vom Patienten hingegen wird die Weiterentwicklung seines sozialen Netzes und die Umstellung auf neue Ernährungs- und Lebensgewohnheiten erwartet. Für den Arzt bedeutet dies, eine Interaktion zwischen sich und dem Patienten zu gestalten, die beim Betroffenen zu persönlicher Einsicht und zu persönlicher Aktivität führt. Hierdurch ergeben sich Möglichkeiten, in bisher nicht gekannter Weise problembezogen die Aus-, Fort- und Weiterbildung des Arztes zu beeinflussen.

K. Jork (Frankfurt) stellt 2 Patienten einer „Stadtpraxis" vor. Bei einem 43jährigen Mann steht die Koordination von hausärztlicher Diagnostik und Maßnahmen im interdisziplinären Arbeitsbereich mit Beziehungskonflikten und unterschiedlichen Erwartungen bei Patienten und Arzt im Vordergrund. Situative Ängste werden angesprochen: Die Angst des Patienten bzw. die doppelte Angst des Arztes als Rollenträger allgemeinmedizinischer Funktionen und als eigene Person. Systemisch orientiertes Denken wird bei Aufgaben der Langzeitbetreuung bei einer 86jährigen Patientin und ihrer älteren Schwester abgeleitet. Begleiten auf dem Weg verminderter Anpassungsfähigkeit an eine Umweltsituation und das Organisieren sozialer Hilfen zur Aufrechterhaltung der Autonomie alter Menschen bedeutet eine Erweiterung des rein kurativen ärztlichen Verständnisses.

H. Walb-Nölke (Homberg/Ohm bei Marburg) stellt fest: Spürbar ist die Angst im Sonntagsdienst, als eine 29jährige Patientin über Sensibilitätsstörungen im rechten Unterschenkel und der Großzehe klagt und später Sensibilitätsstörungen in der linken Gesichtshälfte auftreten. Die Ärztin „hält" die Patientin, die über angstauslösende Lebenserfahrungen spricht. Schwierigste Familienverhältnisse stellen sich heraus. Bewußt werden die Spezialisten erst im späteren Abschnitt der Behandlung zur Beratung herangezogen - der Besuch der Spezialisten wird damit nicht zum so apostrophierten „Feindflug" für Patient und Arzt. Im Prozeß des ärztlichen Erkennens wandelt sich die Sensibilitätsstörung zur Familienstörung, d.h. eine Symptomwandlung tritt aus der Sicht von Arzt und Patient ein. Die Ärztin begegnet eigener Angst als Rollenträgerin durch gezieltes Überweisen und eigener biographischer Angst durch umschriebene Selbsterfahrung in der Balint-Gruppe.

G. Fischer (Frankfurt) registriert Diskrepanzen zwischen Befindens- und Befundstörungen bei einer kultivierten, gut aussehenden, im Tennisdreß erscheinenden 48jährigen Patientin. Dieser Pilotenehefrau und Mutter von 2 adoleszenten Kindern fühlt sich die Ärztin verbunden. Die Patientin klagt über Schluckstörungen. Die Ärztin respektiert das Bedürfnis der Patientin nach Distanz. Sie nimmt ihre eigene derzeitige Unfähigkeit wahr, die Situation anzusprechen: „Bei Ihnen sieht alles so gut aus, daß keiner glaubt, Ihnen könne es schlecht gehen."

Erkennen führt (noch) nicht zur Benennung des Problems, jedoch zu einem gestaltenden Offenlassen der Diagnose, das auch hier allmählich Einblicke in familiäre Belastungen ermöglicht: Die Patientin fühlt sich häufig allein, denn der Ehemann ist häufig abwesend, die Kinder verselbständigen sich und inwendig ist ein Gefühl der Leere „wie ein Vakuum". Korrespondierend hierzu spürt die Ärztin „Unzufriedenheit und Skrupel bis hin zu Schuldgefühlen". Wie könnte besser das Bild der Depression gezeichnet werden, das die gemeinsame Wirklichkeit von Patientin und Ärztin bestimmt bis schließlich neue Lebensinhalte auf der sozialen Ebene entstehen und Befund und Befinden sich annähern? Ärztin und Patientin durchleben diesen Prozeß, der zum Schluß der Behandlung mit Auflösung der engen Arzt-Patient-Beziehung und mit einem Trauerprozeß verbunden ist.

K. Abt (Frankfurt) zeigt, wie die Statistik längst die Auftrennung in „objektiv" (Befund) und „subjektiv" (Befinden) aufgegeben hat und lediglich nach kleinerer und größerer, d.h. wechselnder Zufallsvariabilität fragt. Psychologische und soziale, auch komplizierte intra- und interpsychische Komponenten des Arzt-Patienten-Verhältnisses sind für den Statistiker untersuchbar geworden (vgl. auch den „repertory grid", Abschnitt W. Schüffel). Das Erkennen von Unterschieden zwischen erhobenen Daten führt aber nicht automatisch zu anderen

Handlungen, sollen Fehler 1. oder 2. Art vermieden werden, von denen die 1. unter heutigen Bedingungen schnell die Größenordnung von über 60% (!) erreichen können. Zur Vermeidung derartiger Fehler wird zunächst durch Erfahrung gewonnene Intuition in Kraft treten. Die Statistik kann dann helfen, Intuition in rational begründbares Argumentieren überzuführen (z. B. speziell durch Diskriminanzanalysen; generell durch multivariate Verfahren). Durch eine derartige Betrachtungsweise wird auch Intuition vermittelbar, d. h. durch Intuition anlaufende Prozesse werden lernbar. Es wäre durchaus vorstellbar, die oben beschriebenen Zustände von Angst und Depression in diesem Sinne, d. h. kognitiv zu vermitteln, um das ablaufende intrapsychische oder affektive Lernen zu unterstützen.

Erkennen unter Klinik-/Poliklinikbedingungen

F. Hartmann (Hannover) schildert die langjährige Behandlung einer älteren Rheumapatientin. Als entscheidende Begriffe seiner ärztlichen Tätigkeit bezeichnet der Autor Personenbezogenheit, Unmittelbarkeit, Verständigung. Ziel dieser Tätigkeit ist es, Gesundheit zu ermöglichen (statt ausschließlich Krankheit zu bekämpfen). Die verwendete Definition von Gesundheit lautet:

„Gesund ist ein Mensch, der mit oder ohne nachweisbare oder für ihn wahrnehmbare Mängel (Ungleichgewichte) seiner Leiblichkeit allein oder mit Hilfe anderer Gleichgewichte findet, entwickelt und aufrechterhält, die ihm ein sinnvolles, auf die Entfaltung persönlicher Anlagen und Lebensentwürfe eingerichtetes Dasein und die Erreichung von Lebenszielen in Grenzen ermöglichen, so daß er sagen kann ‚mein Leben', dazu gehört auch ‚meine Krankheit, mein Sterben'."

F. Hartmann möchte betonen, daß er bewußt von „meiner" und nicht von „unserer" Krankheit spricht.

Personenbezogenheit bedeutet, daß Wissen und Können auf die Bedürfnisse, Bedingungen und Aussichten des einzelnen ausgelegt werden. Dies geschieht im Dialog. Dialogisch entsteht Unmittelbarkeit durch das Auge in Auge geführte Gespräch; die Untersuchung geschieht allein mit den unbewehrten 5 Sinnen, ohne Instrumente und Experten. Die Verständigung ist schließlich das Resultat eines Dialogs, in dem personalgültige Deutungen erfolgen.

Im Prozeß der Verständigung finden sich 4 Schritte, nämlich die Erkenntnis (gefragt wird „was und wo?"), die Erklärung („warum und wie?"), die Behandlung („was tun?"), und die Voraussage („was wird?"). F. Hartmann sieht in der Medizin eine Erkenntniswissenschaft mit eigenem Auftrag, deren angemessene Wissenschaftstheorie ein kritischer oder rationaler Empirismus ist. Sie geht davon aus, daß Leben Leib sei, daß Er-leben Er-leiben und nicht Verkörpern heißt. Es stellt sich die Frage an F. Hartmann: Können wir „er-leiben" ohne den „signifikanten anderen"? Ist mein Leben nicht auch unser Leben, mein Sterben nicht auch unser Sterben? Schließlich: Was ist subjektiv und was ist objektiv?

P. Novak (Ulm) gibt die Erfahrungen wieder, die er als medizinsoziologischer Supervisor in der Behandlung einer Mutter von 4 Kindern erlebt, als diese von ihrem Hausarzt in die Klinik geschickt wird. Sie kommt aus personenbezogener primärärztlicher Versorgung der Praxis in die funktional spezifische und affektiv neutral ausgerichtete Industrieanlage eines Universitätsklinikums. Hierbei bleibt der Patientin „nichts anderes, als sich auf die Verdinglichung ihrer Person zum Objekt technischer Verrichtungen absolut einzulassen, weil dieser Rückzug immerhin physisches Überleben zu sichern verspricht." Es ist zu fordern, daß die kommunikative Kompetenz des Arztes in Aus-, Fort- und Weiterbildung entwikkelt wird. Unabdingbar mit dem Einsatz entsprechender Kompetenzen ist aber der Auf- und Ausbau personeller und organisatorischer Abläufe in den klinischen und außerklinischen Alltag erforderlich. Stellvertretend für alle Autoren des Buches heißt es, daß wir alle unsere persönlichen Standpunkte als Ärzte darstellen wollen. Und: „Der Leser soll aufgefordert sein, in seinem insbesondere ärztlichen Denken und Handeln einen eigenen Standpunkt zu erkennen, kritisch zu reflektieren und zu beziehen."

W. Schüffel (Marburg) fragt bei der Behandlung einer jungen Schwerstkranken mit Asthma bronchiale, inwieweit das funktional spezifische Behandlungsangebot einer medizinischen Universitätsklinik so zu entwickeln sei, daß sich die Patientin dialogisch wiederfinde, um mit anderen ihr Gleichgewicht zu finden, zu entwickeln und aufrecht zu erhalten. Es gelingt, durch Teamabsprachen der Patientin zu ermöglichen, uralte Konflikte ihres Lebens auf der Krankenstation neu zu inszenieren und Lösungen in affektiv korrigierender Weise zu erleben. Innerhalb des Stationsverbandes hat die Patientin einen beträchtlichen Reifungsschritt auf dem Wege zu ihrer Gesundung vollzogen. In kognitiver Weise können die Umstände hierzu mit Hilfe des „repertory grid", also statistisch aufgezeigt werden. Durch Intervention von außen bricht jedoch das labile System zusammen, das Station und Patientin entwickelt haben. Die Patientin fällt in ihrem Gesundungsprozeß zurück. Sie stirbt. Ist es ihr Tod oder ist es ein von der Institution vorgezeichneter Tod? Wie kann vertiefte ärztliche Erkenntnis in der Institution realisiert werden?

F. Anschütz (Darmstadt) geht es bei der Behandlung einer ängstlichen Infarktpatientin darum, daß diese eine personenbezogene Diagnostik erfährt. Im vorliegenden Falle bedeutet dies den bewußten Diagnoseverzicht auf Koronarangiographie und den bewußten Verzicht auf kardiochirurgische Maßnahmen. Damit wird vom Arzt berücksichtigt, daß die Patientin unter der von ihm verfolgten konservativen Therapie sterben kann. Der Arzt hat sich mit der Patientin auf dieses Vorgehen geeinigt. Er sichert die Therapie durch Interventionen im (psycho-)sozialen Umfeld ab. Verantwortung ist übernommen worden, die von lebensentscheidender Bedeutung ist. Der Krankheitsverlauf ist günstig, er hätte aber tödlich sein können. Hätte man dann gesagt, die Entscheidung des Arztes war unangemessen und schädlich, gar todbringend? - Die Frage ist um so bedeutsamer, als wir das Problem der „Überdiagnostik" allgemein diskutieren sowie das der „Übertherapie" kennen.

H. Wedler (Darmstadt) plädiert im Kommentar zum Fallbericht von F. Anschütz und in weitgehenden Ausführungen zu veränderten Arbeitsabläufen im Krankenhaus dafür, sich nicht automatisch und unreflektiert in die Rolle des (biographisch regelhaft zu beschreibenden) Helfers drängen zu lassen. Vielmehr sollten hiernach begrenzt psychotherapeutische Interventionen mit dem Ziel einer Gesamtdiagnose durchgeführt werden. Hiernach werden diagnostisch-therapeutische Maßnahmen häufig auf dem Boden ungleich differenzierter und fundierter Erkenntnis durchgeführt: Erhebliche Veränderungen sowohl der Krankenhausinfrastruktur (Arbeitsabläufe, Hierarchien) als auch Bewußtseinsänderungen der im Krankenhaus Tätigen sind nötig, um solche Ziele zu realisieren. Sie sind aber *machbar,* wie das Darmstädter Beispiel zeigt. In ihren Personen zeigen der Chefarzt Anschütz und der Oberarzt Wedler, wie sie ein Team bilden und sich in diesem Team eine Art klinischer Supervisionsarbeit vollzieht.

Erkennen im Wechsel klinischer und ambulanter Bedingungen

H. und A. Raspe geben ausschnittweise den Krankheitsverlauf einer 28jährigen Mutter wieder, die möglicherweise an Krebs leidet. Die Ursache der unklaren Bauchschmerzen und der extrembeschleunigten BKS kann trotz großen diagnostischen Aufwandes der Universitätsklinik nicht gefunden werden. Hierüber, über die unpersönlich erscheinende Behandlung der Patientin in der Klinik und über eine von ihnen beklagte mangelnde Kooperation der Klinikkollegen sind die niedergelassenen Ärzte einer Praxisgemeinschaft empört - im 40 Schreibmaschinenseiten umfassenden Bericht wird die Patientin nicht als Person sichtbar, der Stationsbrief selbst ist „emotional sterilisiert". So wie die Patientin konturenlos in der Klinik beschrieben wird bzw. ihr Krankheitsverlauf dargestellt wird, so bleibt die Katamnese: Niemand weiß, wie es der Patientin ergangen ist.

In der Diskussion dieses eindrucksvollen Berichts waren sich die Autoren des Buches einig, daß dieser Fall ein „klinischer Alltagsfall" sei. Er sei beliebig zwischen Hannover und Bern reproduzierbar. Personenbezogenheit, Unmittelbarkeit und Verständigung als elementare Bestandteile des Dialoges von Arzt und Patient sind verlorengegangen.

Den Autoren des Berichts muß widersprochen werden, wenn sie meinen, hier liege kein institutionell verstärkter Dissens über Morbiditätsbegriffe vor. Dieser liegt vor. Die Ärzte meinen nämlich, Befunde müßten mit allem vertretbaren (wie auch definiert) technischen Aufwand abgeklärt werden, dann habe man seine Aufgabe angesichts der vermuteten Krankheit getan. Die Patientin dagegen meint, ihr müsse zu Beschwerdefreiheit, d.h. zu einem ausreichend guten Befinden verholfen werden. In dem einen Fall ist der Morbiditätsbegriff durch den Befund, im anderen Fall durch das Befinden definiert. Die Abstimmung der Morbiditätsbegriffe ist weder in der Praxis noch in der Hochschule erzielbar. Unausgesprochen leiden beide ärztliche Seiten hierunter und bezichtigen sich wechselseitig, verantwortlich für das Leiden der Patientin zu sein, d.h. sie deklarieren einander als Sündenböcke.

Angesichts des Beitrags von Herrn Kollegen Mattern bleibt uns nur übrig, diesem für seinen Epilog zu danken, den er mit dem Goethe-Wort abschließt: „Wir müssen uns die Wissenschaft notwendig als Kunst denken, wenn wir von ihr irgendeine Art von Ganzheit erwarten."

„Wie geht es Ihnen?" - eine Frage, die 3 Hauptaufgaben zu bewältigen hilft

Die patientenbezogenen Beiträge dieses Buches beginnen mit der allgemeinärztlichen Modellsituation, wie sie von H. Pauli (Bern) gezeigt wird. Sie enden mit der Situation von Klinik und Gemeinschaftspraxis, wie sie H. und A. Raspe beschrieben haben. Mattern faßt im Goethe-Wort 50jährige Arzterfahrung zusammen, indem er fordert, sich in der ärztlichen Wissenschaft dem ganzheitlichen Begriff der Kunst anzunähern.

Im ersten Beitrag können wir die Patienten in ihren Erlebensweisen wie in ihren Umweltbezügen wiedererkennen. Im letzten Fallbeitrag ist uns die Patientin als Person abhanden gekommen.

In beiden Fällen war ärztliche Erkenntnis am Werk, so wie es auch in den anderen hier wiedergegebenen Abschnitten geschah. Wir hoffen, daß beim Lesen der einzelnen Beiträge folgendes deutlich wird: Je nachdem, in welchem Maße die oben skizzierten 3 Hauptaufgaben bewältigt werden, gelingt es auch, ärztliche Erkenntnis und ärztliches Handeln befriedigend zu gestalten. Je stärker personenbezogen das Vorgehen, um so besser ist der Dialog, um so strukturierter die interkollegiale Wirklichkeit und um so klarer beschreibbar sind die Rahmenbedingungen.

Darüber hinaus erhoffen wir uns, daß im Sinne von Hartmanns Postular der Medizin als einer Erkenntniswissenschaft mit eigenem Auftrag deutlich wird, wie stark die Medizin einer eigenen Theorie bedarf. Diese Theorie verzichtet auf den alten Kausalitätsbegriff und ist systemisch ausgerichtet. In einprägsamer Weise erscheint uns der Ausgangspunkt dieser Theorie der Medizin im Beitrag von H. Pauli dargestellt zu sein: Es geht um die Befindlichkeit des Betroffenen, welche dialogisch erfaßt wird. „Wie erlebt sich der Betroffene?" heißt dann: „Wie erleibt er sich?" (F. Hartmann).

„Wie fühlen Sie sich?" wird damit zur zentralen Frage in einer Medizin, deren technischer Aufwand immer wieder auf diese Frage des Fühlens abzustimmen ist. Die Fallgeschichte aus der Medizinischen Hochschule Hannover, einer der modernsten medizinischen Hochschulen im deutschsprachigen Bereich, weist daraufhin, daß wir im traditionellen Sinne medizinisch-naturwissenschaftlichen Erkenntnismöglichkeiten einen anderen Stellenwert zuweisen müssen, um in einem ärztlich-ganzheitlichen Sinne erkennen und handeln zu können. Richten wir den Blick auf zukünftige Entwicklungen, so wird nicht die Frage heißen: Wie können wir Gesundheit für alle im Jahre 2000 erzielen? (so die Formulierung der Weltgesundheitsorganisation), sondern: Können wir lernen, im Jahre 2000 den einzelnen als Person in seiner Leiblichkeit wahrzunehmen und ihm gegenüberstehend zu fragen, wie er oder sie sich fühlt?

Marburg und Frankfurt, im April 1986

Klaus Jork,
Wolfram Schüffel

Erkennen

unter Praxisbedingungen

Versuch einer Systemsicht von Krankheitssituationen und Krankheitsverläufen

H. Pauli

Es soll hier versucht werden, aufgrund einer Analyse von 3 exemplarischen Krankengeschichten eine persönliche Handlungsstrategie im Bereiche der Allgemeinmedizin darzustellen und anschließend anhand von allgemeinen Gesundheits- und Krankheitsbegriffen zu überprüfen.

Mit der Wiederaufnahme einer ärztlichen Tätigkeit auf einer anderen als der gewohnten – spitalmedizinischen – Ebene ging es dem Autor um die Prüfung gewisser Hypothesen und Handlungsziele, die sich für ihn aus einer Außensicht des ärztlichen Versorgungssystems ergeben hatten. Die konkreten Bedürfnisse und Erwartungen der betreuten Individuen stellten ihn dabei vor 2 grundlegende Probleme. Es galt einerseits, die in der vorausgehenden Berufspraxis erfahrenen und erworbenen „Instrumente" ärztlichen Handelns erneut anzuwenden; andererseits war einer neu gewonnenen, veränderten Sicht von Gesundheits- und Krankheitsbegriffen sowie von ärztlicher Versorgung Rechnung zu tragen. Es war ein Mittelweg zu finden zwischen der Routine einer Übersetzung von Patientenbedürfnissen und -erwartungen in das traditionell medizinische Erkenntnis- und Handlungssystem und dem Versuch, diesen Erkenntnisbereich vor allem um den persönlichen Anteil der Betreuten (die „subjektive Morbidität") sowie den psychosozialen Kontext zu erweitern (Pauli 1983).

Drei Krankengeschichten

Die Fallberichte werden in einen ersten konventionell-medizinischen Bericht, in zusätzliche Erhebungen (in folgenden Kleindruck mehrere ausgiebige Interviews und Erkundigungen bei Drittpersonen bzw. -instanzen[1]) sowie einen Verlaufsbericht aufgeteilt.

[1] Die hier erfolgte intensivierte Interaktion mit den betreffenden Personen sowie die zusätzlichen Erkundigungen und Maßnahmen – falls sie nach den ortsüblichen Ansätzen honoriert worden wären – hätten kaum ein zumutbares Einkommen für einen niedergelassenen Arzt erbracht.

Fall A

H. M., ein 39jähriger Magaziner, klagt über Rückenbeschwerden und über situationsunabhängige Bauch- und Brustschmerzen. Er möchte - wie schon oft - seinen Arbeitsplatz wechseln. Er sucht eine Arbeit unter geringerer zeitlicher und physischer Belastung.

Bei der Untersuchung stehen die psychische und psychomotorische Antriebsarmut, ein Übergewicht (95 kg, Körperhöhe 172 cm), ein Rundrücken und eine mittelschwere Hypertonie (155-160/105-115 mm Hg) im Vordergrund. H. M. befindet sich seit 2 Jahren in ambulanter ärztlicher Behandlung. Es wurden zahlreiche Blut- und Urinuntersuchungen sowie Röntgenerhebungen des Magens und der Wirbelsäule vorgenommen. Die Behandlung erfolgte mittels schmerz- und blutdrucksenkender Medikamente. Es wurde verschiedentlich versucht, H. M. bei seiner Arbeit physisch zu entlasten.

H. M. lebt äußerst bewegungsarm mit seiner betagten Mutter zusammen. Diese sorgt für den Haushalt und für eine hochkalorische Ernährung. Wann immer H. M. das Haus verläßt, benützt er sein Auto. Abends sitzt er vor dem Fernsehgerät und begibt sich dann jeweils mit 2 Kollegen (neben der Mutter die einzigen Bezugspersonen) in eine Wirtschaft, wo er ein mittleres Maß an Alkohol konsumiert. Auf Befragung berichtet er über lediglich oberflächliche Beziehungen zu Frauen. Sie liegen schon Jahre zurück. Einmal im Jahr verbringt er seine Ferien in einem touristischen Zentrum im Süden. Im Urlaub und über das Wochenende liest er vorwiegend bunte Hefte. Sein Vorgesetzter beklagt sich über seine geringe Leistungsfähigkeit; eine weniger belastende Arbeit steht im Betrieb nicht zur Verfügung.

Verlauf. Bei den beträchtlichen sozialen Unterschieden zwischen H. M. und dem Arzt kommt es kaum zu einer Interaktion auf gleicher Ebene. Die ärztliche Betreuung erfolgt vielmehr in traditioneller unidirektioneller Weise, allerdings in einer Atmosphäre gegenseitiger Sympathie. Der Arzt ist von dem wortkargen, bescheidenen und gutmütigen Mann beeindruckt und empfindet dessen monotone Lebensweise als belastend und für die vorgebrachten Beschwerden weitgehend verantwortlich. Der Patient scheint dem Arzt zu vertrauen und nimmt seine Empfehlungen und Anordnungen ohne irgendwelche Vorbehalte an. So läßt er sich ohne große Mühe dazu veranlassen, eine der 3 Hauptmahlzeiten durch die Einnahme eines Diätpräparates auf der Basis von Quellstoffen einzuschränken.

Bezüglich der Bewegungsarmut von H. M. konsultiert der Arzt eine erfahrene und motivierte Physiotherapeutin. Die Anfrage, ob generell für den Bewegungshabitus dieses Mannes etwas getan werden könne, scheint ihren beruflichen Ehrgeiz zu stimulieren; sie ist gewohnt, von Ärzten spezifische und keinesfalls derart „ganzheitliche" Aufträge entgegenzunehmen. Anläßlich einer 1. Therapiesession in Anwesenheit des Arztes läßt sich H. M. durch das Vorturnen der attraktiven Betreuerin sichtlich animieren; er erklärt sich spontan bereit, dem vorgeschlagenen Programm zu folgen. Dieses wird nach 2 Monaten abgeschlossen, und H. M. tritt auf Anraten des Physiotherapieteams einem lokalen Turnverein bei. Er benutzt ab diesem Zeitpunkt gelegentlich das Fahrrad anstelle des Autos. Zwei Monate nach Beginn der Betreuung bezeichnet der Vorgesetzte H. M. als deutlich beweglicher und leistungsfähiger. Im Sommer, 3 Monate später, verbringt H. M. Wanderferien in Skandinavien.

Zwei Monate nach Betreuungsbeginn haben sich das Körpergewicht auf 90 kg, der Blutdruck auf Werte um 150/100 mm Hg reduziert. Die früher bestehenden Brust- und Bauchschmerzen sind verschwunden. Während der ganzen Verlaufszeit ist eine zunehmende Lebhaftigkeit von Motorik und Mimik zu beobachten. Bei Abschluß der 10monatigen Betreuungsphase ist H. M. weiterhin beschwerdefrei, bei einem Körpergewicht von 83 kg und einem Blutdruck von 150/90 mm Hg.

Fall B

K. P., eine 34jährige ledige Serviertochter, fällt durch ihr mißtrauisches, gelegentlich aggressives Verhalten auf. Sie klagt über Attacken schwerster Nacken- und Schulterschmerzen, die angeblich im Anschluß an einen Verkehrsunfall vor 5 Jahren aufgetreten sind. Seither konnte sie keiner regelmäßigen Arbeit mehr nachgehen. Die hausärztliche Behandlung beschränkt sich weitgehend auf die Verschreibung von Schmerzmitteln.

Frau P. ist adipös (69 kg, Körperhöhe 154 cm). Die Untersuchung ergibt: Klopfdolenz über den unteren Halswirbelkörpern, Druckempfindlichkeit und Muskelverhärtung neben der Wirbelsäule rechts im gleichen Bereich, geringe Einschränkung der Bewegung nach hinten und der Seite im rechten Schultergelenk. Früher angefertigte Röntgenaufnahmen der Wirbelsäule lassen geringe Veränderungen im Sinne eines Abnutzungsprozesses (Osteochondrose) in der Halsregion erkennen.

Seit dem Unfall ist Frau P., die in sozialer und ökonomischer Hinsicht eine schwere Jugend verbrachte, vorwiegend mit der Durchsetzung ihrer Ansprüche an die Schweizerische Unfallversicherungsanstalt (SUVA) beschäftigt. Sie ist meistens arbeitslos und hat bei der Fürsorge seither ein zinsloses Darlehen von rund Fr. 40000,— aufnehmen müssen. Zum Zeitpunkt der ärztlichen Konsultation, 5 Jahre nach dem Unfallereignis, wurde ihr eine Teilrente wegen einer unfallbedingten Invalidität zugesprochen, die weit unter dem Existenzminimum liegt. Sie wohnt bei einem „Typ", da sie die Mittel für die Miete einer Wohnung nicht aufbringen kann. Sie besucht einen durch die Invalidenversicherung vermittelten Umschulungskurs, der ihr die Erlangung des Wirtepatents ermöglichen soll. Sie hat soeben herausgefunden, daß ihr dies aus rechtlichen Gründen nicht möglich sein wird, da sie in der Vergangenheit einen Konkurs angemeldet hat. Mit medizinischen und anderen persönlichen Dokumenten wurden im Verkehr zwischen Ämtern und ärztlichen Instanzen aus der Sicht von Frau P. mehrfach Indiskretionen begangen. In einer Klinik wurde sie kurz vor dem 1. Kontakt mit dem Autor anläßlich eines Fallseminars einer größeren Gruppe von Ärzten vorgestellt. Sie hatte dieser Veranstaltung zwar vorgängig zugestimmt, empfand sie jedoch nachträglich als schwere Indiskretion. Sie fühlt sich zu Unrecht zum „psychischen Fall" erklärt und mißtraut Ämter, Ärzten und Juristen.

Verlauf. Die Angaben von Frau P. betreffend ihrer sozialen und finanziellen Situation lassen sich durch Erkundigungen bei Versicherungs- und Fürsorgeinstanzen weitgehend bestätigen. Das Mißtrauen und die Angst der Frau, „psychiatrisiert" zu werden und zu Indiskretionen Anlaß zu geben, läßt sich während 3 eingehender Gespräche trotz mündlicher und schriftlicher Beteuerung des Datenschutzes nur periodisch überwinden. Der Arzt stößt trotz beträchtlichen Aufwandes – vor allem in Form von Recherchen im sozialen Umfeld von Frau P. –

immer wieder auf Mißtrauen und Ablehnung. Schließlich kommte es im Anschluß an eine gründliche, jedoch vorsichtige körperliche Untersuchung inklusive einer Beweglichkeitsprüfung der Halswirbelsäule zu 2 Tage dauernden heftigsten Nacken- und Schulterschmerzen, die wiederum zu einem notfallweisen Schmerzmittelbezug bei einem früher behandelnden Arzt führen. Nach der 3. Konsultation stellt Frau P., halb entschuldigend und halb anklagend (gegenüber Ärzten generell) fest, die Betreuung - vor allem im Spitalmilieu - psychisch nicht mehr verkraften zu können, und bricht den Kontakt ab.

Fall C

P. S., ein 24jähriger Medizinstudent, kommt abends als Notfall in Konsultation. Er äußert panische Angst und glaubt, in der nächsten Stunde in ein „Koma" zu fallen. Er klagt über Kribbeln und Zuckungen in den Armen. Er hat eine Schwellung in der rechten Inguinalgegend und eine große Zahl von weiteren körperlichen Phänomenen beobachtet, die er von einer Liste abliest.

Es besteht eine Labilität der Hautdurchblutung (spontanes fleckenförmiges Erröten des Gesichtes), eine erhöhte Herzfrequenz von 110/min sowie überaktive Sehnenreflexe an den Extremitäten; Anzeichen eines chronischen Ekzems an den Extremitäten und eine Disposition zu einer Leistenhernie rechts. Die Sensationen in der oberen Extremität lassen sich durch eine willkürliche Atembeschleunigung reproduzieren.

Zwei Tage vor der als Notfall empfundenen Situation hat sich, laut P. S., in der Familie ein „Psychodrama" abgespielt, nachdem der junge Mann erstmals eine schwerste Beziehungsstörung der beiden Eltern unter sich und mit ihm zur Sprache bringen wollte. P. S. leidet unter einer autoritären Mutter - was ihn bisher verhindert hat, irgendeine Beziehung zum anderen Geschlecht einzugehen - ebenso unter seinem völlig in sich gekehrten, periodisch alkoholisierten Vater. Außerdem wird er durch einen ihm angeblich intellektuell überlegenen Mitstudenten dominiert, mit dem er zusammenlebt.

Verlauf. Das eingehende Gespräch und die körperliche Untersuchung überzeugen P. S., daß die Liste von fatalen medizinischen Diagnosen, die er sich selber gestellt hat, außer Betracht steht. Schon während des 1. Gesprächs kommt es zu einer deutlichen Beruhigung sowie einer Normalisierung der Herzfrequenz. Im Verlauf der folgenden 3 Monate registriert er weiterhin sorgfältig eine Reihe von vorübergehenden physischen Symptomen. Außer der persistierenden Hautgefäßlabilität sowie der geringen Ekzembildungsneigung können keine krankhaften körperlichen Befunde erhoben werden. Die Herzfrequenz fällt auf den Normalbereich ab. Die Sehnenreflexe normalisieren sich ebenfalls. Das Vorliegen einer endokrinen (insbesondere Schilddrüsenüberfunktion) bzw. Stoffwechselstörung kann anschließend aufgrund von Laboratoriumsbefunden ausgeschlossen werden.

Während der ganzen Beobachtungszeit setzt sich P. S. einerseits intensiv und offenbar für ihn erfolgreich mit seinen Beziehungsproblemen in der Familie und mit seinem Kollegen (von dem er sich trennt) auseinander. Andererseits knüpft er Beziehungen zu einer Krankenschwester an. Nach 3 Monaten kann die ärztliche Betreuung abgeschlossen werden.

Gesundheitsprobleme aus der Sicht des Patienten und aus der Sicht des Arztes

Gesundheit und Krankheit sind Begriffe, die auf der *Wahrnehmung* von Betroffenen bzw. Beobachtenden beruhen. Diese Wahrnehmungen resultieren in individuell determinierten Abbildungen einer ebenfalls individuell spezifischen Auswahl von Informationen über einen gegebenen Gesundheitszustand. Die ärztliche Sicht ist stark institutionell-fachsemantisch geprägt; sie beruht im wesentlichen auf der Sozialisation des Arztes durch Dozenten, „Schulmeinungen", Fachliteratur, ein formelles Kategorisierungssystem von Krankheiten (WHO 1977) und den Handlungskontext des Krankenhauses. Die Patientensicht ist „kontextuell"; sie entspringt seinem individuellen Erlebnisspektrum, zu welchem das medizinische System bzw. der Arzt einen u. U. geringen Anteil beiträgt: Von Bedeutung sind subjektive und funktionale Kategorien von Gesundheitsstörungen (WHO 1980), Laiensichten und -traditionen, eigene Erfahrungen im Umgang mit Gesundheit und Krankheit sowie der Einfluß wichtiger Bezugsgruppen (Schaufelberger et al. 1985).

Die wirksame Interaktion zwischen Arzt und Patient beruht auf einer mindestens teilweisen Übereinstimmung der beiden Kontrahenten. Diese Übereinstimmung kann sich über ein weites Spektrum kombinierter Patienten- und Arztrollen erstrecken. Das eine Ende dieses Spektrums findet sich in der Situation, in der sich ein Patient bedingungslos in die Hände eines Arztes gibt - häufig anläßlich eines Notfalls; er fragt nicht und fordert nichts - der Arzt handelt. Am anderen Ende des Spektrums konsultiert der völlig autonome Patient einen Arzt, um sich von diesem den eigenen Umgang mit einem Gesundheitsproblem bestätigen oder modifizieren zu lassen - oder gegen dessen Rat durchzusetzen; der Patient handelt - der Arzt „begleitet". In der Allgemeinmedizin sind die Anforderungen an die Übereinstimmung von Patienten- und Arztsicht, angesichts einer im Mittel erhaltenen Autonomie des Patienten, höher als im Krankenhaus. Krankenhausmedizin spielt sich im Bereiche des ersten, Allgemeinmedizin im Bereich des letzteren Anteiles des oben erwähnten Spektrums ab.

Unter dieser Perspektive beschreiben die 3 in Abschnitt 1 skizzierten Krankengeschichten den Versuch, den Hiatus zwischen der professionell-medizinischen und der „laienhaft-subjektiven" Abbildungsform von Gesundheit und Krankheit zu überbrücken. Da die Bedeutung dieser beiden Abbildungsformen für die Lösung von Gesundheitsproblemen zunächst offenbleibt, soll hier versucht werden, die in den 3 Fallbeispielen geschilderten Umstände ohne die übliche Trennung zwischen „subjektiv" (Symptome) und „objektiv" (Befunde) zusammenfassend darzustellen. Es wird dabei eine Aufteilung in einen je biotischen („somatischen"), psychischen und sozialen Bereich vorgenommen; eine gewisse Beliebigkeit der Zuteilung der einzelnen Feststellungen zu diesen Bereichen sei zunächst in Kauf genommen. Auf die Überlappung dieser 3 Bereiche bzw. die Verbindung zwischen ihnen wird in Abschnitt 4 eingegangen.

Biotischer Bereich

Es wird über Schmerzen und Bewegungseinschränkungen sowie über Anzeichen degenerativer Veränderungen (Abnutzungserscheinungen) im Bereich des Bewegungsapparates berichtet (Fälle A und B). Ein Zusammenhang solcher Erscheinungen mit einem Unfall ist zu erwägen (B). Die Untersuchung des Bewegungsapparates erbringt generell mäßig eingeschränkte Beweglichkeiten und koordinative Funktionen (B). Es bestehen Brust- und Bauchschmerzen, die sich nicht mit äußeren Umständen und Ereignissen in Verbindung bringen lassen (A). Es besteht Übergewicht (A, B) und erhöhter Blutdruck (A). Es finden sich Zeichen von Kreislaufbeschleunigung sowie nervöser Übererregbarkeit (C).

Die Indikatoren in diesem Bereich können sämtlich im Zusammenhang mit der *Lebensweise* (Bewegungsarmut, Abnutzung, Gefährdung durch Verkehrsmittel) bzw. mit *psychosozialen Umständen* (ungenügend stützende bzw. konflikterzeugende Bezugsgruppen, soziale Benachteiligung) gesehen werden. Es können sowohl unmittelbare (C) als auch mittelbare (A, B) derartige Zusammenhänge angenommen werden.

Psychischer Bereich

Die wichtigsten psychischen Merkmale sind Motivations- und Antriebsarmut im Rahmen einer konsumorientierten Gesellschaft (A), Frustration und Aggression im Zusammenhang mit sozialer Benachteiligung (B) sowie Panik, gefolgt von organfunktionellen Störungen angesichts von Beziehungskonflikten im Bereiche von Familie und anderen Bezugsgruppen (C).

Die ärztliche Einstellung war geprägt durch den Versuch, als Schlüssel zur Problemeinsicht empathisch-interaktive Beziehungen mit den betreuten Personen zu schaffen. Dort wo die Grenzen einer derartigen Entwicklung sichtbar wurden, resultierte Betroffenheit und Resignation (B).

Sozialer Bereich

Im Vordergrund stehen eine soziale Isolierung (A, B) und Monotonie (A), Alkoholismus (A), Arbeitskonflikte (A, B), eine ökonomische Notsituation (B), ein ungenügendes (vor allem ungenügend koordiniertes) sozial-medizinisch-legales Netz, insbesondere bezüglich beruflicher Wiedereingliederung (B) sowie ein Familien- bzw. Generationenkonflikt (C).

Für den Arzt standen sozialschicht- und generationenbedingte Einschränkungen der Interaktionsmöglichkeiten mit den betreuten Personen (A, B) im Vordergrund.

Die (Nicht-)Bewältigung der Probleme

Biomedizinischer Bereich

In einem Fall (B) kam es trotz einer Erhöhung des chronischen Schmerzmittelkonsums zu keiner Besserung der Beschwerden; sonst stand eine im engeren Sinn kurativ-medizinische Intervention nicht im Vordergrund. Wesentlich war eine Ernährungsmodifikation, vor allem mittels Kalorieneinschränkung, sowie eine physiotherapeutisch induzierte Erhöhung des täglichen Bewegungsniveaus (A). In einer Situation war eine einfache bis mäßig aufwendige (Laboruntersuchungen) ärztliche Diagnostik, verbunden mit entsprechender Aufklärung, für die Problemlösung teilweise von Bedeutung (C).

Psychologischer bzw. Verhaltensbereich

Grundlage der in den Fällen A und C erfolgten Verhaltensmodifikationen war ein Vertrauensverhältnis, unter dem die Arzt-Patient-Interaktion stattfand. Im Fall C war dieses Vertrauensverhältnis sozialschichtspezifisch geprägt, in Fall A traf das Gegenteil zu. Die soziale und professionelle Vertrautheit zwischen Medizinstudent und Arzt stellte sich unmittelbar ein, es waren keinerlei Sprachbarrieren zu überwinden; ebenso unmittelbar kam es zu psychisch-somatischen Auswirkungen. Im Gegensatz dazu war das Gespräch mit dem Patienten im Fall A langwierig und „harzig“. Offene Fragen des Arztes mußten durch gezielte ergänzt werden. Der Patient verlor seine Scheu vor dem für ihn sozial weitab situierten Doktor nie; er registrierte allerdings dessen Sympathie und Empathie und konnte sich deshalb im Rahmen seiner Sprachmöglichkeiten weitgehend äußern. Eine alternative Form des Arzt-Patient-Verhältnisses, entsprechend dem Ideal eines autonomen, selbst handelnden, durch das ärztliche Gespräch unterstützten Patienten (in Fall C weitgehend realisiert) blieb auf der gedanklichen Ebene zurück; die kommunikativen und empathischen Fähigkeiten des Arztes reichten nicht zur Überwindung der sozialen Schranken zwischen ihm und seinem Gesprächspartner.

Im Fall B kam ein genügend tragendes Vertrauenverhältnis nicht zustande. Die aggressiven Gefühle gegenüber dem medizinischen System konnten nicht überwunden werden. Dem Arzt gelang es nicht, sich selbst außerhalb der auf ihn übertragenen Antipathie zu stellen, um damit einen für die Lösung schwieriger und komplexer Probleme tragfähigen Kontakt zu schaffen. Frustration über ein derartiges Versagen ärztlicher Kommunikation war unvermeidbar. Darüber hinaus stellte sich aber viel grundsätzlicher die Frage nach der Berechtigung eines derartigen Totalanspruchs an das ärztliche Problemlösen.

Im übrigen ging es um die Erschließung neuer Interessengebiete in der Freizeit (A). In einer Situation ging die – durch das Gespräch und teilweise durch ärztliche Diagnostik erreichte – Einsicht des Betroffenen in die funktionelle Natur seiner Beschwerden bzw. in die eigenen Somatisierungsmechanismen mit einem weitgehenden Rückgang dieser Beschwerden einher (C).

Sozialer Bereich

Eine Neuorientierung des Lebensstils war in einem Fall von einer verbesserten Einordnung in den Arbeitsplatz begleitet (A). Im anderen Fall kam es bei einer reduktionistischen und isolierten Funktion von Institutionen der sozialen Sicherung und Betreuung sowie der Gesundheitsversorgung zu keiner Lösung der sozialen Not und der multiplen Beziehungsprobleme (B). Im 3. Fall (C) schließlich führte die Analyse der persönlichen Situation zu brauchbaren Ansätzen in der Bewältigung von Beziehungskonflikten.

Der Arzt erlebte das System von Möglichkeiten und Einschränkungen seiner Handlungskompetenz, die sich aus seiner eigenen soziokulturellen Situation ergeben. So widersprachen die positiven Erfahrungen in Fall A der verbreiteten ärztlichen Resignation über die Beeinflussbarkeit langjähriger Lebensgewohnheiten, insbesondere bei der Betreuung von Personen aus anderen als der eigenen Sozialschicht. Andererseits erwies sich die gleiche soziale Schranke als absolutes Hindernis gegen eine erfolgreiche Betreuung in Fall B.

Das System Gesundheit - Krankheit und seine Bewältigung

Aus der synoptischen Beschreibung der wesentlichsten Elemente der 3 Fallbeispiele geht die systemische Natur des Problemfeldes ansatzweise hervor. An der Realität somatopsychischer, psychosozialer sowie somatosozialer Verknüpfungen innerhalb eines solchen Feldes braucht heute keinerlei Zweifel angebracht zu werden (von Uexküll 1986). Ohne auf die Natur dieser Verknüpfungen bzw.

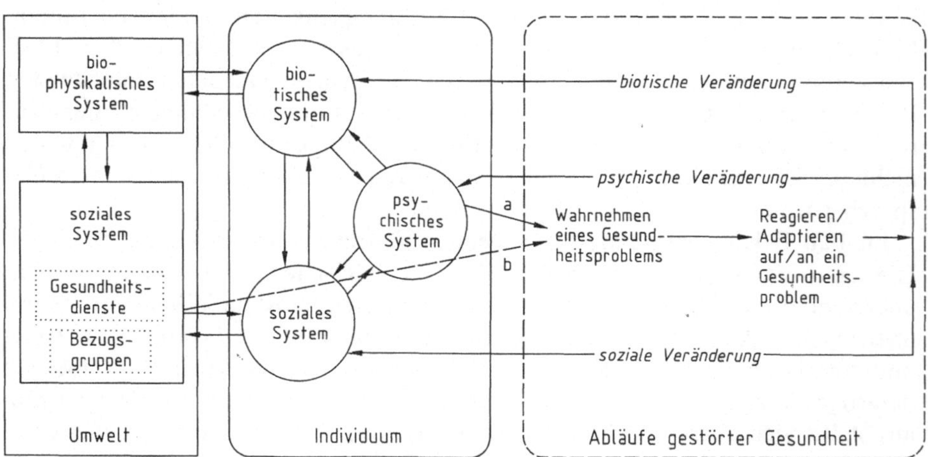

Abb. 1. Individuum-Umwelt-Schema des Gesundheits- und Krankheitsverhaltens. (Aus Pauli 1983) Die Interaktion zwischen den Subsystemen ist durch Pfeile angedeutet. Die Verbindung *a* gilt für Situationen, in denen das betroffene Individuum seine Gesundheitsstörung selbst wahrnimmt; unter den Umständen der Verbindung *b* erfolgt diese Wahrnehmung durch Personen der Umgebung bzw. durch Angehörige der Gesundheitsberufe (z. B. bei einem bewußtlosen Patienten). In der Realität ist die Kombination der Verbindungswege *a* und *b* häufig

der Signale, die zwischen den Komponenten dieses Feldes ausgetauscht werden, einzugehen, soll mit dem Schema in Abb. 1 eine Darstellung dieses Feldes versucht werden.

Anhand dieser Repräsentation läßt sich einiges über Schwerpunkte sowie Möglichkeiten und Grenzen des Handelns in diesem Bereich aussagen:

1. Die *Kausalitätsverhältnisse* im Feld sind nicht eindeutig festzulegen und teilweise von bidirektionaler Natur. Der Komplex Gesundheit - Krankheit - Bewältigung weist somit Eigenschaften lebender Systeme auf (Bateson 1982). Im übrigen ist anzunehmen, daß der *soziale Bereich* Individuum - Umwelt (untere Anteile im linken und mittleren Feld von Abb. 1) in vieler Hinsicht den Ausgangspunkt der beschriebenen Gesundheitsstörungen darstellt.
2. Die *Komplexität* der abgebildeten Komponenten und Verknüpfungen ist im biomedizinischen Anteil (oberste Bereiche in Abb. 1) vergleichsweise gering. Die notwendigen ärztlichen Erhebungen sind einfacher Art. Sie beschränken sich in den beschriebenen Fällen, mit Ausnahme von endokrinologischen Tests (Fall C) und Röntgenuntersuchungen, auf das Gespräch und einfache ärztliche Diagnostik. Die in den Laboratorien gewonnenen Informationen dienen vorwiegend der Stützung von Eindrücken, die im direkten Kontakt zwischen Arzt und Patient gewonnen wurden. Unerwartet anderslautende Befunde würden diese Eindrücke unwesentlich beeinflussen (mit der eventuellen Ausnahme eines versicherungsmedizinisch relevanten, eindeutig auf Trauma hinweisenden Befundes in Fall B).
3. Die *Wahrnehmungsqualität* bzw. die Problemerkennungsfähigkeit ist bei Betroffenen und bei Betreuenden oft ungenügend. Der Patient in Fall A hatte in der früheren Phase seiner Krankheit keinerlei Einsicht in die Natur seiner gesundheitlichen Probleme. Er hat ohne inneren und äußeren Zwang einen gesundheitsschädigenden Lebensstil entwickelt. Sein früherer ärztlicher Betreuer hat sich mit der Intervention auf der Ebene sekundärer Manifestationen (Hypertonie, funktionelle Schmerzen) begnügt. Sowohl im Fall B wie C ergeben sich für die Betroffenen aufgrund von Beziehungskonflikten auf institutioneller bzw. familiärer Ebene verzerrte, durch Angst und Verfolgungsideen geprägte Perspektiven ihrer Gesundheitsstörungen.
4. In bezug auf die *Problemlösungen* ist der Arzt außerhalb des hier wenig bedeutsamen biomedizinischen Bereichs sowohl von der Zuständigkeit als auch von der Befähigung her stark eingeschränkt. Bezüglich der ersteren ist er auf eine häufig (vor allem im Fall B) fehlende koordinierte Funktion verschiedener sozialer Institutionen angewiesen. Er ist für seine Aufgabe - hier steht der psychosoziale Bereich im Vordergrund - im allgemeinen schlecht ausgebildet (Pauli 1983; Wick 1984).
5. *Erfolgreiche Problemlösungen* bei den vorliegenden Gesundheitsstörungen waren - ob vom Betroffenen primär erkannt oder nicht - *mit einer persönlichen Einsicht und einer persönlichen Aktivität verbunden.* Solche Einsicht und solche Aktivität kam in den Fälle A und C zustande, nicht im Fall B. Die Natur dieses zum Erfolg führenden Prozesses besteht in vieler Hinsicht nicht ausschließlich in der Elimination eines schädigenden Faktors, sondern in einer *Adaptation* an die für die Gesundheit bedeutsamen Lebensumstände.

Kritische Folgerungen aus einer systemischen Betrachtung

1. Es stellen sich Fragen nach der *Validität der ärztlichen Aus- und Weiterbildung.* Repräsentativere Studien als die vorliegende bestätigen die relativ *untergeordnete Rolle, die biomedizinische und klinisch-spezialistische Kenntnisse* für die Problemlösungen in der Allgemeinmedizin *einnehmen* (Wick 1984). Deren Vermittlung beansprucht aber in Kontinentaleuropa noch immer den weitaus größten Anteil einer im Mittel rund 10jährigen Aus- und Weiterbildung. Im Gegensatz dazu bleibt für eine *synthetisch und systemisch orientierte Sicht umfassender Probleme* sowie für die *Vermittlung wissenschaftlicher und klinischer Problemlösungsfähigkeit* kaum Raum und Zeit.
2. Die komplexen *sozialen und physisch-technischen Umweltbedingungen, unter denen* heute *Gesundheitsstörungen entstehen und unter denen sie verhindert und behoben werden müssen,* wurden bislang aber gegenüber einer biomedizinischen Analyse isolierter Krankheitsmechanismen wenig wissenschaftlich bearbeitet. Noch weniger sind derartige Erkenntnisse in Strukturen der Gesundheitsversorgung umgesetzt. Das Berufsfeld Allgemeinmedizin, das sich - mehr als andere ärztliche Bereiche - mit diesem Individuum-Umwelt-System auseinanderzusetzen hat, leidet an einem Begriffs-, Theorie-, Methoden- und Management-Defizit (Feinstein 1983).
3. Die *Hindernisse gegenüber einer Neuorientierung von Lehre und Forschung sind politisch-struktureller Art.* Es haben sich machtvolle Institutionen im biomedizinischen Bereich (oberer Anteil des linken und mittleren Feldes in Abb. 1) gebildet, die einerseits die vorhandenen Mittel binden, andererseits werden Erkenntnis- und Handlungsbereiche, die aktuelle systemische Ansätze entwickeln und umsetzen (sollten), wie Sozialepidemiologie, Psychosomatik, Sozial- und Allgemeinmedizin, vor allem in Kontinentaleuropa systematisch marginalisiert. Auf der Erkenntnisebene ist im Gesundheitswesen - wie in anderen gesellschaftlichen Sektoren - ein Paradigmenwechsel eingetreten. Die bestehenden Strukturen sind im alten Paradigma steckengeblieben.

Literatur

Bateson G (1982) Geist und Natur. Eine notwendige Einheit. Suhrkamp, Frankfurt am Main

Feinstein AR (1983) An additional basic science for clinical medicine. I-IV. Ann Intern Med 99:393-397, 544-550, 705-712, 843-848

Pauli HG (1983) Begriffe von Gesundheit und Krankheit als Grundlagen der ärztlichen Versorgung und Ausbildung sowie der medizinischen Wissenschaft und Forschung. Med Mensch Ges 8:223-233

Schaufelberger HJ, Cloetta B, Noack H (1985) Der Patient in der ambulanten ärztlichen Versorgung. Ergänzungsbericht. IAE, Bern, und Institut für Sozial- und Präventivmedizin, Bern (Nationales Forschungsprogramm Nr. 8, Projekt 1.1.7)

Uexküll T von (1986) Responses of the health care system in the maintenance and restoration of health: A psychological perspective. In: Nizetic BZ, Pauli HG, Svensson PG (eds) Scientific approaches to health and health care. WHO Regional Office for Europe, Copenhagen

Wick A (1984) Kritische Situationen in der Allgemeinpraxis. In: Beiträge zu einem Seminar über Allgemeinmedizin in Lehre und Forschung. Freie Universität Berlin und Universität Bern, IAE/FIAM, Inselspital Bern

World Health Organization (1977) International classification of diseases. Manual of the international statistical classification of diseases, injuries, and causes of death. 9th revision. WHO, Geneva

World Health Organization (1980) International classification of impairments, disabilities, and handicaps. A manual of classification relating to the consequences of disease. WHO, Geneva

Koordination und Langzeitbetreuung bei Patienten in der Allgemeinpraxis

K. Jork

Alle großen Versuche der Begründung einer Theorie des Erkennens entspringen aus der Frage nach der Sicherheit menschlichen Wissens, und diese Frage wiederum entspringt aus dem Wunsch nach absoluter Gewißheit der Kenntnis.
(M. Schlick 1970)

Naturwissenschaft und Empirie – theoretische und praktische Medizin

Die heutigen Möglichkeiten medizinischer Diagnostik und Therapie entwickeln sich auf den naturwissenschaftlichen Erkenntnissen der Grundlagenfächer Physik, Biologie und Chemie. Diese bilden auch die Voraussetzungen für Hypothesen und Theorien in der Morphologie, Pathologie, Biochemie und Gentechnologie. Ihre Umsetzung am einzelnen Patienten jedoch setzt weit mehr voraus als Wissen, nämlich Können, Verhalten und psychosoziale Kompetenz in der Beziehung zum Kranken – ärztliche Erfahrung. In einem Zeitalter der Medizinkritik befürchtet man dahinter sehr rasch ein elitäres Anspruchsverhalten oder die magische Verklärung eines Berufsstandes. Man ist geneigt, uns Ärzten Ludwig Wittgensteins Formulierung entgegenzuhalten: „Was sich überhaupt sagen läßt, läßt sich klar sagen; und wovon man nicht reden kann, darüber muß man schweigen" [45].

Ärztliche Praxis zeigt, daß es mit dem „klar Sagen" oft nicht ganz einfach ist. Für mich wurde die unterschiedliche Wertigkeit naturwissenschaftlicher Kenntnisse und pragmatischer Empirie erstmals deutlich, als ich nach dem Staatsexamen, angefüllt mit theoretischem Wissen, in einer Landpraxisvertretung eigenverantwortlich Patienten gegenüberstand. So hatte ich z. B. grippale Infekte zu behandeln. Wie sollte ich ohne klinisch-diagnostische Verfahren sicher unterscheiden zwischen einem banalen Virusinfekt, einer akuten Bronchitis oder gar einer obstruktiven Lungenerkrankung? Ich erlebte die Verantwortlichkeit meiner Entscheidung und gleichzeitig, daß auch die Erwartungen und Vorstellungen des Patienten ganz wesentlich meine Handlungen und Entscheidungen mit beeinflußten. Ich vermißte die in Vorlesungen, Seminaren und Lehrbüchern so zwingend klar dargestellten Entscheidungen für einen Behandlungsweg und sah mich viel häufiger veranlaßt, mehrere Alternativen abzuwägen. Es bestand das Problem der Absicherung von Entscheidungsschritten ohne die Möglichkeit des Rückgriffs auf technische Hilfsmittel. Es galt, sofort und hier zu entscheiden. Als Methoden zur Entscheidungsfindung standen mir meist nur die Anamneseerhebung, die einfache körperliche Untersuchung und die sich erst langsam während meiner ärztlichen Tätigkeit entwickelnde psychosoziale Kompetenz gegenüber dem Kranken zur Verfügung.

Unter den Laborbedingungen der Pharmakologie und Physiologie spürte ich später in der Weiterbildung wieder zunehmende Sicherheit bei der Interpretation der Ergebnisse von Versuchen am Meerschweinchenherzen und bei Diffusionsuntersuchungen an Hämoglobinlösungen. Doch es fehlte der Patient, die eigentliche Motivation zu meinem beruflichen Werdegang. Nach dem Absprung von der Klinik in eine eigene Landarztpraxis mit einem kleinen Entbindungsheim erlebte ich Jahre zufriedenen Arbeitens, jedoch auch kritischen Infragestellens bei Diagnostik und Therapie sowie gegenüber dem Rollenverständnis des Arztes. Die Übernahme eines Lehrauftrags für Allgemeinmedizin 1973 in Frankfurt veranlaßte mich dann, Handlungs- und Entscheidungsschritte dieses nicht klinisch gewachsenen Fachgebietes lehrbar darzustellen. „Wie handle ich jetzt hier, und warum?“ war eine zentrale und immer wieder neu zu beantwortende Frage. Neben der Auseinandersetzung mit Handlungsabläufen im Alltag des Hausarztes beschäftigte mich der Patient in seiner Individualität. Seine Einmaligkeit zu erkennen und diese im Therapieplan zu berücksichtigen war auch das Ziel in den Lehrveranstaltungen. Die Teilnahme an Explorations- und Wahrnehmungsübungen und das Erkennen ihrer Bedeutung bei der medizinischen Diagnostik führten im Sommersemester 1976 in Frankfurt zum 1. vorklinischen Lehrangebot mit Patienten zur Übung der Kontaktaufnahme und -pflege, Beobachtung und Wahrnehmung sowie der Anamneseerhebung. Aus der Zusammenarbeit mit Wolfram Schüffel, Marburg, entstanden dann zusätzlich Anamnesegruppen mit studentischen Tutoren im Rahmen eines Modellversuchs praxisorientierter ärztlicher Ausbildung.

Der Gedankenaustausch anläßlich von Vorträgen auf Fortbildungsveranstaltungen mit Felix Anschütz, Robert Nikolaus Braun und Fritz Hartmann berührten wiederholt Fragen ärztlicher Erkenntnis sowie der Darstellung und Klärung von Entscheidungsschritten bei Diagnostik und Therapie. Die Denkanstöße daraus begleiten mich bei meiner täglichen Arbeit in der Praxis und bei Lehrveranstaltungen in der Universität. Obwohl inzwischen prinzipielle Arbeitsansätze entwickelt wurden, müssen sich dieselben doch täglich neu bewähren und für Variationen offen sein, auch gegenüber den Anliegen des einzelnen Patienten. Die zahllosen Gespräche mit ihnen über ihre Krankheiten, aber auch über ihre Vorstellungen und Ängste, das Erleben ihrer unterschiedlichen Bereitschaft zur Zusammenarbeit und ihre Motivation werden bei der Darstellung und Interpretation der folgenden Patientenbeispiele berücksichtigt.

Das Patientenbeispiel Rudolf W. stellt unterschiedliche Aufgaben der Koordinationsfunktion des Allgemeinarztes dar. Im Gegensatz zum klinischen Arbeitsbereich, in dem der Patient üblicherweise aus seinem Lebensbereich zeitlich befristet herausgelöst ist, erfolgt die Koordination medizinischer Maßnahmen in der ambulanten Krankenversorgung unter Einflußnahme und in der Auseinandersetzung mit dem sozialen Umfeld des Patienten, also mit seinen Kontaktpersonen in der Familie und am Arbeitsplatz.

Während der Dauer von 3 Monaten war im Krankheitsbild von Rudolf W. keine klare Diagnose zu stellen. Diese den Patienten, seine Kontaktpersonen und den behandelnden Arzt gleichermaßen belastende Situation wird in ihren Besonderheiten diskutiert.

Frau Irmgard B. ist eine Patientin, die vom Autor zusammen mit ihrer 4 Jahre älteren Schwester seit über 15 Jahren betreut wird. Aufgaben der Langzeitbetreuung und Langzeitbeobachtung betreffen nur teilweise kurative Maßnahmen. Helfen durch Begleiten mit dem weitgehenden Vermeiden zusätzlicher Schäden in der letzten Phase des Lebens sind wichtige Ansätze in der Patient-Arzt-Beziehung, ebenso wie die Auseinandersetzung mit dem zu erwartenden Sterben. Die Kooperation bei der Organisation von Hilfen für die Patientin erfolgt in regelmäßiger Absprache mit Personen aus dem Umfeld von Frau B.

Im folgenden Beitrag werden anhand der 2 Patientenbeispiele handlungsrelevante Definitionen der Allgemeinmedizin erörtert. Man versteht darunter Begriffe, die typische Vorgehensweisen in der ambulanten Krankenversorgung beschreiben und die bei ärztlicher Erkenntnis insofern situativ hilfreich sind, als Möglichkeiten des Handelns erkannt, umgesetzt und Grenzen derselben gesehen werden sollen. Die Patientenbeispiele stammen aus der Realität des Praxisalltags. Der Umgang mit ihnen sucht nicht nach Ideallösungen, sondern nach umsetzbaren Konzepten, die in der Persönlichkeit aller Beteiligten ihre Rechtfertigung finden.

Patientenbeispiel Rudolf W. – Koordination im Medizinsystem

Der 43jährige, asthenische Rudolf W., der in einer Industriefirma als technischer Angestellter 12 km von seinem Wohnort arbeitet, befindet sich zusammen mit seiner zum zweiten Mal verheirateten Frau seit mehr als 10 Jahren in meiner Behandlung. Bei dem eher verschlossenen, nach außen nie heftigen und im Privat- wie Arbeitsleben sehr zuverlässigen Mann besteht ein insulinpflichtiger Diabetes mellitus seit 1972. Mehrere Ulcera duodeni werden ambulant therapiert. Der Patient äußert eine starke Abneigung gegen stationäre Aufenthalte. Wiederholte Rehabilitationskuren der Bundesversicherungsanstalt für Angestellte bewirken nur eine zeitweilige Besserung seines allgemeinen Gesundheitszustands. Begleitende, meist funktionelle Beschwerdebilder, werden interdisziplinär auf ihr somatisches Substrat hin untersucht, vor allem wenn stärkere Gewichtsabnahmen den Patienten beunruhigen. Wiederholt spricht dann auch die ganztägig als erste Röntgenassistentin bei einem Radiologen tätige Ehefrau vor. Ihr Arbeitgeber bezeichnet sie als Stütze seiner Praxis. Über persönliche Probleme spricht Frau W. nur in Krisenzeiten. Während solcher Perioden klagt sie gleichzeitig über starke Kopfschmerzen – vor allem bei Schwierigkeiten mit der Tochter aus 1. Ehe – und nimmt z.T. unkontrolliert hohe Dosen Schmerztabletten ein. Sie wirkt dabei fahrig und erregt. Bei stärkeren polyarthritischen Beschwerden, die seit 3 Jahren behandelt werden, bleibt sie nie dem Arbeitsplatz fern.

Mitte April 1984 stellt sich Herr W. in der Praxis vor. Seit einer Sinusitis maxillaris im März fühlt er sich wechselnd kalt und warm und leidet unter Appetitlosigkeit. Er hat seit Januar wieder einmal 5 kg abgenommen. Manchmal rassle und steche es im Brustkorb, sein Allgemeinbefinden jedoch sei gut. Auskultatorisch findet sich außer einem abgeschwächten Atemgeräusch über den Lungen kein pathologischer Befund. Die Thoraxröntgenaufnahme am 27. April 1984 zeigt eine knapp handtellergroße, inhomogene, z.T. konfluierende Infiltration im linken anterioren Oberlappensegment. Der Befund wird als nicht gelöste Grippepneumonie interpretiert. Nur schwer ist dem Patienten und seiner Frau von einer geplanten Keniareise abzuraten: „Dort fahrten wir doch schon zum 3. Mal hin; ich fühle mich dort immer so wohl. Da kommt alles wieder in Ordnung."

Unter Hinweis auf die mit 21/48 mm Hg nach Westergren gegenüber Vergleichswerten früherer Jahre erhöhte Blutsenkung und einer Leukozytenzahl von 9300 gibt das Ehepaar die Reise auf. Auf die Einnahme eines Tretrazyklins und eines Sekretolytikums ist die Senkung mit 12/17 bei 5600 Leukozyten am 25. Mai rückläufig. Bei abklingendem Krankheitsgefühl findet sich am 29. Mai röntgenologisch im axillären und posterioren Oberlappensegment links ein progredienter Prozeß bei unverändert verdichtetem Hilus links. Der Patient wird zur histologischen Abklärung wegen der Frage einer tumorbedingten Atelektasenbildung oder atypischen Bronchopneumonie stationär eingewiesen. Nach bronchoskopischem Absaugen entspricht der Befund am 7. Juni am ehesten einer Pilzpneumonie (z.B. Histoplasmose; Kryptokokkus; Plastomykose).

Wegen Auflagerungen am Stimmband erfolgt zusätzliche Untersuchung durch den Hals-Nasen-Ohren-Arzt. Serumteste auf Toxoplasmose fallen negativ aus. Die Ehefrau drängt bei ihrem Arbeitgeber, dem Röntgenologen, auf wiederholte Kontrollen der Lungen. Am 16. Juni ist die Mittelfeldinfiltration links im wesentlichen unverändert und an den oberen und vorderen Rändern teilweise aufgelockert. Neu findet sich eine inhomogene, fleckig konfluierende Infiltration, infraklavikulär links ausgeprägter als rechts und in beiden Spitzen. Der Befund wirkt mit kleinen Änderungen und partiellen Rückbildungen an den Rändern insgesamt progredient. Deswegen erfolgt in Lokalanästhesie nach Punktion des Hauptinfiltrates von linkslateral in Höhe des 6. ICR in der mittleren Axillarlinie eine 3malige Lungenbiopsie zum Tumorausschluß in der pulmologischen Abteilung eines akademischen Krankenhauses. Nach dem histologischen Bild handelt es sich um eine chronisch granulierende, tuberkuloide und verkäsende Entzündung, wahrscheinlich um eine Lungenmykose. Differentialdiagnostisch wird eine Tuberkulose in Betracht gezogen, jedoch fehlen Langhans-Riesenzellen. Sputumkontrollen sind negativ, Ergebnisse von Tierversuchen stehen zu diesem Zeitpunkt noch aus.

Zwischenzeitlich hat die psychische Verfassung des Patienten und seiner Ehefrau einen kritischen Zustand erreicht. Bei persistierender Inappetenz ist eine Gewichtszunahme nicht zu verzeichnen. Man wolle doch nun in Urlaub fahren; das sei wohl am besten, denn bei all den Untersuchungen komme ja doch nichts heraus. Als von den Klinikärzten die Vorstellung in einer weiteren Spezialabteilung zur Klärung des Krankheitsbildes vorgeschlagen wird, kündigt der Patient seine Bereitschaft zur Mitarbeit auf. Der Röntgenologe am Wohnort ruft wiederholt an und teilt mit, daß die Ehefrau am Arbeitsplatz einen kranken Eindruck mache, wegen Kopfschmerzen Übermengen von Analgetika schlucke und nur noch schematisch ihren Dienst versehe. In der Folgezeit werden mehrfache Konsultationen mit der Ehefrau notwendig. Beim Vortragen eigener Befindensstörungen wie Kopfschmerzen, Schlaflosigkeit und innerer Unruhe dominiert das Informationsbedürfnis über die Krankheit des Ehemannes. Telefonische Interventionen des Arbeitgebers der Ehefrau lassen sich unter dem Tenor zusammenfassen, durch Diagnoseklärung bei Herrn W. wieder eine ausgeglichene und voll einsatzfähige Röntgenassistentin zu haben.

Der Hausarzt fühlt sich in mehrfacher Hinsicht überfordert. Bei unklaren Untersuchungsbefunden ist nur eine „Therapie ohne Diagnose" möglich. Selbst die Verlaufsbeobachtung gestaltet sich bei den unterschiedlichen Empfehlungen von 2 klinischen Kollegen nicht umproblematisch. Lungenbefund, Blutsenkung und Blutbild werden fortlaufend überprüft. Das zunehmende Mißtrauen von Herrn W. in ärztliche Fähigkeiten und Möglichkeiten läßt bei der allgemeinen Aggressivität gegenüber Ärzten die eigene Ohnmacht des Hausarztes deutlich werden. Ungeduld und Erwartungen des Patienten und seiner Ehefrau drücken sich in Formulierungen aus wie: „Sie müssen doch nach 3 Monaten endlich wissen, was das ist." Wiederholte Anfragen des Arbeitgebers von Herrn W. betreffen die Ansteckungsfähigkeit der Erkrankung für Kollegen am Arbeitsplatz und die Dauer der Arbeitsunfähigkeit.

Zusätzlich meldet sich beim Hausarzt auch der Röntgenologe. Die Arbeit in seiner Praxis sei durch die beeinträchtigte Ehefrau des Patienten unerträglich geworden. Sie sei wie abwesend, depressiv. Das könne doch nicht so weitergehen. Gegenüber dem Kollegen wird der Hausarzt am Telefon aggressiv, denn von ihm hätte er am ehesten Verständnis in dieser Situation erwartet.

Ende Juli 1984 zeigt die Thoraxröntgenaufnahme keine deutliche Befundänderung. Die Blutsenkung steigt neuerlich über 5/28 auf 28/60 an. Bei der am 8. Juni durchgeführten Sputumuntersuchung erweist sich die Tuberkulosekultur als positiv. Eine tuberkulostatische Therapie wird eingeleitet. Der Patient begibt sich am 1. August mit seiner Frau 1 Woche zum Urlaub in den Bayerischen Wald.

In den folgenden Monaten bessert sich das Allgemeinbefinden des Patienten. Er fühlt sich lediglich „noch etwas unruhig und schlapp". Ab Oktober 1984 äußert er den Wunsch nach Wiederaufnahme der Arbeit. Zu Hause sei es so langweilig, zumal die Ehefrau ganztägig arbeite. – Die Verlaufsbeobachtung und Rücksprachen zur Therapie erfolgen in den nächsten Monaten mit einem erfahrenen Pulmologen. Im Gegensatz zu mehreren anderen klinischen Kollegen bezieht er in Diagnose und Therapie klare Standpunkte. Rasch klingen die interpersonellen Spannungen zwischen dem Patienten, seiner Ehefrau, dem Röntgenologen und dem Hausarzt ab. Bei Fortsetzung der tuberkulostatischen Therapie sucht Herr W. am 19. Februar 1985 erstmals wieder seinen Arbeitsplatz auf. Sputumuntersuchungen sind negativ, die Röntgenbefunde rückläufig.

Anamneseerhebung

Die teilweise auch heute noch geübte Erhebung der Anamnese in den Einzelabschnitten mit

- jetzige Anamnese,
- eigene Anamnese und
- Familien-Anamnese

stellt zwar das Individuum in den Vordergrund der Betrachtungen, allzuleicht wird jedoch dabei eine ganzheitliche Berücksichtigung der Patientenpersönlichkeit vernachlässigt. Amerikanische, holländische, schweizerische und zunehmend auch deutsche Hochschulen wenden deswegen ein Anamneseschema an, das die Anteile von Soma, Psyche und sozialer Umwelt gleichermaßen berücksichtigt und deren Besonderheiten beim jeweiligen Patienten benennt. Die Anfangsbuchstaben der 4 Anamneseschritte, S-O-E-P, ergeben das holländische Wort für Suppe, („soep", sprich: sup). Eine Übersicht davon gibt Tabelle 1 [23].

Die *subjektiven Angaben* von Rudolf W. sind, wie meist bei seinen Besuchen, nicht sehr wortreich, Appetitlosigkeit mit Gewichtsabnahme, auch eine sonst nicht beobachtete Temperaturempfindlichkeit und ein Rasseln beim Atmen

Tabelle 1. Schema der Anamneseerhebung mit Berücksichtigung von Soma, Psyche und sozialer Umwelt (oben) durch (linke Spalte) *subjektive* Angaben des Patienten und subjektive Wahrnehmungen des Arztes mit dem Sammeln von *objektiven* Daten, Befunden und Mitteilungen, die nach *Erkennen und Einschätzen* ihrer Bedeutung und Zusammenhänge überleiten zum *Prüfen* von Zwischenergebnissen der Verlaufsbeobachtung und *Planen* von weiterführender Diagnostik und Therapie

Anamnese	Soma	Psyche	Soziale Umwelt
S: Subjectiv	Beobachtungen, Wahrnehmungen und Mitteilungen des Patienten Beobachtungen und Wahrnehmungen des Arztes		
O: Objektiv	Daten, Befunde, Informationen		
E: Erkennen Einschätzen			
P: Prüfen Planen			

stimmen ihn bedenklich. Er geht jedoch weiter seiner Arbeit nach. - Meine *subjektive Beobachtung* nimmt den hageren, blassen Mann mit tiefen Falten im Nasen-Mund-Bereich wahr, das typische Gesicht des asthenischen Ulkuspatienten. Seine monotone Sprache hat immer noch den leicht österreichischen Akzent seines Geburtslandes. Vielleicht möchte er sich nur vergewissern, daß nichts Ernstes vorliegt bei der geplanten Reise nach Kenia, denke ich. Vielleicht hat ihn aber auch seine Frau zum Arzt geschickt, denn sonst übergeht er eher Beschwerden oder bagatellisiert sie.

Bei den *objektiven Befunden* veranlaßt die erhöhte Blutsenkung gegenüber früheren Werten und eine leichte Leukozytose wenig später zur Röntgenuntersuchung der Lungen. Der Röntgenologe interpretiert den erhobenen Befund als eine nicht gelöste Grippepneumonie.

Beim Einschätzen der erhobenen Angaben und Befunde ergibt sich nach meiner ärztlichen Erfahrung bisher keine Notwendigkeit zu weiterführender Diagnostik. Bei den im Frühjahr ablaufenden Virusinfekten sind solche Befunde in der Allgemeinpraxis relativ häufig; vielleicht sind sie bei Rudolf W. mit seinem Diabetes mellitus auch als Abwehrschwäche zu interpretieren.

Wesentlich problematischer gestaltet sich das Gespräch mit dem Patienten und seiner Frau, nach *Prüfen* der Befunde angesichts der notwendigen Verlaufsbeobachtung die Keniareise abzusagen. In Absprache mit ihnen erfolgt das *Planen* der weiteren Behandlung, so auch die Verordnung eines Tetrazyklins. Neben der Begründung der medikamentösen Therapie sehe ich mich veranlaßt, die Vorstellungen des Patienten und seiner Frau über den Einfluß der geplanten Reise zu diskutieren und ihre Zusage zur Zusammenarbeit bei der Behandlung zu erreichen. Das Benennen medizinischer Gründe reicht dazu nicht aus. Erst das Verdeutlichen der Konsequenzen bzw. die Darstellung möglicher Folgen der geplanten Tropenreise veranlassen das Ehepaar, ihre Reise zu verschieben.

Das SOEP-Schema unterscheidet bewußt zwischen „subjektiv" und „objektiv". Diese Trennung wird zwar nicht in allen Fällen der Patientenpersönlichkeit als Einheit dieser beiden Bereiche gerecht, denn für den Patienten existiert in seinem Erkennen und Verhalten nur „Subjektives".

Für den Arzt jedoch bedeutet diese Trennung eine Verdeutlichung und Präzisierung einzelner Schritte der Entscheidungsfindung:

1. Wo beziehe ich mich bei meiner Erkenntnis und Entscheidung auf Fakten, Daten und Befunde, d.h. auf objektiv „Erkanntes"?
2. Wo interpretiere ich den Patienten, vermute ich Zusammenhänge, d.h. wo ist eine kritische Überprüfung subjektiver Beobachtungen und Wahrnehmungen in Zusammenarbeit mit dem Patienten vor der Integration in den diagnostisch-therapeutischen Zirkel notwendig?

Therapie ohne Diagnose

Rudolf W. klagt bei seinem Sprechstundenbesuch im April 1984 über Symptome ebenso wie über Befindensstörungen. Unter einer Befindensstörung versteht man eine Störung des somatischen oder psychischen Wohlbefindens, durch die sich der Patient krank fühlt. Sie bedarf der Verlaufsbeobachtung, aber nicht immer einer Therapie. Symptome hingegen sind Krankheitszeichen, die auf klar definierte Diagnosen hinweisen können. Der Patient fühlt sich angeblich nicht krank und sieht deswegen nicht ein, warum er seine Urlaubspläne in Afrika aufgeben soll. Das vorhandene Symptom der Gewichtsabnahme sowie die Befunde einer erhöhten Blutsenkung, Leukozytose und Infiltration der Lungen bereiten ihm keine Beschwerden.

Bei Kenntnis der Anamnese des Patienten, der Epidemiologie von Krankheiten zum Konsultationszeitpunkt und von Befunden des Röntgenologen wird als

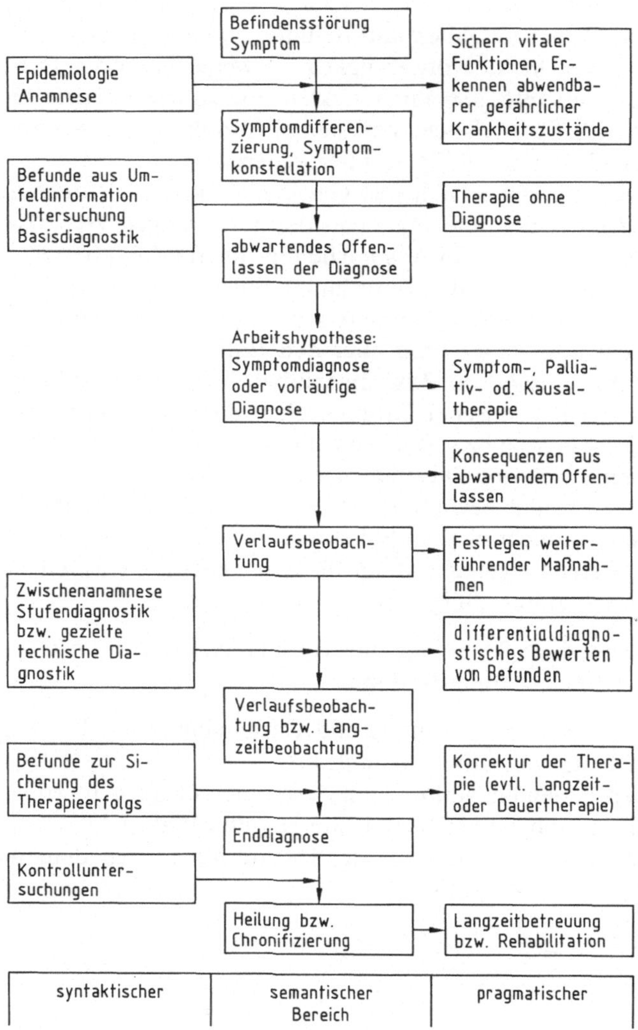

Abb. 1. Vom Symptom zur Diagnose – Dimensionen der Semiotik: syntaktischer Bereich (Erfassen von Zeichen bzw. Befunden), semantischer (Interpretation von Zeichen bzw. Befunden) und pragmatischer Berich (Handlungsintentionen in Diagnostik und Therapie).

Arbeitshypothese die vorläufige Diagnose einer nicht gelösten Grippepneumonie angenommen und ein Tetrazyklin verordnet. Damit betreibt der Hausarzt eine Therapie ohne Diagnose. Man versteht darunter therapeutische Maßnahmen bei mono- oder polysymptomatischen Befindensstörungen, um durch Verlaufsbeobachtung eine Klärung herbeizuführen. Unter der medikamentösen Therapie sind Blutsenkung und Leukozytose vorübergehend rückläufig, die röntgenologischen Befunde hingegen eher progredient. Deswegen läßt die Verlaufsbeobachtung bei Rudolf W. als weiterführende Maßnahme eine histologische bzw. zytologische Abklärung durch Bronchoskopie sinnvoll erscheinen. Verlaufsbeobachtung bedeutet die kriteriendefinierte Überprüfung von Befindensstörungen und erhobenen Befunden zur Bestätigung oder Korrektur daraus resultierender ärztlicher Arbeitshypothesen [22; 24] [23, 25].

Die Schritte vom Symptom zur Diagnose lassen sich bei Rudolf W. informationstheoretisch in den 3 Dimensionen der Semiotik (Zeichen-theorie) darstellen (Abb. 1). Dabei wird der syntaktische Bereich als die geordnete Nachfolge von verfügbaren Elementen (anamnestischen Angaben, Befunden) verstanden. Der Bereich der interpretativen Semantik definiert Merkmale (Interpretation von Zeichen bzw. Symptomen und Befunden), die durch Selektion zur sinnvollen Handlungsintention, der pragmatischen Dimension, überführen. Diese Betrachtungsweise begünstigt nach Wesiack [42] das Verständnis einer patientenzentrierten Medizin, da alle vom Patienten gewonnenen Informationen die Gegensätze zwischen objektiv und subjektiv bzw. organischen und psychischen Prozessen relativieren.

Die Dimensionen der Semiotik erfassen informationstheoretische Begriffe und handlungstypische Definitionen z. T. komplexer Struktur. Das SOEP-Anamneseschema hingegen verwendet übergeordnete, pragmatische Begriffe auf dem Weg vom Symptom oder Anliegen des Patienten bis zur Diagnose und Therapie. Nach dem *S*ammeln *s*ubjektiver Angaben des Patienten und *s*ubjektiver Wahrnehmungen, *o*bjektiver Daten und Befunde, wird das *E*rkennen von Zusammenhängen mit dem *E*inschätzen der Bedeutung im somatischen, psychischen und sozialen Bereich des Patienten angestrebt. Vordergründig geht es dabei um das Verdeutlichen der Problemrelevanz, weniger um das Festlegen auf eine Diagnose. Die ersten 3 Schritte leiten über zum *P*rüfen bisheriger Ergebnisse und *P*lanen weiterführender Maßnahmen. Die patientenbezogene Arbeitsweise wird deutlich durch das Öffnen für alle Anteile der Persönlichkeit bei jedem Entscheidungsschritt. Nach der anfänglichen Analyse erfolgt die synthetische Verarbeitung der Informationen, denn in der Therapie sind nicht Teile, sondern die Ganzheit des Patienten mit den Wechselbeziehungen zwischen Soma, Psyche und Umwelt in ihrer Dynamik von der Gegenwart zur Zukunft zu berücksichtigen.

Das semantische Diagnoseschema mit handlungstypischen Definitionen der Allgemeinmedizin und einer möglichen Folge diagnostischer Schritte gibt einen Überblick im diagnostischen Prozeß und bedarf beim einzelnen Patienten der Konkretisierung. So können bei Rudolf W. prozessuale Anteile des syntaktischen, semantischen oder pragmatischen Bereichs in Abb. 1 entfallen oder in ihrer Abfolge variieren [5, 20].

Abwartendes Offenlassen der Diagnose, Patient-Arzt-Interaktion und Koordination

Bisher wurde im Patientenbeispiel von Rudolf W. die Darstellung der psychischen Konflikte im diagnostisch-therapeutischen Prozeß weitgehend vernachlässigt. Spätestens jedoch zum Zeitpunkt, als die Kenia-Reise abgesagt werden muß, wird dem Hausarzt deutlich, daß die Röntgenassistentin als Ehefrau kontinuierlich im Behandlungsplan mit agiert. Durch zusätzliche, nicht ärztlich verordnete Röntgenkontrollen der Lungen versucht sie, Informationen vorzugreifen, den Behandlungsablauf mitzubestimmen. Traumatisiert durch eine gescheiterte Ehe umsorgt sie seit Jahren, vor allem nach dem Auszug der erwachsenen Tochter aus 1. Ehe, bis zur Selbstaufgabe ihren Ehemann.

Als die Bronchoskopie keine klare Diagnose liefert, wird von Frau W. jede weitere diagnostische Maßnahme wiederholt hinterfragt. Vielleicht vertraut sie am meisten der wenig beeinträchtigenden Röntgendiagnostik, die ihr seit vielen Jahren beruflich vertraut ist. Besonders kritisch gestaltet sich der weitere Verlauf, als nach neuen Infiltrationen der Lungen eine Punktion des Hauptinfiltrats histologisch nicht eindeutig ausfällt. Mehrfach spricht die Ehefrau telefonisch oder in der Praxis beim Arzt vor und teilt mit, wie sehr sie der Krankheitszustand des Mannes belaste, daß sie unter Kopfschmerzen und Schlaflosigkeit leide, sich innerlich unruhig fühle und schlecht konzentrieren könne.

Der anfangs kooperative Patient Rudolf W. wirkt während des weiteren Krankheitsverlaufs zunehmend skeptischer. Mit seinem steifen Lächeln vermittelt er dem Hausarzt das Gefühl seiner eigenen diagnostischen Unfähigkeit. Als die klinischen Kollegen nach dem histologisch nicht eindeutigen Ergebnis die Vorstellung in einer weiteren Spezialabteilung vorschlagen, teilt er dem Allgemeinarzt mit, daß er keiner weiteren Untersuchung mehr zustimme. Der Patient und seine Ehefrau werden zunehmend ungeduldig und fordernd; am Hausarzt agieren sie ihre berechtigte Erwartung nach einer Diagnose aus und machen ihn scheinbar für den Krankheitsverlauf verantwortlich. Die klinischen Ärzte in ihrer institutionellen Anonymität sind für eine Auseinandersetzung mit dem Patienten und seiner Ehefrau nicht erreichbar.

Die Erwartungen des Hausarztes an die klinisch tätigen Ärzte werden in dem diagnostisch schwierigen Krankheitsverlauf enttäuscht. Sie sind bisher nicht in der Lage, eine Klärung der Diagnose zu erzielen, eine Therapie zu ermöglichen und damit die vielseitigen Konflikte zu beenden. Der Allgemeinarzt fühlt sich allein gelassen bei allen Maßnahmen zum „Offenlassen der Diagnose“. Aus dieser Erfahrung heraus fällt es ihm jedoch leichter, auch die enttäuschten Erwartungen des Patienten nachzuempfinden.

Geradezu unerträglich wird die Belastung für den Hausarzt, als auch der Röntgenologe als Chef von Frau W. wiederholt während der Sprechstunden anruft und sein Leid über eine nur teilweise dienstfähige Röntgenassistentin klagt. Der Allgemeinarzt fühlt sich von ihm beschuldigt, daß seine Röntgenpraxis nicht wie üblich reibungslos laufe. Obwohl er selbst die Röntgenuntersuchungen bei Rudolf W. durchführt, vermittelt der Röntgenologe den Vorwurf, daß der Hausarzt für die bisher nicht erfolgte Klärung des Krankheitsbildes verantwortlich sei. Während eines Telefonats mit dem Arbeitgeber von Frau W. kann der Hausarzt die Erwartungen des Patienten, dessen Ehefrau und die eigene Enttäuschung gegenüber den klinischen Kollegen und dem Röntgenologen nicht mehr ruhig ertragen und wird ausfallend.

Die Aggressivität des Hausarztes spiegelt die des Patienten wider; beide haben unterschiedliche Erwartungen, die nicht befriedigt werden. Der Hausarzt fühlt sich überfordert, allein gelassen, verantwortlich, ohne selbst entscheidend handeln zu können, spürt die allseitigen Erwartungen bei gleichzeitiger Handlungsunfähigkeit. Die vom Patienten und dem behandelnden Arzt so dringend erwünschte Interpretation von Befindensstörungen und Befunden, die Koordination der diagnostizierenden Kollegen und die Befriedigung der Erwartungen aller Beteiligten durch die Überleitung in eine gezielte Therapie steht weiterhin aus.

Mit der Koordinationsfunktion wird in der Allgemeinmedizin die hausärztliche Aufgabe bezeichnet, die bei Kenntnis der Funktionsbereiche medizinischer Spezialgebiete geeignete Spezialisten für eine dem Kranken zumutbare Diagnostik und Therapie auswählt und die Resultate der getroffenen Maßnahmen nach Interpretation und Mitteilung an den Patienten in seinen subjektiven, ganzheitlichen Behandlungsplan integriert.

Bei Rudolf W. wird nicht nur erwartet, die zumutbare Diagnostik und Therapie auszuwählen, sondern auch die Ehefrau zu stützen und sich gegenüber einem vorwurfsvollen Kollegen, dem Röntgenologen, zu behaupten. Der Hausarzt spürt die Verantwortung für die ärztlichen Entscheidungen, wird gleichzeitig aber von den kooperierenden Spezialisten allein gelassen. Jeder führt korrekt seine Diagnostik durch; das Ableiten von Konsequenzen aus unklaren Befunden und die Umsetzung von Informationen aus dem medizinischen Sektor in den Lebensbereich des Patienten obliegen dem Hausarzt.

Einzelaufgaben der Koordinationsfunktion lassen sich bereits während der medizinischen Ausbildung vermitteln. Dies bedeutet z.B.:

1. Auseinandersetzen mit den Erwartungen, Vorstellungen und Ängsten zu ärztlicher Diagnostik.
2. Darstellen von Schritten der Stufendiagnostik bei unterschiedlicher Symptomatik.
3. Beschreiben des Leistungsvermögens auch aufwendiger klinisch-technischer Untersuchungsverfahren.
4. Verdeutlichen der Grenzen von Gebietsbezeichnungen bzw. der Besonderheiten ihrer Funktionen.
5. Transformation und Interpretation medizinischer Befunde und Mitteilungen in der Nomenklatur eines technischen Registers des Arztes in Mitteilungen des kommunikativen Registers des Patienten [12].

Die praktische Anwendung und das Üben der Koordinationsfunktion sowie das Sammeln von Erfahrung muß der ärztlichen Weiterbildung vorbehalten bleiben. So hat sich die Koordinationsfunktion für den jeweiligen Arbeitsplatz des Allgemeinarztes zu konkretisieren an:

1. den im Praxisbereich niedergelassenen Ärzten anderer Gebietsbezeichnungen und ihrem diagnostisch-therapeutischen Leistungsspektrum;

2. bisherigen Erfahrungen bei der Zusammenarbeit mit niedergelassenen und klinisch tätigen Kollegen, die z. B. ihr Kommunikationsverhalten mit Patient und Hausarzt betreffen;
3. der Persönlichkeitsstruktur des Patienten.

R. Grol et al. weisen darauf hin [18], daß sich Unsicherheiten und Ängste des Hausarztes bei seinen ärztlichen Entscheidungen vor allem auf 3 Befürchtungen zurückführen lassen:

1. bei schweren Krankheiten Fehler zu machen,
2. bei leichteren Erkrankungen falsch zu entscheiden und
3. die persönliche Bereitschaft, entsprechende Risiken einzugehen.

Es existieren bisher nur wenige Untersuchungen, die belegen, daß Ärzte die größte Furcht vor Problemen bei der Diagnostik und vor der Erfolglosigkeit ihrer Therapie haben [11, 28]. Da die bisherige Diagnostik beim Patienten keine gezielte Therapie zuläßt, kündigt der Patient bei Aussicht auf weitere Spezialistenuntersuchungen seine Mitarbeit auf. Sein Mißtrauen in ärztliche Fähigkeiten erlebt der Hausarzt als Ohnmacht und Angst. Die Diagnostik bleibt unbefriedigend, eine medikamentöse Therapie für ihn daher nicht verantwortbar. Psychische Interventionen bzw. Gespräche mit den Beteiligten sind durch das eigene Gefühl des Bedrängtseins mit Unsicherheit belastet.

Nach der Therapie ohne Diagnose mit der Verordnung eines Tetrazyklins unter der Annahme einer nicht gelösten Grippepneumonie als Arbeitshypothese erfolgt bei Herrn Rudolf W. keine weitere Pharmakotherapie. In der Folgezeit realisiert der Allgemeinarzt das abwartende Offenlassen der Diagnose. Man versteht darunter einen zeitweiligen Verzicht auf weitergehende Diagnostik einer Befindensstörung, um durch Verlaufsbeobachtung eine Klärung herbeizuführen. Kontraindikationen des abwartenden Offenlassens sind akute Bedrohlichkeit und Möglichkeiten einer gefährdenden Weiterentwicklung [15], die bei Rudolf W. jedoch nicht ausgeschlossen werden können. Als wesentliches diagnostisches Kriterium ergibt sich dann die positive Tuberkulosekultur im Sputum. Eine tuberkulostatische Therapie wird eingeleitet. Die kritischste Krankheitsphase bei Rudolf W. mit Beziehungskomplikationen und einem Schwinden des Vertrauens zum Arzt während des abwartenden Offenlassens der Diagnose leitet durch die diagnostische Absicherung einer Krankheitsbezeichnung über in die medikamentöse Therapie. Mit den damit verbundenen positiven Erwartungen erfolgt eine Angstreduktion. Der Zeitraum bis zur Heilung wird von keinem der Beteiligten mehr als Zumutung empfunden.

Verschiedene Autoren weisen darauf hin, daß die medizinischen Disziplinen von den sozial geltenden Ideen und von der geistigen Atmosphäre der Gegenwart geprägt sind [19]. Anders ausgedrückt erscheinen Individuen (auch Ärzte) als Akteure in Rollen, die durch die gesellschaftliche Verarbeitung von dem Handlungssystem zugrunde liegenden Sachzwängen festgelegt sind [38]. Dies trifft auch für die das allgemeine Bewußtsein erfüllenden metaphysischen Begriffe einer jeweiligen Epoche zu und bestimmt damit die Auswahl des Beobachters und Untersuchten. Daraus abgeleitet formuliert Whitehead [44] für das abendländische Denken über den Charakter der Naturgesetze, daß diese nichts anderes als Interpretationen beobachteter Naturprozesse nach bestimmten konventionellen Regeln sind.

Trotz dieser normierenden, in der Tradition verhafteten Betrachtungsweisen für ärztliche Aufgaben in der naturwissenchaftlichen Medizin ist bisher keine Theorie bekannt, die dem erfahrbaren Existenzbereich des Kranken auch nur einigermaßen gerecht werden könnte [4]; es existiert kein naturwissenschaftliches Erkenntnisprinzip, das von der Metaphysik völlig losgelöst ist [44].

Hilfreich für die praktische Anwendung sind Überlegungen von Uexküll [38] und Wesiack [43], die 3 Handlungssysteme und -bereiche zwischen Patient und Arzt unterscheiden:

1. die *symbiotisch-supportive Ebene*, die auch die Grundlage des Vertrauens des Patienten zum Arzt bildet und den Handlungsbereich einer psychosomatischen Medizin darstellt;
2. die *konfliktneurotische Ebene*, die in der Beziehungs- und Konfliktsituation des Patienten deutlich wird. Sie betrifft den Handlungsberich der psychologischen Medizin und Psychoanalyse;
3. die *rationale Ebene* einer naturwissenschaftlichen Medizin, die eine rational begründete Organtherapie ebenso wie eine an Inhalt, Methoden und Verhaltensmodifikation orientierte Gesundheitsberatung beinhaltet [24].

Nur bei Berücksichtigung aller 3 Ebenen sieht Wesiack [43] die Möglichkeit, rational intendierte therapeutische Aktionen voll wirksam werden zu lassen. Vor allem bei chronisch Kranken kann die symbiotisch-supportive Ebene soviel stützende Sicherheit vermitteln, daß durch die erreichte Stabilisierung Rückfälle weitgehend vermieden werden.

Bei Herrn Rudolf W. vermag die rationale Ebene einer naturwissenschaftlichen Medizin als „umproblematischste" der 3 Handlungsbereiche zwischen Patient und Arzt noch nach 3 Monaten keine eindeutigen, zuweisbaren Befunde zu repräsentieren, d.h. einer medizinischen Diagnose als Handlungsintention zu dienen. Mißtrauen und Aggressivität bekommt der Hausarzt nicht nur vom Patienten zu spüren. Der Hausarzt fühlt sich durch die Erwartungen der Ehefrau, des röntgenologischen Kollegen als Arbeitgeber von Frau W. und auch den Arbeitgeber des Patienten mit der Frage nach der Ansteckungsfähigkeit am Arbeitsplatz überfordert.

Nicht nur beim Patienten ist die symbiotisch-supportive Ebene bedeutsam, auch Personen des Patientenumfeldes erwarten ein Erklären und Begründen ärztlichen Handelns als Basis des Vertrauens zum Arzt. Beratende, begleitende und koordinierende Aufgaben überwiegen in dieser Behandlungsphase gegenüber dem Klären und Beweisen von Symptomen und Befunden. Während des abwartenden Offenlassens der Diagnose werden Wissen und Können als Bereiche des ärztlichen Handelns in Frage gestellt, der Hausarzt fühlt sich durch Vorstellungen, Verständnis, Erwartungen und Akzeptanz des Kranken und seiner Kontaktpersonen verunsichert (Abb. 6).

Spannungen, Unzufriedenheit und Aggressivität reduzieren sich schlagartig mit einer therapierelevanten, medizinisch-naturwissenschaftlich begründeten Diagnose, die rational verstehbares Handeln ermöglicht. Als die eingeleitete

Therapie mit einer Besserung des Allgemeinbefindens auch eine Zunahme des Appetits und Gewichts bewirkt, schwinden die Ängste der Ehefrau. Sie geht wieder wie gewohnt ihrer verantwortungsvollen Tätigkeit in der Röntgenpraxis nach. Herr Rudolf W. äußert bald den Wunsch nach Wiederaufnahme seiner beruflichen Tätigkeit.

Beim Patienten prägen die Kriterien eingeschränkter Alltagsqualität seine Erwartungen und sein Verhalten. Rudolf W. interessiert deswegen weniger das Ringen seiner diagnostizierenden Ärzte nach einer Diagnose. Ob „nicht gelöste Grippepneumonie, Pilzpneumonie oder Tuberkulose" als Diagnose und damit als Basis einer Therapie dienen, sind für ihn von nachgeordneter Bedeutung. Er spürt seine verminderte Belastbarkeit und die Einschränkung, nicht wie gewohnt arbeiten und seinen Urlaub uneingeschränkt verleben zu können.

Während sich Ärzte eines technischen Registers von Diagnosebegriffen bedienen, bevorzugen Patienten hingegen einen *kommunikativen Register* von Beschwerdebegriffen [12]. Das heißt, Patienten nennen bei Befragung nach Krankheiten zuerst solche Diagnosen oder Beschwerden, durch die sie sich in ihrem Alltagsverhalten und ihrer Erlebnisfähigkeit beeinträchtigt fühlen [21].

Das *technische Register* des Arztes orientiert sich an Begriffen, die kurativ und prognostisch relevant sind, wie z. B. Diabetes mellitus und Hypertonie. Neuere Analysen des Diagnosevergleichs bestätigen diese unterschiedliche Reihenfolge in der Bewertung von Krankheitsbegriffen bei Patient und Arzt [27]. Danach nennen ältere Patienten ganz überwiegend Schwindel und Kurzatmigkeit, aber auch Wirbelsäulen- und Gelenkbeschwerden als Hauptanliegen eines Arztbesuchs. Die einschneidenden Veränderungen im gewohnten Alltagsverhalten des Ehepaars W. werden auf das Vorliegen einer behandlungsbedürftigen Erkrankung zurückgeführt. Das Bedürfnis zur Auseinandersetzung mit dieser Einschränkung, die ängstigt und verunsichert, wird vordergründig.

Novak [31] setzt sich in seiner Untersuchung zum Kommunikationsproblem zwischen Arzt und Patient mit dem funktionalistischen Ansatz Parsons und der kommunikativen Kompetenz nach Habermas auseinander. Bei starkem Informations- und Erklärungsbedürfnis beim Patienten wird die Autoritätsbeziehung im Patient-Arzt-Verhältnis entscheidend dadurch geprägt, daß der hohen funktionalen Kompetenz in den Augen des Patienten eine geringe kommunikative Kompetenz beim Arzt entspricht.

Die kritische Analyse Novaks zur Patient-Arzt-Beziehung mag ihre Wurzeln auch darin haben, daß man der Medizin als Wissenschaft 2 verschiedene Aufgaben stellt. Einmal soll sie Kenntnis von Fakten liefern, andererseits die Erkenntnis von Zusammenhängen [34]. Kenntnis allein liefert jedoch noch keine gedanklichen Verbindungen zwischen ihren einzelnen Elementen. Die häufig fehlende Erarbeitung von Zusammenhängen wird dadurch begünstigt, daß sich Kenntnisse auch ohne Erkenntnis eines komplexen Sachverhalts verwenden lassen. Informationen jedoch werden ab einer bestimmten Menge an Kenntnis unbrauchbar, wenn ein bestimmtes Ordnungssystem an Erkenntnis fehlt.

Bei der Untersuchung von Rudolf W. geben die einzelnen Befunde Kenntnis von pathologischen bzw. von der Norm abweichenden Befunden. Erhöhte Blutsenkung, Leukozytose und pathologisches Röntgenbild der Lungen ermöglichen bei unklarem histologischen Befund keine therapierelevante ärztliche Erkenntnis. Die einzelnen Befunde ordnen sich nicht sinnvoll einer Diagnose zu, bevor die auf Tuberkulose positive Sputumkultur das Ordnungssystem konventioneller medizinischer Erkenntnis vervollständigt.

Kant [26] fordert 1787 für den wissenschaftlichen Anspruch von Erkenntnissen, „sie müssen ein System ausmachen“. Und: „Ich verstehe aber unter einem System die Einheit der mannigfaltigen Erkenntnis unter einer Idee. Das Ganze ist also gegliedert und nicht gehäuft. Die Idee bedarf zur Ausführung ein Schema, das ist eine a priori aus dem Prinzip des Zwecks bestimmte wesentliche Mannigfaltigkeit und Ordnung der Teile“. Gewonnene Erkenntnisse sind also in einen Zusammenhang zu bringen. Die Diagnosen des Medizinsystems entsprechen dem Begriff der „Idee“ in Kant's Formulierungen.

Bei Rudolf W. bedeutet dies für den Hausarzt, nicht nur anamnestische Angaben, Untersuchungsbefunde und Mitteilungen anderer Ärzte erkenntnismäßig zu verwerten. Es ist notwendig, objektive Befunde, subjektives Verhalten des Kranken und Interventionen von Personen des Umfelds unter einem Behandlungsziel zu koordinieren. Dabei sind die einzelnen Informationen und Mitteilungen ihrer zielorientierten Bedeutung nach zu erkennen, zu bewerten und sinnvoll einem Behandlungskonzept zuzuordnen. Es werden also sowohl Funktionsstörungen von Organen erfaßt als auch Einflüsse der Lebensweise und Aktionen von Kontaktpersonen integriert. Neben der konkreten Therapie ist auch die Prognose als dynamischer Begriff eingeschlossen, wenn sie auch vom Patienten direkt nicht angesprochen wird.

Als Mitglied des therapeutischen Interaktionsprozesses sollte der Arzt die Bereitschaft zu einem tragfähigen „therapeutischen Bündnis“ einbringen, das beim Patienten Angstbefreiung und Bewältigung seiner Krankheit zum Ziel hat. Im sozialen Umfeld jüngerer Patienten gilt es, möglichst den prämorbiden Zustand wiederherzustellen [1], Arbeitsfähigkeit zu erreichen und soziale Aktivitäten, z.B. Reisen in ein Land eigener Wahl, bei Rudolf W. die Tropen, ungehindert realisieren zu können. Wiederherstellung des prämorbiden Zustandes meint dabei zwar nur den somatischen Bereich. Denn: Krankheit bedeutet Entwicklung und damit nicht die Rückkehr zu einem früheren Zustand, sondern zur Fortentwicklung von Folgezuständen, die auch Krankheitserfahrung betreffen (nach W. Schüffel, 1986, persönliche Mitteilung).

Die Klärung des Krankheitsbildes von Rudolf W. erfordert in seiner 1. Phase die Zusammenarbeit mit dem Hals-Nasen-Ohren-Arzt, dem Röntgenologen und dem klinisch tätigen Pulmologen. Während der Erkrankung ergeben sich wegen unterschiedlicher Fragestellungen mit der Ehefrau, dem Arbeitgeber und dem Gesundheitsamt wiederholte Kontakte. Entsprechend den Aufgaben allgemeinärztlicher Koordinationsfunktion erfolgt die Auswahl zumutbarer Diagnostik in ständigem Kontakt mit dem Patienten. Als dieser trotz Interpretation und Mitteilung der unzureichenden Untersuchungsbefunde seine Zusammenarbeit bei weiterführender Diagnostik aufkündigt, ist das Vertrauensverhältnis der Patient-Arzt-Beziehung in eine kritische Phase eingetreten: Diagnostik und Therapie sind gebunden an die Bereitschaft des Patienten.

Die Subspezialisierung in zahlreiche medizinische Gebietsbezeichnungen unterstreicht die Notwendigkeit der Interpretation, Zusammenfassung und Vermittlung der Befunde von Spezialisten unterschiedlicher Disziplinen im Kontakt mit dem Patienten. Bei dieser Koordination ist der Hausarzt aufgrund seines Langzeitkontaktes mit dem Patienten in besonderer Weise geeignet. So lassen sich auf der Basis eines tragfähigen und belastbaren Arbeitsbündnisses auch kritische Situationen der Krankheitsentwicklung überwinden.

Krankheitsbewältigung

Im Krankheitsverlauf gewinnt der behandelnde Arzt den Eindruck, daß Rudolf W. sachlichen Argumenten zur notwendigen Diagnostik, zum abwartenden Offenlassen der Diagnose, bei der Verlaufsbeobachtung und Koordination erhobener Befunde durchaus zugänglich st. Im Gespräch teilt der Patient ganz überwiegend die Bedenken der Ehefrau und ihre Unruhe mit. Der Hausarzt erlebt diese besonders bei Konsultationen des Ehepaares. Frau W. macht einen fahrigen Eindruck, scheint innerlich erregt zu sein, ihr Blick ist unruhig, ängstlich. Während des 15jährigen Kontakts zum gleichen Arzt hat sie nie diesen außergewöhnlichen Eindruck vermittelt.

Individuelle Krankheitsreaktionen lassen sich nach Basler [9] und Florin [16] typisierend durch 2 Reaktionsweisen beschreiben. Beim *aktiv problembezogenen Bewältigungsstil* reagiert der Patient mit gedanklicher Auseinandersetzung, dem Bedürfnis nach Information und Unterstützung, mit denen er seine Lebenssituation neu bewertet und den verbleibenden Freiraum ausschöpft. Trotzdem sind problembezogene Bewältigungsversuche oft mit stark negativen Emotionen wie Ängsten, Ekel, Ärger und Verzweiflung verbunden.

Im *passiv emotionsbezogenen Bewältigungsstil* versucht sich der Kranke vor der Überwältigung durch negative Emotionen zu schützen. Angst und Hoffnungslosigkeit können dominieren. Bagatellisierung, Verleugnung oder Isolation sind beobachtete Abwehrmechanismen. Durch Wahrnehmungsabwehr schützt sich der Patient vor Unlusterlebnissen und behält bisherige Lebensperspektiven bei. Differenziertere Betrachtungen und Analysen zur Krankheitsbewältigung durch den Patienten berücksichtigen neben den Besonderheiten seiner Persönlichkeit sein Verhalten, seine Beurteilung und Wahrnehmung ebenso wie die Reaktionsweise in den verschiedenen Lebensbereichen [2].

Rudolf W., der in den letzten 3 Jahren nur wegen seines Diabetes mellitus in ärztlicher Behandlung besteht, ist nicht befriedigend in die Typisierung von Basler und Florin einzuordnen, denn er weicht seinen Krankheitsproblemen eher aus. Die multifaktorielle Betrachtung nach von Engelhardt [2] zur Copingstruktur des Patienten erlaubt eine weitgehendere Differenzierung unter Berücksichtigung von Faktoren der Patientenpersönlichkeit und seiner Reaktionsweise.

Diagnosen

Als das Ergebnis der Sputumuntersuchung durch Kulturen die Diagnose einer Tuberkulose stellen läßt und eine tuberkulostatische Therapie eingeleitet werden kann, scheinen sich die Konflikte der vergangenen Monate um Rudolf W. rasch zu verflüchtigen. Die Aggressivität im Verhalten des Patienten und seiner Ehefrau reduziert sich im gleichen Maße wie die Ängste während des abwartenden Offenlassens der Diagnose.

Diagnosen bedeuten für den Arzt eine Arbeitshypothese, für den Patienten hingegen sind sie Symbole veränderter Alltagsrealität. Formulierungen wie „ich bin Diabetiker", „ich habe Tuberkulose", „ich habe einen Anus praeter" lassen kommunikativ Vorstellungen entstehen, die sowohl das Ausmaß der Einschränkungen im sozialen Bereich, die Rückwirkungen auf individualpsychische Situationen als auch Zustände veränderter Körperlichkeit betreffen. Trotzdem werden diese Veränderungen vom Patienten und seiner Ehefrau bereitwillig akzeptiert im Gegensatz zur Phase, in der die Diagnose unklar war, eine Therapie fehlte und damit keine Aussicht auf Besserung des Krankheitszustands bestand.

Der ärztliche Erkenntnisprozeß, mehr noch der Entscheidungsprozeß, resultiert aus der Summe subjektiver und objektiver Kriterien, die im Dialog zwischen Patient und Arzt gefunden werden. Diagnosen sind abstrakte Krankheitsbezeichnungen (quasi „Etiketten"), die hypothetische Erklärungen und Prognosen krankhafter Zustände oder von der Norm abweichende Befindlichkeiten im Sinne einer subjektiven Wahrscheinlichkeitstheorie einschließen.

Diagnosen sind, anders ausgedrückt, Begriffe einer Theorie; der gleiche Ausdruck wird dabei oft für andere, abweichende Theorien verwendet. Dies wird deutlich, wenn im Praxisalltag bei Herrn Rudolf W. Anamnese, körperliche Untersuchung, Blutsenkung, Blutbild und Röntgenbefund der Lungen eine Grippepneumonie annehmen lassen und eine Therapie eingeleitet wird, ohne differenziert zu haben, ob es sich um eine primäre oder sekundäre bakterielle oder atypische Pneumonie handelt. Die Regeln also, die den Gebrauch des Begriffs „Pneumonie" beschreiben – entweder aus der Theorie logisch folgernd, wie z. B. bei bakterieller Pneumonie, oder sich ihr widerspruchsfrei hinzufügend, wie z. B. bei atypischer Pneumonie –, verändern sich bei Änderung der Theorie ebenfalls. Das wird deutlich in der u. U. differenten medikamentösen Therapie bei bakterieller und mykotischer Pneumonie.

Diagnosen als Begriffe einer Theorie dienen im Bereich der klinischen und ambulanten Medizin teilweise unterschiedlichen Zielen, denn auch die Erwartungen des Patienten in beiden Bereichen sind unterschiedlich. In der ambulanten Krankenversorgung sollen einfach abwendbare, ausreichend sichere und rasch zum Ergebnis führend diagnostische und therapeutische Strategien die Realisierung von Begriffen aufgrund entsprechender Theorien (Diagnosen, Symptomen, Befindensstörungen) erbringen. Beobachtungen und Wahrnehmungen erscheinen dabei als Messungen einfacher Art von empirischen, elementaren und voraussetzungsarmen Sachverhalten. Unter der Annahme einer bakteriell bedingten Pneumonie z. B. erfolgt antibiotische Therapie. Die zeitintensive und diagnostisch aufwendige Sicherung der Diagnose in der Klinik wird ambulant durch die Verlaufsbeobachtung ergänzt. Während im ambulanten Bereich Begriffe von mittlerer Genauigkeit ausreichen, ist bei Komplikationen und Grenzfällen große Genauigkeit erforderlich, aufwendige Diagnostik sinnvoll und gerechtfertigt. Eine erneute Verschlechterung weniger Befunde, so bei Herrn W. von Blutsenkung, Blutbild und Röntgenbefund, bedingen weiterführende Maßnahmen.

Diagnosen sind wissenschaftlichen *Kausalerklärungen* vergleichbar, indem sie Sachverhalte anhand von Krankheitszeichen ableiten und Ursachen im Hinblick auf Gesetzmäßigkeiten und Randbedingungen, d.h. Fragen der Nosologie, aber auch der des Individuums aus Psyche, Soma und sozialer Umwelt, voraussetzen [33]. Therapie hingegen setzt aufbauend auf dieser Kausalerklärung eine *Funktionalerklärung* voraus: Es wird behandelt, „um zu" verhindern oder „um zu" erreichen. Bei Kausalerklärungen werden jene Haupt- und Randbedingungen angegeben, die kausal relevant sind, bei der Funktionalerklärung jene, die funktional relevant sind [3]. Kompliziert wird die Anwendung von Diagnosebegriffen dadurch, daß sie sowohl körperlichen oder seelischen Zuständen in der Gegenwart als auch möglichen zukünftigen entsprechen sollen.

Diagnosen bedeuten die Bildung singulärer Hypothesen aufgrund von Daten unter Unsicherheit, Therapie ein Handeln aufgrund einer solchen Hypothese unter Unsicherheit. Die Unsicherheit ist um so größer, je geringer die betreffende subjektive Wahrscheinlichkeit im Sinne eines subjektiven Wahrscheinlichkeitsbegriffs ist. Unter normalen Voraussetzungen der Anwendung, d.h. bei Gleichbehandlung von Patienten oder Individuen, gilt für den subjektiven Wahrscheinlichkeitsbegriff die Vertauschbarkeit ähnlicher Ereignisse [12, 36]. De Finettis Theorem der Wahrscheinlichkeit besagt, daß eine vorgegebene subjektive (induktive) Wahrscheinlichkeitsfunktion durch eine Verteilung subjektiver Wahrscheinlichkeitswerte vollständig und eindeutig bestimmbar ist.

Für den klinischen Bereich der Medizin läßt sich daraus ableiten, daß ein Raster von Bestätigungssystemen besteht (diagnostische Verfahren, technische Untersuchungsmethoden), deren sinnvolle Anwendung eine Spezifikation relevanter bzw. eine Selektion nichtrelevanter Zeichen (Befunde) erlaubt. Bei solchen speziellen Bedingungen findet sich oft eine hohe Uniformität der Population, d.h. bei vorher selektierten Patienten reichen wenige Bedingungen (Untersuchungsvorgänge) aus, um allgemeine Zusammenhänge zwischen Befindensstörungen, Symptomen, Befunden und der Diagnose herzustellen.

Auch im Begriffs- und Bezugssystem der ambulanten Krankenversorgung erfolgt ein Strukturieren, jedoch vor allem dazu, Aussagen des Patienten zu erfassen und zu klassifizieren, meist also nicht mit den (technischen) Möglichkeiten einer eindeutigen und unwiderruflichen Zuordnung. Auch eine Vollständigkeit der Klassifizierungen ist nicht gewährleistet. Erfahrungen und erfahrungsorientiertes Handeln haben stets mit Ausnahmen zu rechnen. Erfahrungen in der ambulanten Medizin sind eher Faustregeln als primär eindeutig bestimmbare Zusammenhänge. Ärztliches Handeln in der ambulanten Krankenversorgung hat bei der subjektiven Wahrscheinlichkeit eine geringe Uniformität der Patientenpopulation zu berücksichtigen. Es besteht eine Entscheidungs- und Handlungsnotwendigkeit mit relativ großer Unsicherheit, weswegen zusätzliche (nichtklinische) Methoden der Ermittlung und Bestätigung von Diagnosen erforderlich sind, wie z.B. die Verlaufsbeobachtung, Langzeitbetreuung und Langzeitbeobachtung. Nicht primär „reine Erkenntnis" einer diagnostischen Zuordnung ist bedeutsam, sondern das Erfahren durch die Diagnostik, „was dem Patienten fehlt" [20].

Patientenbeispiel Irmgard B. – Helfen ohne zu heilen

Das Patientenbeispiel Rudolf W. schildert trotz vorangegangener Behandlungsphasen in mehreren Jahren eine Akuterkrankung, auch wenn deren Klärung und Therapie einen Zeitraum von 10 Monaten umfaßt. Die Betreuung jüngerer Menschen in der Allgemeinpraxis ist durch Krankheitsperioden gekennzeichnet, die mit kürzeren oder längeren Zeiträumen wechseln, in denen kein Arztkontakt besteht.

Völlig anders gestaltet sich die ärztliche Betreuung älterer Menschen. Hier überwiegt der Langzeitkontakt zu multimorbiden Patienten. Chronisch Kranke bedürfen ärztlicher Behandlung auch in Perioden relativer Beschwerdefreiheit, um die Dekompensation medikamentös therapierter Krankheiten zu vermeiden bzw. bei eingeschränkter Autonomie medizinische und soziale Hilfen zu ermöglichen.

21% der Patienten der südhessischen Allgemeinpraxis, in der Rudolf W. betreut wird, sind über 60 Jahre alt und kennen ihren Hausarzt zum Teil länger als 15 Jahre. Einige Besonderheiten ärztlicher Zusammenarbeit mit ihnen verdeutlicht das folgende Patientenbeispiel.

Frau Irmgard B. ist eine heute 86jährige Patientin, die seit „über 25 Jahren mit ihrer 3 Jahre älteren Schwester Gertrud H. in einem kleinen Reihenhaus zusammenlebt. Während Frau B. verheiratet war – ihr Ehemann verstarb 1957 – und einen 51jährigen Zahnarzt zum Sohn in Erfurt hat, lebte Gertrud H. immer allein. Als Witwe pflegte Frau B. Verwandte der Mutter und erbte das Reihenhaus nach dem Tod eines Onkels.

Als der Hausarzt vor 15 Jahren beide Schwestern kennenlernt, bestehen außer gelegentlichen Befindensstörungen bei Frau B. keine behandlungsbedürftigen Erkrankungen. Die Schwester leidet seit Jahren an einer schweren degenerativen Wirbelsäulenerkrankung und Koxarthrose beidseits. Bei geringer Belastbarkeit hilft sie nur gelegentlich im Haushalt, ist in den letzten Jahren teilweise zeitlich und örtlich desorientiert, jedoch immer freundlich und zugänglich. Die Operation eines seit Jahren bei der Schwester Gertrud H. bestehenden Leistenbruchs links wird abgelehnt, da er bisher wenig behindert. In letzter Zeit ist Gertrud H. weitgehend auf die Unterstützung ihrer jüngeren Schwester angewiesen.

Auch wegen der Hilfsbedürftigkeit ihrer Schwester bemüht sich Frau B. um die Erhaltung ihrer Gesundheit. Sie ist eine große, schlanke Person, trägt ihr grauweißes Haar glatt nach hinten gekämmt in einem Knoten zusammengesteckt. Ihr Gesicht wirkt trotz der Altersfalten lebendig, freundlich und aufmerksam. Beim Sprechen sucht sie Blickkontakt. Die positive Lebenseinstellung ist dem Hausarzt aus einer Episode während eines Hausbesuchs erinnerlich, als man sich über die Einsamkeit im Alter unterhält. „Und wenn mal einen Tag gar keiner ins Haus kommt, dann stell' ich mich am nächsten Morgen vor den Spiegel und lach' mich laut an. Sie glauben nicht, wie gut es mir dann gleich geht. Dann hat wenigstens einer mit mir gelacht."

Frau Irmgard B. ist in jeder Hinsicht voll orientiert, leidet unter Inappetenz bei Hypazidität und hat in den letzten Monaten etwas an Gewicht verloren. Seit Jahren wird ein stark schwankender Bluthochdruck therapiert, ebenso eine kompensierte Herzinsuffizienz. Rückenschmerzen sind durch degenerative Wirbelsäulenveränderungen mit dorsalen Randlippen an der Lendenwirbelsäule, inkompletten seitlichen Brücken zwischen LWK 1–3 und einer nach kaudal zunehmenden Arthrose der Intervertebralgelenke bedingt. Frau B. hält ärztliche Verordnungen zuverlässig ein, bevorzugt natürliche Arzneimittelzubereitungen und läßt sich gelegentlich zusätzlich von einer Heilpraktikerin behandeln. Diese ist erfahren in Akupunktur, andererseits aber wegen eines Diabetes mellitus Typ II beim gleichen Hausarzt in Behandlung. Therapieformen außerhalb der Schulmedizin werden mit Wissen des Hausarztes angewendet und zwischen den Beteiligten abgesprochen.

In den letzten Jahren treten 2mal hypertone Krisen mit kurzzeitigen Wortfindungs- und Orientierungsstörungen bei Frau Irmgard B. auf. Mehrfach wird mit der Patientin die infolge des zunehmenden Alters der beiden Schwestern in Frage gestellte Selbständigkeit besprochen. Die Aufnahme in ein Pflegeheim findet keine Zustimmung: „Man hat sich doch bisher immer selbst helfen können." Das mehrfach geäußerte Vertrauen in Gottes Führung entspricht dem wiederholt vom Hausarzt beobachteten Lesen religiöser Schriften. Als die Gemeindeschwester im Februar 1984 den Hausrzt um einen Besuch bittet, findet dieser eine schlaffe Parese des rechten Arms bei der Patientin vor, die sich in 4 Tagen bei normalem Blutdruck ohne Therapie und weiterführende Diagnostik völlig zurückbildet. Der Allgemeinarzt, der im Hause der beiden Schwestern auch aufgrund der Möbelierung der praktisch eingerichteten Küche an seine Großeltern erinnert wird, bespricht mit Frau B. erneut Pflegemöglichkeiten und Ernährungsprobleme. Das Einkaufen kann selbst nicht mehr durchgeführt werden, auch das Zubereiten der Mahlzeiten bedeutet eine starke Belastung. An Wochenenden kommt wiederholt die „Baslerin" zu Besuch und hilft aus, eine gebürtige Thüringerin, die als 14jähriger Flüchtling im Haus der Schwestern aufgenommen wurde und heute als Krankenschwester in Basel tätig ist.

Neben der medizinischen Betreuung der beiden zunehmend hilfsbedürftigen Schwestern stehen Aufgaben zur Erhaltung der Autonomie im Vordergrund der Bemühungen des Hausarztes. Die Organisation von „Essen auf Rädern" und die Pflege durch eine Gemeindeschwester löst wichtige Alltagsbedürfnisse. Als die Frau einer befreundeten Familie wegen einer Mammaneoplasie operiert wird und die Heilpraktikerin im Februar 1985 stirbt, äußert Frau B. Todeswünsche, fühlt sich aber gleichzeitig ihrer pflegebedürftigen Schwester verpflichtet. Bei den Hausbesuchen der letzten Monate werden nur teilweise Aufgaben einer kurativen Medizin wahrgenommen. Zeitlich überwiegen Gespräche mit Frau B. über Alltagssituationen und über ihr Körperempfinden, das Spüren des Nachlassens der Leistungsfähigkeit, die Sorge um die bettlägerige Schwester, Gedanken um das Wohlergehen des Sohnes ebenso wie metaphysische Fragen, die das Ende des Lebens betreffen. Durch den Langzeitkontakt besteht eine gewachsene Vertrauensgrundlage zwischen Patientin und Hausarzt, zumal Frau B. auch teilweise das Heranwachsen der Kinder des Allgemeinarztes verfolgt hat.

Helfen durch Begleiten – ein integrativer Arbeitsansatz

Bei Frau B. als Patientenbeispiel stehen Betrachtungen im Vordergrund, deren Themen die Langzeitbehandlung und Langzeitbeobachtung in der Allgemeinpraxis sind. Diese betreffen Inhalte ärztlichen Handelns ebenso wie Entscheidungsschritte und Interventionen.

Während bei Rudolf W. das Ringen um eine Diagnose als Therapiegrundlage dominierte und zum Ausgangspunkt von Beziehungskrisen wurde, steht bei Frau B. das Beraten in Alltagssituationen, das Begleiten im Altern und das Abwenden krankheitsbegünstigender Faktoren zur Erhaltung der Autonomie der beiden alten Damen im Vordergrund. Verschlechterungen des Gesundheitszustandes bei Frau Irmgard B. sind nicht monokausal zu definieren, sondern das Ergebnis ihrer Reaktionsweise auf Umwelteinflüsse ebenso wie die individuelle Disposition.

Gesundheit und Krankheit sind dabei Begriffe, die sich in ihrer Existenz am Patienten gegenseitig ausschliessen und nur schwer eindeutig zu definieren sind. Von Uexküll [39] geht dabei von folgenden Grundgedanken aus:

1. Alle lebenden Systeme nehmen aus ihrer Umwelt nur Segmente wahr. Diese betreffen Prozesse, die für das Individuum und sein Gleichgewicht (Homöostase) bedeutsam sind. Die Kommunikation zwischen lebenden Systemen und ihrer Umwelt und auch untereinander vollzieht sich mit Hilfe von Zeichen, d.h. Interaktionssignalen.

2. Die Reaktion lebender Systeme auf Umwelteinflüsse kann nicht als ein Gerüst einfacher und linearer Ursachen-Wirkungs-Ketten angesehen werden. Wir müssen sie hingegen interpretieren als Antworten auf Zeichen, die in einem komplexen System mit spezifischen Codes reagieren.

Ein Teil dieser Wechselwirkungen bei der Entstehung von Krankheiten ist in Abb. 2, modifiziert nach van Eijk [40], zusammengefaßt. Bedeutende Veränderungen im Leben eines Menschen, so auch Entscheidungskonflikte, sind geeignet, das individuelle Gleichgewicht zu stören, das durch problemlösendes Verhalten wieder der Stablilität zustrebt. Dieses Bemühen kann unterstützt werden durch problemlösende Gruppen wie Familie oder Freunde, oder durch das problemlösende Gesundheitssystem, deren Vertreter der Hausarzt sein kann. Als Folge dieser Entwicklung führt angemessenes problemlösendes Verhalten zur Abnahme der Störung und damit zur Gesundung. Ist das problemlösende Verhalten als unangemessen einzustufen, dann bleibt die beschriebene Störung oder sie nimmt zu. Aus dem Ungleichgewicht resultiert eine größere Empfänglichkeit der Patientenpersönlichkeit für Krankheit, Unlust oder Unfall, die begünstigt werden können durch erbliche Belastung, Umwelteinflüsse, individuelle Ernährung, Krankheitserfahrung oder prägende Erlebnisse ebenso wie Krankheitserre-

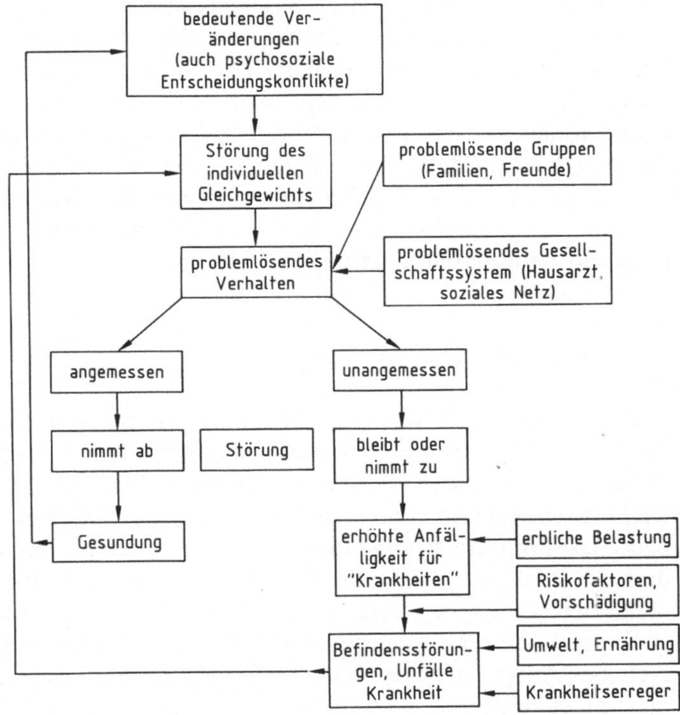

Abb. 2. Regelkreise mit Gesundheit und Krankheit als individuellen Zuständen von Soma und Psyche unter Umwelteinflüssen. (Mod. nach Van Eijk [40])

ger. Gesundheit und Krankheit sind damit vornehmlich Ausdruck eines Gesundheits- und Krankheitsverhaltens [7].

Kritische Gesundheitssituationen sind bei Frau B. häufig dann zu beobachten, wenn ihr Sohn aus Erfurt zu Besuch kommt. Sie klagt dann über Schlaflosigkeit und der Blutdruck zeigt durchschnittlich höhere Werte als sonst. Wird die Patientin nach der Einschätzung der Besuche des Sohnes gefragt, dann teilt sie mit, daß sie sich einerseits sehr freue, sich andererseits im Alltagsleben aber sehr belastet fühle. Ihr Gleichgewicht scheint gestört. Der Hausarzt interpretiert diese Veränderungen auch als Entscheidungskonflikt bei der Patientin, ob sie den Sohn um Hilfe bei der Pflege und Übersiedlung in ihren Wohnort bewegen soll oder nicht. Dem Sohn selbst fallen Entscheidungen schwer. Trotz langer Diskussionen, auch mit Freunden, trägt er wenig bei, den Lebensabend seiner Mutter und ihrer pflegebedürftigen Schwester sorgenfreier zu gestalten.

Problemlösende Angebote konzipieren für Frau Irmgard B. eine Gemeindeschwester bei der täglichen Pflege, eine langjährige Bekannte an Wochenenden, die Frau eines Schulkameraden des Sohnes, die Arbeiterwohlfahrt mit „Essen auf Rädern“, eine Heilpraktikerin durch unterstützende Naturheilverfahren und der Hausarzt als Koordinator. Für ihn überwiegt gegenüber den beiden alten Schwestern der integrative Arbeitsansatz. Neuregelungen zur Aufrechterhaltung der Autonomie werden nötig, als Hilfen durch die Frau des Schulkameraden und die Heilpraktikerin ausfallen. Beraten und Begleiten ergänzen das kurative Aufgabenverständnis des Arztes. Die Übung solcher Funktionen wird in der Aus- und Weiterbildung bisher vernachlässigt.

Unter dem integrativen Arbeitsansatz des Allgemeinarztes in Ergänzung zu kurativen medizinischen Aufgaben wird das Helfen durch Abwenden von Störungen des individuellen Gleichgewichts, das Begleiten und Beraten sowie das Erhalten der Autonomie alter Menschen im Zusammenwirken mit Kontaktpersonen aus dem sozialen Umfeld und nicht ärztlichen Berufsgruppen verstanden. Besonders hilfreich sind dabei Informationen der erlebten Anamnese, worunter das Sammeln von Patientendaten und -informationen durch Langzeitbeobachtung und Langzeitbetreuung verstanden wird.

Altern als Erwartung des Sterbens

Während bei Rudolf W. durch die ärztliche Behandlung eine Wiederherstellung des Gesundheitszustands mit Arbeitsfähigkeit und uneingeschränkten sozialen Funktionen erwartet wird, überwiegt für Frau Irmgard B. und den Hausarzt die Realität sich ständig vermindernder Anpassungsfähigkeit an Umweltsituationen bzw. das Empfinden zunehmender Einschränkung von Aktionsmöglichkeiten und der Blick auf das Ende des Lebens. „Wenn ich eines Tages doch einfach nicht mehr die Augen aufmachen würde.“ Dieser Satz von Frau B. signalisiert zum einen Müdigkeit, zum anderen aber das Nachlassen der Bereitschaft, die täglichen Aufgaben gegenüber der pflegebedürftigen Schwester und im Haushalt auch in Zukunft erfüllen zu wollen. Ihre sonst so ansteckende Fröhlichkeit und Lebensfreude scheint verflogen zu sein. Frau B. erlebt selbst ihre Hilfslosigkeit, andererseits auch das Gefühl eines erfüllten Lebens und die Distanz zur Gegenwart. „Das ist heute doch eine völlig andere Welt", sagt Frau B. bei einem Hausbesuch. Ihre Welt ist bereits eine andere. Es werden auch Fragen angesprochen, was geschehen soll, wenn die pflegebedürftige Schwester vor Frau B. stirbt. Sie hat den Krankheitsverlauf der sterbenden Heilpraktikerin verfolgt. Auch durch die Pflege des Onkels vor vielen Jahren ist ihr der Umgang mit Sterben und Tod nicht fremd. Frau B. spricht ruhig und ohne Angst darüber. Der Hausarzt hat den Eindruck, daß sie gelassen ihr Sterben als etwas Selbstverständliches erwartet, getragen auch durch ihre tiefe Religiosität.

Völlig anders erscheint die Hilflosigkeit eines Medizinstudenten, der auf einem Balint-Treffen folgendes Erlebnis schildert: Während der Famulatur in einem Krankenhaus betritt der Student ein Zimmer, um einer Patientin Blut abzunehmen. Er beobachtet, wie die Bettnachbarin nur noch oberflächlich atmet. Betroffen ergreift er ihre Hand. Wenige Augenglicke später erbricht sie bei liegender Magensonde, bäumt sich noch einmal auf und stirbt. Der Student schildert das Gefühl einer extremen Hilflosigkeit, das auch nach einigen Wochen noch nicht gewichen ist.

Die Hilflosigkeit des jungen Mediziners gegenüber Sterbenden resultiert aus seiner Angst und Betroffenheit in einer unbekannten Situation, die er aufgrund fehlender Erfahrung in seiner bisherigen Sozialisation nicht bewältigen konnte.

Tabelle 2. Hilflosigkeit junger Mediziner gegenüber Sterbenden durch Angst in einer unbekannten Situation mit fehlender eigener Verarbeitung. Die Schritte der Problemlösung berücksichtigen die Anteile ärztlichen Handelns, Wissens, Könnens und Verhaltens

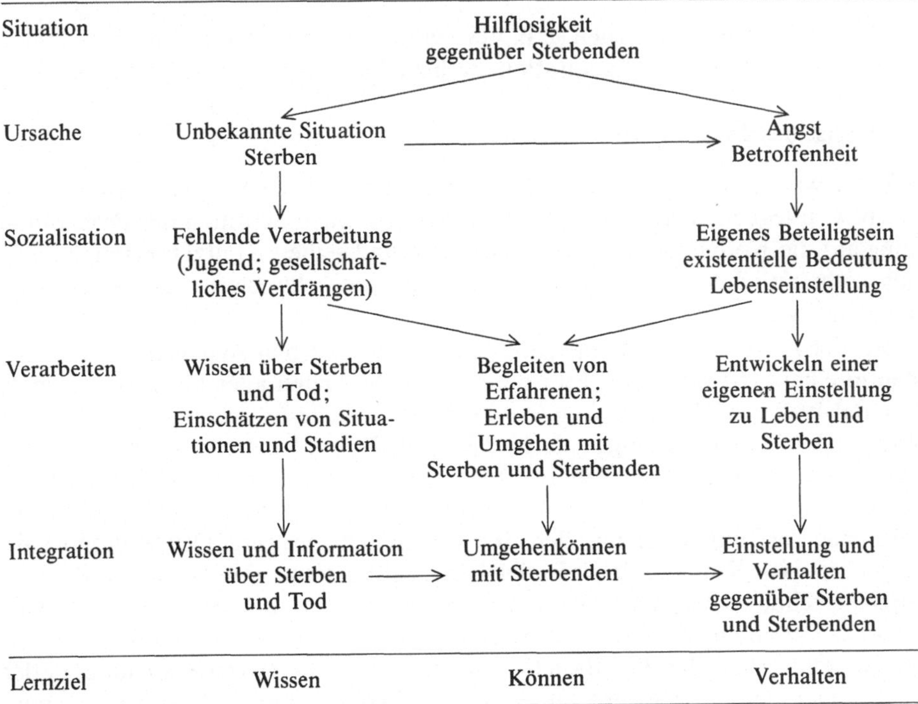

Situation		Hilflosigkeit gegenüber Sterbenden	
Ursache	Unbekannte Situation Sterben →		Angst Betroffenheit
Sozialisation	Fehlende Verarbeitung (Jugend; gesellschaftliches Verdrängen)		Eigenes Beteiligtsein existentielle Bedeutung Lebenseinstellung
Verarbeiten	Wissen über Sterben und Tod; Einschätzen von Situationen und Stadien	Begleiten von Erfahrenen; Erleben und Umgehen mit Sterben und Sterbenden	Entwickeln einer eigenen Einstellung zu Leben und Sterben
Integration	Wissen und Information über Sterben und Tod →	Umgehenkönnen mit Sterbenden →	Einstellung und Verhalten gegenüber Sterben und Sterbenden
Lernziel	Wissen	Können	Verhalten

Durch seine Jugend und das weitgehende Verdrängen dieser Grenzsituation im Alltag unseres Kulturkreises trifft ihn das Erleben des Sterbens einer Patientin unvorbereitet. In ihm besteht das Bedürfnis nach sachbezogener Information und der Möglichkeit zur eigenen Verarbeitung. Beim Begleiten erfahrener Ärzte im Kontakt mit Sterbenden und dem Erleben dieser Übergangsphase vom Leben zum Tod kann sich in Verbindung mit gleichzeitiger sachbezogener Wissensvermittlung unter der Integration der eigenen Weltanschauung ein individuelles Verhalten entwickeln, das es ermöglicht, anderen im Sterben beizustehen (Tabelle 2).

Langzeitbetreuung und Langzeitbeobachtung

Langzeitbetreuung bedeutet hausärztliche Betreuung von Gesunden und Kranken über Jahre, *Langzeitbeobachtung* die Erweiterung des anamnestischen Wissens über den Patienten durch Beobachtung auch ohne direkten Kontakt. Wiederholt vom Allgemeinarzt bei seinen Hausbesuchen zu beantwortende Fragen sind dabei z. B.:

1. Welche Veränderungen gegenüber dem Vorbesuch sind zu registrieren (z. B. abnehmende Eigenständigkeit)?
2. Wie sind diese einzuschätzen? (Zum Beispiel: Ist eine Rückbildung derzeitiger Krankheitssymptomatik zu erwarten?)
3. Welche Ziele sind realisierbar (z. B. zum Erhalten der Autonomie der Patienten)?
4. Wie sind diese zu erreichen (z. B. bei Verbleiben im eigenen Haus trotz Hilfsbedürftigkeit durch Organisation zusätzlicher Hilfen wie „Essen auf Rädern“)?
5. Wie ist das Ergebnis zu bewerten?

Hieraus wird deutlich, daß der Allgemeinarzt in der Betreuung chronisch Kranker bzw. pflegebedürftiger Patienten bei den einzelnen Schritten der Problemlösung auf die Kooperation mit dem Patienten und seinen Kontaktpersonen auch aus nichtärztlichen Berufsgruppen, wie Gemeindeschwestern und Sozialdiensten, angewiesen ist.

Bei der Analyse des Patientengutes einer südhessischen Allgemeinpraxis werden in einem Ort mit 31000 Einwohnern und 30 Ärzten aller Fachgebiete im 4. Quartal 1982 von 2156 Personen (n = 2156; davon 1278 Frauen und 878 Männer) 46,2% (996 Patienten) länger als 10 Jahre, 19,9% (429 Patienten) mindestens 5 Jahre und nur 33,9% (731 Patienten) weniger als 5 Jahre in der gleichen Praxis betreut (Abb. 3). Gleichzeitig läßt sich nachweisen, daß ältere Patienten, eingeteilt nach Dezennien, seltener den Arzt wechseln als jüngere. Der Multimorbide und chronisch Kranke schätzt in der Langzeitbetreuung eine konstante Patient-Arzt-Beziehung. Die Langzeitbeobachtung ermöglicht auch über Kontaktpersonen des Patienten, wie bei Frau B. durch die Frau des Schulfreundes, die Gemeindeschwester oder die „Baslerin“, Mitteilungen der Zwischenanamnese oder neu aufgetretene Beschwerdebilder in den Therapieplan zu integrieren. Lang-

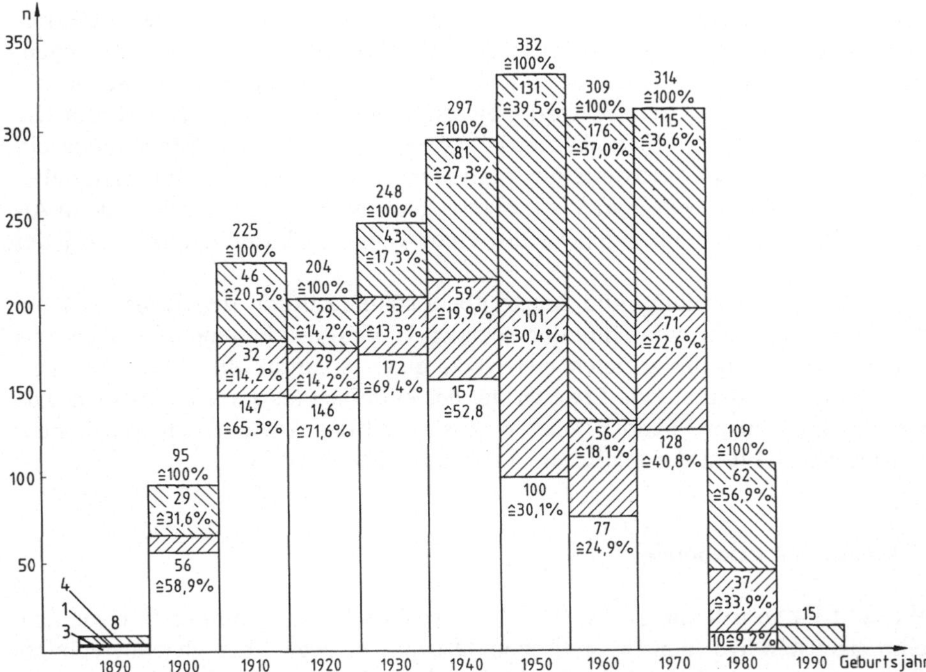

Abb. 3. Altersverteilung der Patienten einer Allgemeinpraxis (2156 Männer und Frauen) in Dezennien mit Langzeitkontakten von mehr als 10 Jahren (weiße Felder: n = 996 ≙ 46,2%), mehr als 5 Jahren (gekreuzt schraffiert: n = 429 ≙ 19,9%) und weniger als 5 Jahren (schräg schraffiert: n = 731 ≙ 33,9%)

zeitbetreuung als hausärztliche Aufgabe schließt außer kurativ-medizinischen Aufgaben auch die Organisation von Hilfen im sozialen Netzwerk ein.

In den vergangenen Jahren nimmt die Kommunikation zwischen dem Hausarzt von Frau Irmgard B. und ihren Kontaktpersonen zu.

Oft handelt es sich dabei um einen Anruf oder eine Rückfrage in der Praxis. Zur Sprache kommen z.B. der schwankende Blutdruck, Gesundheitszustände der Schwester, die Zubereitung der Mahlzeiten oder die Organisation von Hilfen bei banalen Infekten mit Bettlägerigkeit. Teilweise reicht eine telefonische Beratung, manchmal wird ein Hausbesuch nötig. Die Informationsübermittlung auch ohne direkten Kontakt zum Kranken gibt Frau Irmgard B. nach eigener Aussage das Gefühl, nicht hilflos zu sein, selbst auch einmal umsorgt zu werden und im Notfall nicht in ein Pflegeheim aufgenommen werden zu müssen. Die Autonomie der Patientin kann dadurch bisher weitgehend aufrechterhalten werden. Auch die Pflege der älteren Schwester ist vorläufig durch die Zusammenarbeit mit der Gemeindeschwester gesichert. Notwendige Einkäufe übernimmt ein Zivildienstleistender bei der Stadtverwaltung. Die sozialen Kontakte bestehen zu Personen befreundeter Familien, durch die sonntäglichen Anrufe des Sohnes und die regelmäßigen Hausbesuche des Allgemeinarztes.

Die Qualität eines sozialen Systems zeigt sich bei den schwächsten Betroffenen. Diese sind in unserer Gesellschaft in zunehmendem Maße alte Menschen. Bei abnehmender Verbalisierungsmöglichkeit und fehlender Interessenvertretung in öffentlichen Gremien wird gleichzeitig begünstigt, daß man chronische Krankheiten und den Gedanken ans Sterben verdrängt. Das Altenheimdasein gleicht häufig einer Ghettosituation. Statt menschlicher und nicht nur materieller Fürsorge übt die Gesellschaft Verdrängung gegenüber alten Menschen, denn Altern bedeutet auch immer den Verlust eines Teils von Individualität, den jeder fürchtet.

Die Langzeitbetreuung und Langzeitbeobachtung durch den Hausarzt kann mit der Organisation von Hilfen im sozialen Umfeld des Patienten bei Kenntnis der Einrichtungen des sozialen Netzwerks einer Isolation alter Menschen vorbeugen. Dies bedeutet eine Erweiterung der kurativen ärztlichen Aufgaben. Die Übung eines entsprechenden Verständnisses und das Aneignen entsprechender Fertigkeiten fehlt in der ärztlichen Ausbildung bisher völlig.

Erkennen und Erkenntnis

Wieland [8] vertritt die Ansicht, daß die praktischen Disziplinen der Medizin eine eigenständige, den theoretischen Disziplinen gegenüber gleichberechtigte (Hemi)sphäre der Wissenschaften bilden. Ihre Eigenart ist nicht damit erfaßt, daß auf die Anteile und Anwendung von Ergebnissen theoretischer Disziplinen verwiesen wird. Das Ziel praktischer Disziplinen bedeutet, in konkreten und individuellen Situationen „vernünftig zu handeln“. Dazu ist es nötig, Situationen „auf verläßliche Weise beurteilen zu können“. Diagnosen allein sind hierzu eine unzureichende Handlungslegitimation, wie die Patientenbeispiele verdeutlichen.

Informationsverarbeitung

Diagnosen entstehen aus der sinnvollen und zielgerichteten Interpretation von Informationen und Daten. Allgemeine bzw. Umfeldinformationen erleichtern oft die Interpretation objektiver Befunde unter ärztlichen Aspekten. Solche Daten des Patienten lassen sich einteilen in [41]:

1. unstrittige, z. B. Patientenstammdaten,
2. leicht definierbare, z. B. konstitutionelle Kenndaten wie Psychoprofil, sowie andere angeborene und erworbene medizinrelevante unveränderliche Kriterien,
3. schwierig einheitlich zu definierende problemrelevante Daten, z. B. die Bedeutung psychischer Konflikte im Krankheitsprozeß.

Bei Langzeitbetreuung und Langzeitbeobachtung, so auch bei Frau Irmgard B., überwiegen problemrelevante Daten. Der Umgang mit ihnen ist nur schrittweise erlernbar und während der medizinischen Ausbildung nur allgemein darzustellen.

Bei der Zusammenarbeit mit dem Patienten ist es zu Vergleichsmöglichkeiten und zur problembezogenen Verständigung nötig, Beratungsfunktionen und Praxisalltag übersichtlich darzustellen. Deswegen hat Giere [17] den Weg von der Symptomschilderung des Patienten bzw. von seinem Angebot bis zur wissenschaftlichen Überprüfung (Experiment) ärztlichen Handelns in 5 Informationskreise unterteilt. Die ersten 3 dienen retrospektiver Forschung und ärztlicher Intervention insoweit, als sie Schritte von der Befindensstörung oder Symptomschilderung des Patienten bis zur standardisierten Dokumentation verdeutlichen (Abb. 4). Der Patient sucht den Arzt mit einer Fragestellung auf, die dieser direkt beantworten kann (Informationskreis 1) oder nach Erhebung der Anamnese bzw. eines Befundes in der Krankengeschichte (Patientenkartei) dokumentiert (Informationskreis 2). Jederzeit wird dadurch eine individuelle Auskunft durch den Arzt über den Patienten möglich. Die beiden ersten Informationskreise veranschaulichen vor allem den Arbeitsbereich der ärztlichen Primärversorgung, d.h. der Allgemeinpraxis. Sie arbeitet individuell, beobachtend, beschreibend, mitteilend sowie charakterisierend und bezweckt damit die Einleitung ärztlicher Maßnahmen entsprechend dem Angebot bzw. den Beschwerdeäußerungen des Patienten.

Die Informationskreise 1 und 2 repräsentieren damit auch die Aufgaben der Anamneseerhebung bzw. Untersuchung nach dem SOEP-Schema. S (Sammeln subjektiver Angaben und subjektiver Wahrnehmungen) und O (objektive Daten, Befunde, Mitteilungen) sind in die beiden oberen Halbkreise zu denken. Die Dokumentation in der Krankengeschichte erlaubt anschließend das Einschätzen

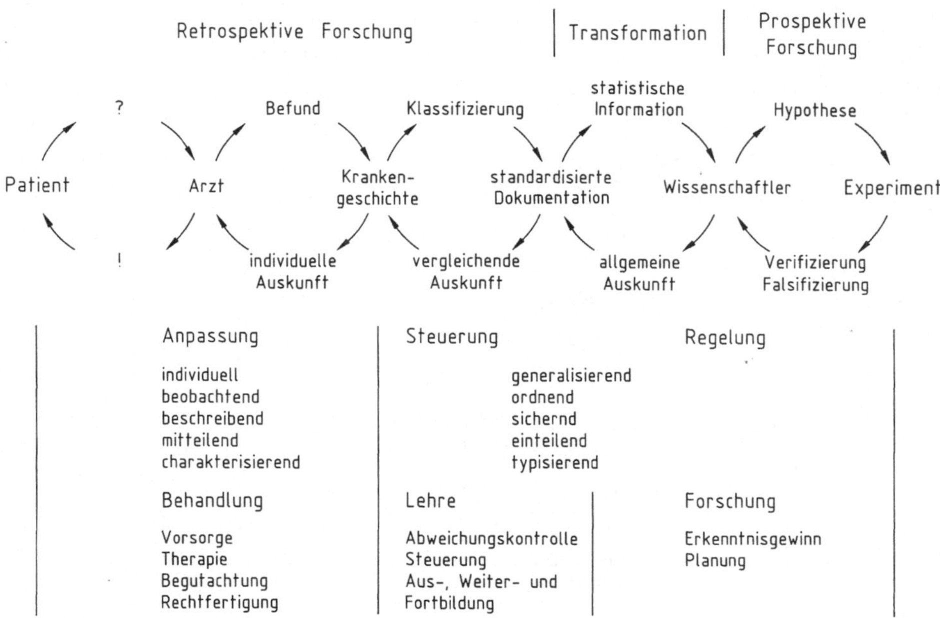

Abb. 4. Fünf Informationskreise von der Symptomschilderung des Patienten bis zur wissenschaftlichen Überprüfung. Erläuterungen im Text

und Erkennen (E) von Zusammenhängen durch Formulieren von Diagnosen bzw. Arbeitshypothesen. P (für Prüfen und Planen), zu lokalisieren in den beiden unteren Halbkreisen, beinhaltet dann sowohl therapeutische Maßnahmen als auch weiterführende Diagnostik für den Patienten.

Krankengeschichten sind zur wissenschaftlichen Untersuchung bzw. Forschung und damit zum Erlangen allgemeiner Aussagen nur verwendbar, wenn in ihnen enthaltene Informationen durch übergeordnete Begriffe vergleichbar werden. Hierzu ist eine dem Entscheidungsgehalt vorgegebener Fragestellungen entsprechende spezifische Klassifizierung von Befindensstörungen, Symptomen und Befunden notwendig. Die dadurch mögliche standardisierte Dokumentation erlaubt einen Vergleich aller berücksichtigten Krankendaten (Informationskreis 3).

Entsprechend der Feststellung, daß sich theoretische und praktische Medizin durch den Entscheidungsgehalt ihrer Fragestellungen teilweise unterscheiden, bilden sie z. T. voneinander abweichende Bezugssysteme. Dies trifft auch für den Bereich klinischer und ambulanter Krankenversorgung zu. Im *klinischen Bezugssystem* überwiegt entsprechend den Fragestellungen ein Klären, Analysieren, Beweisen und Empfehlen. Die allgemeinen Fragestellungen im *Bezugssystem ambulanter Krankenversorgung* führen eine Klassifizierung durch zum Selektieren, Koordinieren, Abwenden, Beraten und Begleiten (Abb. 5). So dominiert im Patientenbeispiel von Rudolf W. die Koordinationsfunktion in der Zusammenarbeit mit klinischen und ambulanten Spezialdisziplinen sowie im sozialen Um-

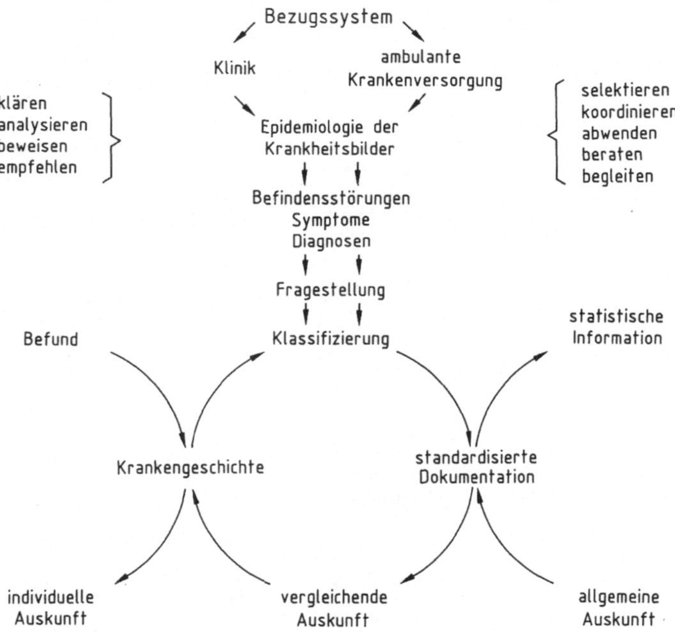

Abb. 5. Bezugssysteme der klinischen und ambulanten Krankenversorgung mit ihren speziellen Fragestellungen und Aufgaben in bezug zu Klassifizierungen von Daten der Krankengeschichten zu einer standardisierten Dokumentation

feld des Patienten. Zentrale Aufgaben sind dabei, ähnlich wie im klinischen Bereich, das Klären, Beweisen und Empfehlen. Bei Frau Irmgard B. hingegen überwiegt in der Langzeitbetreuung das Abwenden, Beraten und Begleiten.

Die Informationsverarbeitung in der Medizin und in sozialen Gemeinschaften hat auch Wissenschaftler anderer Disziplinen veranlaßt, sich mit den Anliegen von Individuen bei Erkenntnisprozessen zu beschäftigen. So ist Feyerabend [13] der Ansicht, daß sich die Verfahren der Wissenschaften keinem gemeinsamen Schema fügen, wissenschaftliche Tätigkeit aber gemeinsame Züge aufweist, die sich von den Wissenschaften trennen lassen und unabhängig von ihnen gelernt und verstanden werden können. Nach seiner Ansicht ist die physische Welt zu komplex, als daß sie mit Hilfe „rationaler" Methoden beherrscht und verstanden werden könnte. Die soziale Welt, menschliches Denken, Fühlen, Urteilen und Phantasie, ist noch weit komplizierter. Daraus wird abgeleitet, daß sich soziales Handeln auf konkrete Entscheidungen von Menschen gründen sollte, die ihre Umgebung sowie die Wünsche, Erwartungen, Hoffnungen und Phantasien ihrer Mitmenschen kennen. Einseitig ausgerichtete traditionelle Betrachtungsweisen engen das Verständnis für komplexe Erkenntnisprozesse ein. So lassen sich ärztliche Handlungsweisen bei Frau Irmgard B. nur teilweise einem kurativen medizinischen Verständnis zuordnen. Gerade aber die Einleitung integrativer Maßnahmen zur Verbesserung der Lebensfähigkeit von Frau B. auf der Grundlage ihres Verstehens, ihrer Vorstellungen und Erwartungen realisieren das beschriebene soziale Handeln durch den Hausarzt.

Mit der historischen Entwicklung der Allgemeinmedizin ist unauflösbar der Name von Robert N. Braun verbunden. Es ist sein Verdienst, als erster die Häufigkeit allgemeinmedizinischer Beratungsursachen (sog. „Fälleverteilungsgesetz") untersucht zu haben [10]. Dieses weist nach, daß sich die Zusammensetzung des Krankenguts in der Allgemeinpraxis vom klinischen Klientel epidemiologisch unterscheidet. Das andere Verdienst von Braun besteht darin, „berufstheoretische" Begriffe formuliert zu haben. Mit Definitionen wie „abwendbar gefährlicher Verlauf" und „abwartendes Offenlassen" läßt sich verdeutlichen, daß Diagnosen als wissenschaftlich definierte Krankheitsbezeichnungen pragmatisch weniger bedeutsam sein können als handlungsrelevante Verfahrensweisen.

Die Schwierigkeit für den Allgemeinarzt besteht darin, mit undifferenzierten Anliegen, Befindensstörungen und Symptomen des Patienten zu arbeiten, gleichzeitig aber jeder konkreten Situation einer Entscheidungs- und Handlungsnotwendigkeit zu entsprechen. Die Fähigkeit, Frühsymptome von Krankheiten mit später schwerem Verlauf von Bagatellfällen zu trennen, ist nur langsam und über Jahre zu erlernen [29]. Dieses Lernen beinhaltet Erfahrung als Methode.

An ein empirisches Theoriensystem sind dabei 3 Forderungen zu stellen [33]:

1. Es muß synthetisch sein, d.h. eine nicht widerspruchsvolle Welt darstellen.
2. Es darf nicht metaphysisch sein, d.h. es muß eine mögliche Erfahrungswelt darstellen.
3. Es soll gegenüber anderen System ein ausgezeichnetes System, d.h. eigenständig sein.

Alle 3 Kriterien lassen sich für den klinischen ebenso wie für den ambulanten Bereich der Medizin präzisieren, wie auch Wieland [8] in seinen Ausführungen zu den theoretischen und praktischen Disziplinen betont.

Qualitätssicherung ärztlichen Handelns

Ärztliche Erkenntnis ist der intellektuelle Prozeß, über Patienten gewonnene Informationen und Daten unter Berücksichtigung der Dynamik ihrer Persönlichkeit und des sozialen Umfeldes in sinnvolle Behandlungs- oder Interventionskonzepte umzusetzen. Diese Behandlungs- oder Interventionskonzepte sind die Voraussetzung ärztlichen Handelns. Dabei kann ihr Ursprung durchaus unterschiedlichen Denkansätzen entspringen, wie auch im vorliegenden Beitrag erörtert wird. Jedes Konzept hat sich jedoch gegenüber den Erfordernissen und Ansprüchen des Patienten zu rechtfertigen und den Maßstäben einer ganzheitlichen Medizin zu entsprechen. Die Qualitätssicherung hat den Anforderungen einer ganzheitlichen Medizin zu entsprechen. Die Qualitätssicherung ärztlichen Handelns bewertet deswegen die Anteile Wissen, Können und Verhalten ebenso wie die Resultate ärztlichen Handelns beim Patienten.

Fünf Schritte der Qualitätssicherung nach Selbmann [35] orientieren sich am Beobachten ärztlichen Handelns, dem Erkennen von Problemen sowie Festlegen von Prioritäten, der Problemanalyse mit Erarbeiten von Lösungsvorschlägen, an der Auswahl und Umsetzung der Lösungsvorschläge sowie an deren abschließender Bewertung und eventuell notwendig werdender Korrektur. *Wissen* bezieht sich auf kognitive Inhalte, *Können* auf psychomotorische Fertigkeiten und *Verhalten* auf sozial-affektive Fähigkeiten gegenüber dem Patienten und seinen Kontaktpersonen.

Die einzelnen Schritte der Qualitätssicherung ärztlichen Handelns (Abb. 6) können gegenüber den Anteilen Wissen, Können und Verhalten angewendet werden und orientieren sich dabei an Krankheiten, Symptomen und Befindensstörungen des Patienten ebenso, wie an dessen

- Vorstellungen (z. B. über Ursachen seines Beschwerdebildes),
- Verständnis (z. B. intellektueller Verarbeitungsfähigkeit),
- Erwartungen (z. B. Unschädlichkeit medikamentöser Therapie) und
- Akzeptanz (z. B. schmerzhafter Diagnostik).

Die Komplexität des 3 dimensionalen Prozesses, der auch die Austauschbarkeit der Anteile ärztlichen Handelns gegenüber den Angeboten des Patienten einschließt, verdeutlicht die Schwierigkeit der Qualitätssicherung und damit der Bewertung ärztlicher Erkenntnis.

Dies trifft besonders für den Bereich des Verhaltens zu, der sich gegenüber nicht objektiv meßbaren Befindensstörungen des Patienten und während des diagnostisch-therapeutischen Zirkels in Zusammenarbeit und Konsens mit dem Kranken präsentiert. Dieser Bereich mit problemrelevanten, aber nur schwer einheitlich zu definierenden Anliegen ist besonders in der Allgemeinpraxis bedeutsam. Im Patientenbeispiel von Rudolf W. bestimmen seine Vorstellungen, sein Verständnis, seine Erwartungen und die Akzeptanz diagnostischer Maßnah-

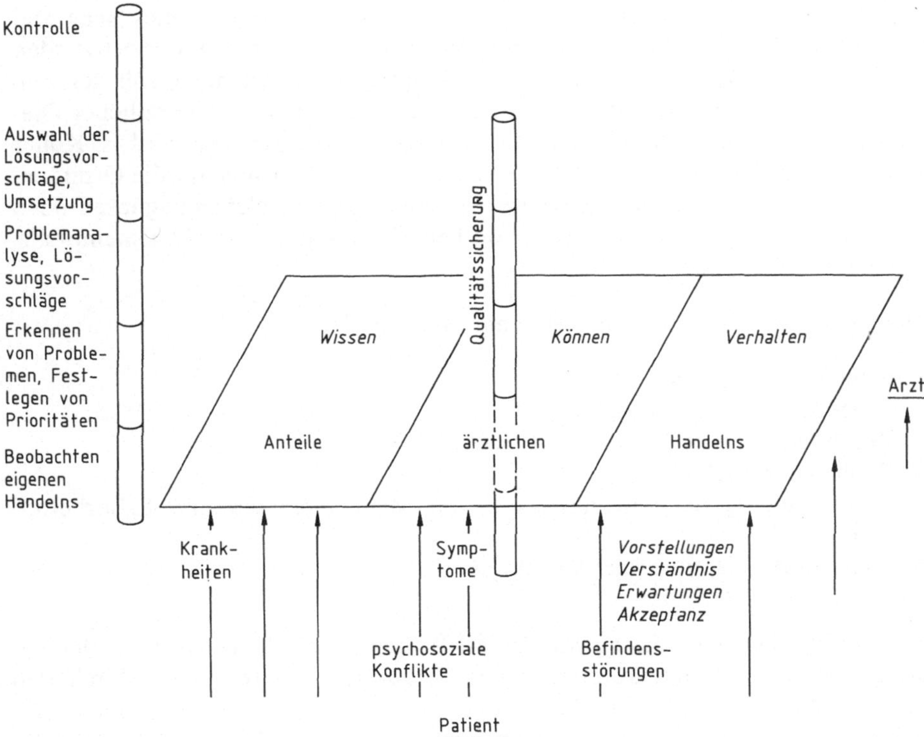

Abb. 6. Der dreidimensionale Prozeß der Qualitätssicherung ärztlichen Handelns berücksichtigt die Anteile Wissen, Können und Verhalten bzw. die Resultate ärztlichen Handelns am Patienten. Die 2. Dimension der 5 Schritte der Qualitätssicherung orientiert sich gegenüber der 3. Dimension, an den Krankheiten, Symptomen und Befindensstörungen des Patienten. Das schließt auch Vorstellungen, Erwartungen, Verständnis und Akzeptanz des Kranken ein

men ganz wesentlich die Patient-Arzt-Interaktion. Bei den gleichzeitig bestehenden psychosozialen Konflikten muß sich der Hausarzt fragen, inwieweit die Beziehungskrise bei den Koordinationsaufgaben im Medizinsystem in der Krankheitsphase mit unklarer Diagnose bzw. Offenlassen derselben in anderer Weise hätte gelöst werden können.

Auch bei Frau Irmgard B. überwiegen die problemrelevanten Aufgabenstellungen, deren Definitionen in einem rein kurativ orientierten klinischen Arbeitsbereich nicht festgelegt sind. Dort, wo Wissen und Können gegenüber meßbaren Symptomen oder Krankheiten zu bewerten sind, läßt sich Qualitätssicherung leichter realisieren. Dies trifft vor allem für überwiegend somatisch orientierte medizinische Spezialgebiete zu.

Ärztliche Erkenntnis ist eine Voraussetzung ärztlichen Handelns. Wenn Qualitätssicherung ärztliches Handeln bewertet, ist ärztliche Erkenntnis als Teil in diesen Prozeß eingeschlossen. In der Allgemeinpraxis handelt es sich darum, Daten zu sammeln, Klassifizierungen durchzuführen, Diagnosen als Arbeitshypothesen zu benennen und sinnvolle Begriffe bei der Formulierung empirischer Regeln oder Handlungsabläufe anzuwenden. Daraus abgeleitet sind diagnostische und therapeutische Strategien zu realisieren, die auch dann noch angewendet werden können, wenn die Voraussetzungen der Kontrollierbarkeit nicht voll gegeben sind. Die Verlaufsbeobachtung ist geeignet, die Fehlerhäufigkeit ärztlicher Diagnosen zu reduzieren, die für die Klinik mit 10–30% angegeben wird (s. Koller 1966, zit. nach Insmich et al. [22]). Die Angaben beziehen sich auf die Grundleiden der Patienten und steigen bei der Hinzunahme von Nebendiagnosen noch an. Untersuchungen zur Häufigkeit von Fehldiagnosen aus der Allgemeinpraxis liegen noch nicht vor.

Die häufigsten Ursachen von Fehldiagnosen sind [32]:

1. mangelndes Wissen,
2. ungenügende Untersuchung,
3. Besonderheiten der Arztpersönlichkeit,
4. Beobachtungsfehler,
5. Überschätzung der Zuverlässigkeit von Meßergebnissen und Laborbefunden,
6. ungeeignete diagnostische Verfahren.

Bei epikritischer Betrachtung von Rudolf W. bewirkt die Überschätzung der Zuverlässigkeit der Lungenröntgendiagnostik und die Interpretation durch den Röntgenologen eine Antibiotikatherapie. Die Vermutungsdiagnose einer nicht gelösten Viruspneumonie muß später verworfen werden. Aufgrund der Histologie des Bronchoskopiematerials hätte ebenso eine antimykotische Behandlung eingeleitet werden können. Trotz aufwendiger Diagnostik in mehreren Fachgebieten ist eine eindeutige Zuordnung der Symptomatik zu einer Diagnose bei Rudolf W. bis zum Ergebnis der Sputumkultur nicht zu erzielen. Zu wechselnden Zeitpunkten des Krankheitsverlaufs sind unterschiedliche Ursachen einer Fehldiagnose dominierend.

Der Krankheitsverlauf bei Frau Irmgard B. bietet bei der Langzeitbetreuung über mehrere Jahre kurzzeitig bedrohliche Krankheitszustände. Die hypertonen Krisen und die schlaffe Parese des rechten Armes sind problemlos therapierbar oder bilden sich von selbst zurück. Die Krankheitszustände stellen den behandelnden Arzt jedoch nicht vor so schwierige Entscheidungsalternativen wie bei Rudolf W. Abwenden, Beraten und Begleiten bei der Langzeitbeobachtung entbehren der Dramatik wie bei Akuterkrankungen mit Handlungszwang. Außer Fehldiagnosen können zusätzlich Fehlentscheidungen im sozialen Umfeld und Kontext das Gleichgewicht alter Menschen stören. So ist die unter Vorwänden von Verwandten durchgeführte Unterbringung in einem Altenheim oft von einer akuten und ernsten Verschlechterung des Gesundheitszustandes alter Menschen begleitet, deren Anpassungsfähigkeit mit einem Ortswechsel und der Konfrontation mit fremden Kontaktpersonen überfordert ist.

Ärztliche Erkenntnis beim Begleiten von Patienten arbeitet häufig nicht vordergründig mit Daten und Befunden einer klinischen Medizin. Erfahrung bei Wahrnehmung und Interaktion im Umfeld des Patienten ist die Voraussetzung beim Entscheidungsgehalt der Aufgaben im psychosozialen Bereich. Die notwendige psychosoziale Kompetenz allerdings kann nur im Ansatz während des Medizinstudiums erworben und geübt werden [23].

Je mehr ein medizinisches Fachgebiet soziale Komponenten von Gesundheitsstörungen berücksichtigt, um so stärker läßt es sich von sprachlichen Informationen im Handeln leiten. Dabei können alle Bewußtseinsinhalte auf Eindrücke und Assoziationen zurückgeführt werden. Wahrnehmung ist um so objektiver, je starrer der Gegenstand ist, auf den sie sich bezieht.

Man nimmt heute allgemein an, daß die Wahrnehmung bestimmt wird durch [6, 37]:

1. die Struktur der wahrnehmenden Persönlichkeit,
2. spezifische Erfahrungen und Vorprägungen des Individuums,
3. die Motivation zum Sammeln von Wahrnehmungsinhalten,
4. Informations- und Kommunikationsstrukturen,
5. soziale Rollen, Positionen, Statuslagen,
6. Vorurteile und ideologische Befangenheit,
7. das Gefüge institutionalisierter Orientierungschemata, wie Images, Stereotype, Modelle.

Äußere Wahrnehmung empfängt Außenreize, die entsprechend den rezeptiven Sinnesorganen leicht zugeordnet und intersubjektiv kontrolliert werden können; willentliche Distanzierung ist leicht möglich. Innere Wahrnehmung empfängt Innenreize; die Zuordnung der Wahrnehmungen ist äußerst schwierig und eine sichere und systematische Reproduzierbarkeit ebenso wie eine intersubjektive Kontrolle nicht möglich. Vom Arzt verwendete Begriffe wie Ehrlichkeit, Gründlichkeit und Offenheit sind dabei theoretische Interpretationsbegriffe, durch die empirische Phänomene geordnet und interpretiert werden können.

Für existenzielle Erfahrung gibt es keine objektiven Merkmale, denn sie geht aller Objektivierung voraus. Erkenntnis folgt bereits Existierendem, das in den dynamischen Vorgang fortgesetzter Veränderung einbezogen bleibt. Erkenntnis des Menschen setzt beim Arzt deswegen voraus, Variabilität als einen kontinuierlichen Prozeß zu erfassen, sinnvolles Handeln darauf zu begründen und dieses gleichzeitig prüfend und neu formulierend in Frage zu stellen. In der empirischen Medizin können durchaus unterschiedliche Wege zum gleichen Behandlungserfolg führen. Eindeutigkeit ist also nicht immer gegeben. Die Bereitschaft zum Erfahrungslernen, zur kritischen Überprüfung und zum Infragestellen auch eigener Persönlichkeitsanteile stellen den Arzt vor die Aufgabe eines lebenslangen Lernens.

Literatur

Literatur zur Basisinformation

1. Dieckhoff D (1985) Beruf: Allgemeinarzt. Urban & Schwarzenberg, München
2. Engelhardt D von (1982) Zur Coping-Struktur – Vom Umgang des Kranken mit seiner Umwelt. Erfahrungsheilkunde 37:765–773.

3. Essler Wk (1982) Wissenschaftstheorie, Bd I–IV. Alber, Freiburg
4. Jacob W (1978) Kranksein und Krankheit. Anthropologische Grundlagen einer Theorie der Medizin. Hüthig, Heidelberg
5. Jork K (1983) Diagnostisches Vorgehen. In: Dreibholz J, Haehn kD (Hrsg) Hausarzt und Patient. Schlütersche Verlagsanstalt, Hannover
6. Jork K, Pflegerl W (1978) Wahrnehmung in der ärztlichen Praxis. Medizin Mensch Gesellschaft 3:48–54
7. Pauli HG (1983) Begriffe von Gesundheit und Krankheit als Grundlagen der ärztlichen Versorgung und Ausbildung sowie der medizinischen Wissenschaft und Forschung. Medizin Mensch Gesellschaft 8:223–233
8. Wieland W (1975) Diagnose. De Gruyter, Berlin

Weiterführendes Schrifttum

9. Basler H-D (1985) Therapieerfolg und Aktivierung des Patienten. Allgemeinmed 14:159–162
10. Braun RN (1970) Lehrbuch der ärztlichen Allgemeinpraxis. Urban & Schwarzenberg, München
11. Cramond W (1969) Anciety in medical practice, the doctors own anxiety. Aust NZ J Psychiatry 3:324
12. Ferber LV (1971) Die Diagnose des praktischen Arztes im Spiegel der Patientenangaben. Genther, Stuttgart (Schriftenreihe Arbeitsmedizin, Sozialmedizin, Arbeitshygiene)
13. Feyerabend P (1980) Erkenntnis für freie Menschen. Suhrkamp, Frankfurt (Edition Suhrkamp 1011)
14. Finetti B de (1969) Initial probability: A prerequisite for any valid induction. Synthese 20:2–16
15. Fischer G (1986) Abwartendes Offenlassen. MMW 128:64–67
16. Florin I (1985) Bewältigungsverhalten und Krankheit. In: Basler HD, Florin I (Hrsg) Klinische Psychologie und körperliche Krankheit. Kohlhammer, Stuttgart
17. Giere W (1981) Foundation of clinical data automation in cooperative programs. Computer Society Press, Washington (Proceedings of the 5th Annual Symposion on Computer Application in Medical Care)
18. Grol R, Mokkink R, Eijk J Van, Smits A, Mesker P, Mesker-Niesten J, Beek M (1985) Unsicherheit bei ärztlichen Entscheidungen. Allgemeinmed 14:149–154
19. Heinrich K (1979) Zeitgeist und ärzliches Handeln. Hippokrates, Stuttgart
20. Hofer E (1979) Das ärztliche Denken. VEB Verlag Volk und Gesundheit, Berlin
21. Illy H, Jork K (1983) Über Krankheitsverständnis von Patienten und Selbsttherapie. Prakt Arzt 20:578–588
22. Immich H, Kübler W, Oette K, Schumacher K (Hrsg) (1967) Probleme der modernen Diagnostik. Int. Klausurgespräche, 28.–29. Okt. 1966, Titisee. Methods Inf Med 6:32
23. Jork K (1984) Abschlußbericht „Studienbegleitende praxisorientierte Ausbildung im Fach Allgemeinmedizin." Bericht an die Bund-Länder-Kommission für Bildungsplanung und Forschungsförderung, Nr. 26/80, Frankfurt 1984
24. Jork K (1985) Gesundheitsberatung. Themen – Methoden – Abrechnungsfragen. MMW 127:274–278
25. Jork K (1986) Ärztliche Entscheidungsfindung. MMW 128:60–63
26. Kant I ([1]1787, 1945) Kritik der reinen Vernunft. Die Architektonik der reinen Vernunft. Reclam, Leipzig
27. Kerek-Bodden HE (1984) Wer kommt wann weshalb zum Arzt? Dtsch Ärztebl 81:3228
28. Marwardi BM (1979) Satisfactions, dissatisfactions and causes of stress in medical practice. JAMA 241:1483
29. Mc Whinney IR (1973) Frühsymptomatik des praktischen Arztes. Huber, Bern
30. Morris C (1955) Signs, language and behavior. Braziller, New York
31. Novak P (1974) Medizinsoziologischer Ansatz des Kommunikationsproblems zwischen Ärzten und Patienten. Habilitationsschrift für Medizinische Soziologie, Universität des Saarlandes, Saarbrücken

32. Pirtkien R, Giere W (1971) Computereinsatz in der Medizin. Thieme, Stuttgart
33. Popper KR (1976) Logik der Forschung. Mohr, Tübingen
34. Sachsse H (1968) Die Erkenntnis des Lebendigen. Vieweg, Braunschweig
35. Selbmann HK (1984) Klinische Studien und die Qualitätssicherung ärztlichen Handelns. MMW 126:681-682
36. Stegmüller W (1973) Probleme und Resultate der Wissenschaftstheorie und analytische Philosophie, Bd IV: Personelle und statistische Wahrscheinlichkeit, Anhang II: Das Repräsentationstheorem von B. de Finetti. Springer, Berlin Heidelberg New York
37. Thurstone LL (1944) A factorial study of perception. Chicago
38. Uexküll T von (1982) Sprechen und Sprachformen in der Medizin. In: Drees A, Gebhard E, Luban-Plozza B (Hrsg) Sprache des Kranken - Sprache des Arztes; die therapeutische Übersetzung. Fischer, Stuttgart
39. Uexküll T von (1983) Responses of the Health Care System to maintain and restore health: Psychological considerations. Workshop on scientific analysis of health and health care: Paradigms methodologics and organization. WHO-Seminar, Ulm 1. Nov. 1983
40. Van Eijk ITM (1985) Eine Theorie über somatische Fixierung. In: Grol RPTM (Hrsg) Die Prävention somatischer Fixierung. Springer, Berlin Heidelberg New York
41. Weed LL (1969) Medical records, medical education and patient care. (US-am. Monographie)
42. Wesiack W (1972) Wissenschaftstheoretische Überlegungen zur ärztlichen Diagnose. MMW 114:2113
43. Wesiack W (1982) Das ärztliche Gespräch und das ärztliche Handeln. In: Heuser-Schreiber H (Hrsg) Arzt und Patient im Gespräch. Aesopus, Wiesbaden
44. Whitehead AN (1967) Process and reality. Free Press, New York
45. Wittgenstein L (1963) Tractatus logico-philosphicus; Vorwort. Suhrkamp, Frankfurt

Beziehungsdiagnostik – eine Erweiterung des diagnostisch-therapeutischen Vorgehens

H. Walb-Noelke

Einleitung

In dieser Arbeit stelle ich am Beispiel einer Patientin mit Parästhesien und Gangstörung dar, daß eine somatische Diagnostik durch die Hinzunahme der Beziehungsdiagnostik den Arzt zu einem anderen diagnostisch-therapeutischen Handeln führen kann. Praktische Grundlage für diese Beziehungsdiagnostik ist das von Balint ([6]1983) erarbeitete Modell einer Betrachtungsweise der Arzt-Patienten-Beziehung, das in der Tradition einer ganzheitlichen Betrachtung in der Medizin steht. Dieser Tradition verpflichtete theoretische Ansätze werden in einem letzten Absatz gestreift.

Ich bin seit 9 Jahren niedergelassene Allgemeinmedizinerin in einer Landarztpraxis. Aus unserer ländlichen Struktur ergibt es sich, daß die Patienten bei jeder auftretenden Befindensstörung, auch bei emotionalen Störungen, zunächst ihren Hausarzt und nicht den Spezialisten aufsuchen. Mit anderen Worten: Eine Auswahl der Patienten und ihrer Probleme findet zumindest in der ersten Linie ärztlicher Versorgung nicht statt. Unter diesen Patienten überwiegen die chronisch Kranken und die Patienten mit emotionalen Störungen. Durch die ständige Beschäftigung mit ihnen und durch die Unmöglichkeit, sich ihrer Problematik zu entziehen, wurde mir meine Grenze im Umgang mit diesen kranken Menschen bewußt. Meine herkömmliche schulmedizinische Ausbildung hatte mich zur Diagnosestellung und zur Therapie behandelbarer Krankheiten befähigt, aber sie hatte mich nicht für den Umgang mit denjenigen Menschen qualifiziert, die keine behandelbare Erkrankung im Sinne gestörter Organstrukturen haben, sondern wegen ständiger Beschwerden und Befindensstörungen in die Sprechstunde kommen.

Ich merkte während meiner ärztlichen Tätigkeit, daß ich in meiner klinischen Weiterbildung gelernt hatte, Symptome mit Medikamenten zu behandeln; ich begriff aber erst in meiner eigenen Praxis, daß das nichts mit „Gesundwerden" zu tun haben muß.

Meine nächste Beobachtung war, daß mein ganzer therapeutischer Einsatz häufig wenig bewirkte. Die Unzufriedenheit darüber empfanden nicht nur meine

Patienten, sondern im gleichen Maße ich selbst. Ich suchte deshalb nach anderen therapeutischen Möglichkeiten für den Patienten, die ihn und mich zufriedener machen würden. Es war mein Anliegen, einem kranken Menschen für den keine eigentliche „Heilung" möglich war, in seiner Krankheit helfen zu können und mit den für die Familie resultierenden Problemen besser umgehen zu können, die aus der krankheitsbedingten Einschränkung herrühren.

Dieses Anliegen an meine eigene Unzufriedenheit zeigte mir die Notwendigkeit, mich um eine weitere Kommunikationsebene zu bemühen. So sensibilisiert und durch familiäre Kontakte zur psychosomatischen Medizin unterstützt, wurde ich auf Fort- und Weiterbildungsmöglichkeiten im Sinne einer ganzheitlichen Medizin aufmerksam gemacht. Ich lernte Balints Begriff der patientenzentrierten Medizin kennen, dem der herkömmliche Begriff der krankheitszentrierten Medizin durchaus eingeordnet werden kann, so daß hieraus ein ganzheitliches Konzept für das ärztliche Handeln entstehen kann. Andererseits mußte ich an mir selbst wie an meiner ärztlich-medizinischen Umwelt erkennen, daß sich die Begriffe der patienten- und krankheitszentrierten Medizin als Gegensätze gegenüberstehen.

Balint hatte selbst diese Gegensätze nicht verwischen wollen, hatte sie auf 3 Betrachtungsebenen formuliert und hierdurch gleichermaßen zur Begriffsklärung wie zur Verschärfung der Konflikte zwischen den Vertretern der beiden medizinischen Positionen beigetragen (Balint 1969). Seine Definition für die beiden Formen der patienten- und krankheitszentrierten Medizin lauten folgendermaßen:

1. „Jede von ihnen verlangt verschiedene Beobachtungen. Krankheitszentrierte Medizin beruht auf Beobachtungen durch einen unbeteiligten, objektiven Beobachter, während patientenzentrierte Medizin Beobachtungen durch einen teilnehmenden oder einen beteiligten Beobachter erfordert."
2. „Jede erfordert verschiedene Denkweisen. Die heutige Medizin denkt, wenn irgend möglich, in den Begriffen von pathologisch veränderten Körperteilen oder Teilfunktionen des Körpers, d.h. in den Begriffen von „Krankheiten"; die patientenzentrierte Medizin hingegen denkt in Begriffen von Persönlichkeitsproblemen, Konflikten und gestörten menschlichen Beziehungen sowie in denen von organischer Krankheit."
3. „Jede verlangt vom Arzt eine andere Art von Beziehung. Die krankheitszentrierte Medizin erlaubt dem Arzt, Informationen zu verwenden, die er nicht selbst erhalten kann (Röntgenbilder, Berichte von Sozialarbeitern, Laboruntersuchungen, psychiatrische Konsultationen), um diese für die Behandlung ohne Zustimmung oder Teilnahme des Patienten zu verwenden. Im Gegensatz dazu muß die allein verwendbare Information in der patientenzentrierten Medizin dem Patienten wie dem Arzt gleichermaßen bekannt sein."

Für mich wurde deutlich, daß diese patientenzentrierte Vorgehensweise einen anderen Umgang mit sich selbst wie mit dem Patienten erfordert. Ich lernte die Balintgruppe (Balint 1957) als Ort der Fort- und Weiterbildung kennen und konnte hier diesen Umgang einüben. Später gab mir die Auseinandersetzung mit dem Konzept des Situationskreises nach von Uexküll (1979, 1986) den Mut, mich in meiner ärztlichen Betrachtungs- und Handlungsweise auf verschiedene begriffliche Ebenen einzulassen und mir die jeweils angemessen erscheinende Ebene selbst auszusuchen, statt sie mir aufdrängen zu lassen. Derartiges Vorgehen schildere ich in der nachfolgenden Krankengeschichte.

Patientengeschichte

Im Rahmen eines Sonntagsdienstes stellte sich an einem späten Sonntagabend eine mir bis dahin unbekannte 29jährige Frau vor. Noch an der Haustüre stehend erzählte sie mir, schon seit ein paar Tagen habe sie ein komisches Gefühl im rechten Unterschenkel und der rechten Großzehe, was sie zunächst nicht beachtet habe, aber jetzt habe sie doch Angst, es könne etwas Schlimmes sein. Sie wollte gerne wissen, ob es etwas Schlimmes sei und ob sie am nächsten Morgen wieder an ihren Arbeitsplatz gehen könne. Eine Untersuchung sei ihrer Ansicht nach nicht nötig, im Grunde sei sie ja auch noch nie krank gewesen. Die Patientin war in Begleitung ihres Ehemannes und machte auf mich einen ängstlichen Eindruck. Sie beteuerte mir erneut, sie würde nie krank feiern, aber jetzt habe sie Angst, weil sie die Gefühlsstörung in ihrem Bein beunruhige.

Die Patientin hatte mir in einem Satz körperliche Befindensstörung mitgeteilt, die ihr Angst einflößte, gleichzeitig aber teilte sie mir mit, daß eine körperliche Untersuchung zur Abklärung nicht nötig sei. Ich erwiderte ihr, daß ohne eine Untersuchung in der Praxis kaum eine Aussage möglich sei, ob die Geschichte mit dem Bein etwas Schlimmes sei oder nicht. Sie stand unschlüssig vor mir und der Ehemann traf dann nach einer kurzen Schweigepause die Entscheidung zu Gang in die Praxis.

Ohne zunächst nach weiteren Anamnesedaten zu fragen, erfolgte, vom Beschwerdebild der Patientin ausgehend, eine neurologische Untersuchung, eine Sensibilitätsprüfung und eine Überprüfung der arteriellen Durchblutung. Es war kein pathologischer Befund zu erheben. Ich erklärte der Patientin, daß sich im Rahmen dieser Untersuchung kein krankhafter Befund darstellen ließe, erklärte ihr aber gleichzeitig, daß es Krankheiten gäbe, die mit diesem Beschwerdebild einhergingen, möglicherweise infektiöser Genese, wofür aber weiterführende fachärztliche Untersuchungen, einschließlich Labor erforderlich seien. Es sei für mich sehr schwierig, ihr diese gezielte Frage jetzt sofort und ohne diese zusätzlichen Untersuchungen zu beantworten.

Damit hatte ich der Patientin zwar etwas mitgeteilt, aber es war ihr nicht geholfen. Ihr ängstlicher Gesichtsausdruck bestand weiterhin, und bei mir stellte ich eine Unsicherheit fest, daß es eigentlich gar nicht möglich sei, so eine Frage überhaupt für den Augenblick zu entscheiden.

Die Angst dieser jungen Frau war ganz offensichtlich, und es war mir auch klar, daß diese Angst nicht allein ihre Ursache in der Sorge um das rechte Bein hatte. Etwas steckte dahinter, das die Patientin am Gehen hinderte, und mich daran, die Befindensstörung mit dem fehlenden Befund zu bagatellisieren. Der Ehemann teilte mir daraufhin mit, daß seine Frau Probleme habe, woraufhin ich beide bat, Platz zu nehmen, erst dann begann ich mit der Anamnese.

Ich teilte ihr mit, daß ich sie nach früheren Erkrankungen etc. fragen müsse, die möglicherweise bei der Entstehung ihres Beschwerdebildes eine Rolle spielten. Sie gab an, seit ihrem 11. Lebensjahr Ovulationshemmer einzunehmen, die ihr im Wechsel von Frauenarzt und Hausarzt wegen Menstruationsbeschwerden verordnet würden. Sie habe immer solche Krämpfe, daß man ihr zu dieser Einnahme geraten habe. Frauenärztlicherseits sei eine Zyste am Eierstock festgestellt worden, aber sie solle ruhig weiter einnehmen. Kinderwunsch bestand von seiten des Ehemanns keiner mehr, sie selbst hätte vielleicht ganz gerne noch ein Kind, aber sie respektiere die Einstellung ihres Ehemannes. Der Ehemann meinte zu diesem Thema, sie hätten gemeinsam eine Tochter und wären froh, diese heil durchs Leben zu bringen bei dieser bedrohlichen Umweltsituation. Abgesehen von ihrer Pille nehme sie nur sehr regelmäßig jeden Morgen blutdrucksteigernde Tabletten ein, weil sie sonst morgens nicht hoch komme.

Auf meine Frage, ob denn die Pille erforderlich sei, antwortete der Ehemann spontan, nein eigentlich nicht, denn er arbeite mit seiner Frau in Wechselschicht, und eigentlich habe man nur sonntags füreinander Zeit. Das aber stelle für sie beide kein Problem dar, schlimmer sei, so der Ehemann, die Situation seiner Ehefrau, die sich mit ihren Eltern nicht sehr gut vertrage. Er habe ihr schon immer geraten, sich doch von ihren Eltern abzusetzen. Auf meine Frage an die Ehefrau, ob sie mir etwas von ihrem Konflikt mit den Eltern erzählen wolle, legte sie spontan los mit der Bemerkung: „Zu Ihnen habe ich Vertrauen, ich würde es sonst keinem Fremden sagen."

Vermutlich hat die Tatsache, daß ich die Patientin nicht gleich nach Hause geschickt habe, nachdem kein Organbefund zu erheben war, das Vertrauen dieser Frau zu mir geweckt.

Sie erzählte mir, daß sie von einem landwirtschaftlichen Betrieb stamme, mit ihrer älteren Schwester eine recht zärtlichkeitsarme Kindheit erlebt, und wenn Zärtlichkeit überhaupt, so nur vom Vater erfahren habe. Die Mutter habe sich wenig um sie gekümmert, und wenn sie es konnte, habe sie auch versucht, die zärtliche Verbindung zum Vater hin zu unterbrechen.

Eigentlich sei sie wohl ein bißchen eifersüchtig gewesen, da sich die Patientin mit dem Vater so gut verstanden habe. Der Vater sei für sie in dieser Familie überhaupt der einzige gewesen, mit dem man auch mal hätte reden können, der einem auch mal etwas geschenkt habe, und wo man, wenn man traurig war, auch mal getröstet wurde. Man mußte aber sehen, daß es die Mutter nicht gemerkt habe. Sie habe auch sehr, sehr gerne beim Vater geschlafen, aber das auch nur, wenn die Mutter nicht im Hause gewesen sei. Mit der Schwester habe sie sich zunächst gut vertragen, aber seit Beginn ihrer eigenen Verlobungszeit, die recht lange gedauert habe, sei dieses Einvernehmen deutlich schlechter geworden. Wenn ihr Ehemann nicht so stark gewesen wäre, habe eine Heirat überhaupt nicht stattfinden können, denn ihre Eltern hätten ihren damaligen Verlobten eigentlich immer nur rausgeschmissen. Der Ehemann habe sich das aber nicht gefallen lassen und ihren Eltern klargemacht, entweder ihr erlaubt unsere Heirat, oder ich hole mir die Tochter, und ihr seht sie nicht wieder. Man habe sich dann auf das erste geeinigt. Aber bis zum heutigen Tag sei ihr Ehemann nicht akzeptiert. Nach ihrer Heirat sei sie in ein Nachbardorf gezogen, ihre verheiratete Schwester lebe weiterhin in ihrem Elternhaus. Die Ehe dieser Schwester beschreibt die Patientin als katastrophal. Der Mann sei ein treuer Kerl, aber ihre Schwester nutze die Gutmütigkeit maßlos aus, ginge fremd, und wenn es mit ihrem Ehemann im sexuellen Bereich nicht klappe, sei sie ungeheuer aggressiv.

Im Rahmen einer solchen Aggression sei die Patientin vor kurzem von ihrer älteren Schwester im Elternhaus tätlich angegriffen worden; Anlaß sei eine Nichtigkeit gewesen. Sie habe nämlich gesehen, daß der Vater der Patientin ein paar Eier und Gemüse geschenkt habe. Vater und Mutter haben diese Schlägerei mit angesehen, ohne der Patientin zur Seite zu stehen, die ja eigentlich zu dieser Situation gar nichts gekonnt habe. Die Patientin habe sich daraufhin geschworen, in das Haus nie mehr zu gehen, zum einen wegen der Schwester, zum anderen, weil Vater und Mutter zugeschaut hätten, wie sie verprügelt wurde. Ihr Ehemann habe sie bei dieser Entscheidung kräftig unterstützt, und jetzt sei sie auch finster entschlossen.

Auf meine Frage, ob sie denn seit diesem Ereignis noch einmal mit ihrem Vater gesprochen habe, wurde mir geantwortet, das sei ja das Problem. Dem Vater gegenüber habe sie ein schlechtes Gewissen, denn sie sei ja die einzige, die ihrem Vater auch mal etwas Gutes tue und die sich um ihn kümmere. Ihre Mutter habe wohl seit Jahren alles Interesse an ihrem Vater verloren und ihr Problem sei, daß sie von der Mutter und der Schwester nichts wissen wolle, mit dem Vater aber weiterhin Kontakt haben wolle. Ich fragte sie, ob sie so eine Art Beschützerrolle für den Vater übernommen habe, was sie spontan mit ja beantwortete. Nach dieser Geschichte erklärte ich der Patientin, daß ihre Gangstörung im Bein durchaus seelische Ursachen haben könnte, denn der Schmerz gebe ihr das Recht, zu Hause zu bleiben, ohne in der nächsten Zeit ihr Elternhaus betreten zu müssen. Ich sagte ihr, daß sie, abgesehen von ihrer familiären Konfliktsituation, sich doch am anderen Morgen bei ihrer Hausärztin zum Zwecke weiterer Untersuchung einschließlich Zusatzuntersuchungen bei Fachkollegen vorstellen solle. Daraufhin fragte mich der Ehemann, ob ich ihnen helfen könne, denn seine Frau würde sich schwer tun über ihre Probleme zu sprechen, und es erstaune ihn zu sehen, daß sie bei mir so schön ausgepackt habe. Da ihre Hausärztin ohnehin in Urlaub sei, könne sie ja doch nicht dorthin gehen. Wir vereinbarten eine Wiedervorstellung in meiner Praxis für den nächsten Vormittag.

Sie fand sich dann auch zur verabredeten Zeit ein und es erfolgte eine allgemeine körperliche Untersuchung, bei der keine wesentlichen pathologischen Befunde erhoben wurden. Die Patientin war in gutem Allgemein- und Ernährungszustand, sie machte keinen körperlich kranken Eindruck. Rotes und weißes Blutbild, Blutzucker und Blutsenkung waren im Normbereich, der Blutdruck im Liegen 120/80 mm Hg. Weitere orientierende Blutuntersuchungen ergaben keine neuen Hinweise. Die zur Sicherheit der Patientin (und sicher auch zu meiner Sicherheit, bei meinem beabsichtigten Vorgehen) veranlaßten Fachuntersuchungen beim Neurologen und beim Orthopäden ergaben als orthopädische Diagnose: unklare Sensibilitätsstörungen in der rechten Großzehe, psychische Überlagerung; die neurologische Diagnose lautete: Parästhesien im rechten Unterschenkel ohne objektivierbar pathologischen Befund. Meine dokumentierte Diagnose lautete: schwere familiäre Konfliktsituation, Sensibilitätsstörung im rechten Bein.

Wir vereinbarten einen erneuten Termin, um die bis jetzt erhobenen Befunde zu besprechen. Ich teilte ihr mit, daß nach den vorliegenden Untersuchungsergebnissen von 3 Ärzten kein krankhafter Befund nachzuweisen sei. Sicher sei es theoretisch möglich, eine erweiterte körperliche Durchuntersuchung in einer medizinischen Poliklinik durchführen zu lassen, aber ich persönlich hielte es für den Augenblick nicht als dringend erforderlich, weil ich mir ziemlich sicher sei, daß die Gangstörung Folge ihrer familiären Konfliktsituation sei. Wir einigten uns dann auf 2mal wöchentliche Treffen in der Praxis zu einer 1stündigen „Gesprächstherapie".

In der Folge stellte sie sich dann auch für die Dauer von 6 Wochen regelmäßig vor.

Die mit ihrem Einverständnis vom Ehemann als kontaktscheu beschriebene Patientin entwickelte in diesen Stunden eine lebhafte Art, ihre Probleme zu schildern und rückte tapfer mit allem raus, was sie seit Jahren bedrückte. Ihre eigene Anamnese mit Fehlgeburt im 6. Monat, ein Jahr später die Geburt einer gesunden Tochter usw. wurden nebensächlich, immer deutlicher kam ihre Angst zum Vorschein, was aus ihrem Vater werde, wenn auch sie sich nicht mehr um ihn kümmere. Sie schien ziemlich sicher zu sein, daß der Vater zu einem Selbstmord fähig sei wenn sie sich selbst zurückziehe. Der Vater habe inzwischen auch für weiteren Trubel gesorgt; denn mit ihrer Mutter sei er einig, daß man mit so einer Tochter nicht mehr verkehren könne, aber andererseits fahre er in Nachbardörfer und telefoniere mit ihr vom Telefonhäuschen aus, d.h. er telefoniere mit ihr heimlich, damit es die Mutter nicht merke.

Die zentrale Angst „Was mache ich, wenn mein Vater sich das Leben nimmt", wurde zum eigentlichen Kristallisationspunkt.

Mein Hinweis, daß sie für ihre aktuelle Situation die Führung eines Fachkollegen benötige, ignorierte sie vollständig. Sie würde zu keinem fremden Arzt gehen, zu mir habe sie Vertrauen. Darauhin reagierte ich selbst zunächst betroffen, weil ich dachte, meine Kompetenzen zu überschreiten und noch nicht genügend erfahren zu sein, die Patientin mit ihrer Problematik zu begleiten. Auf der anderen Seite schien mir wirklich ärztliche Hilfe nötig zu sein. Wir haben uns dann im Einvernehmen mit dem Ehemann auf den Modus geeinigt, es zunächst einmal so weit zu versuchen wie wir kämen, um dann vielleicht doch, wenn es erforderlich sei, noch einen erfahrenen Kollegen einzusetzen.

Wie es sich herausstellte, waren die Bindungen, die die Patientin in ihrem Leben bis jetzt eingegangen war, (an ihren Vater, an ihren Ehemann, an ihre Tochter und jetzt an ihren Hausarzt) sehr mit Angst besetzt. Und zwar Angst, was werde, wenn diese Bindung auseinandergehe.

Diese Angst schien sie damit zu kompensieren, unentwegt und jeder Zeit für diesen Verbindungspartner verfügbar zu sein und auf alle Wünsche einzugehen. Sie verläßt das Haus eigentlich nur, um an den Arbeitsplatz zu gehen oder einzukaufen. Kontakte mit einem eigenen persönlichen Freundeskreis bestehen keine. Das Privatleben wird in Eigenständigkeit von dem Ehemann gestaltet, was die Patientin auch völlig in Ordnung findet. Ihr kleiner privater Wunsch nach einem eigenen Hund fand keine Zustimmung, weil der Ehemann dem Angelsport frönt. Im Wohnzimmer sei ein Aquarium mit Fischen und wenn der Ehemann seinen Feierabend gelegentlich im geselligen Kreis außerhalb der Wohnung verbringe, sitze sie vor diesem Aquarium und schaue zu. Es mache ihr schon Sorge, daß sie so wenig Interesse an der Außenwelt habe.

Einziger Kontaktpunkt zur Außenwelt sei, abgesehen von ihrem Ehemann, ihre Schwiegermutter. Zu dieser Frau sage sie auch Mutter, und sie bedeute ihr auch so viel wie eine eigene Mutter, ja, letztlich mehr als ihre eigene Mutter ihr je bedeutet habe. Wiederholt betont sie, wenn sie ihre Schwiegermutter und ihren Mann nicht hätte, hätte für sie das Leben auch irgendwo keinen Sinn mehr. Nach ihrer Beziehung zur Tochter gefragt, meinte sie: „Ach, wir beide kommen prima miteinander aus. Ich bin so zu ihr, wie ich gerne von meinen Eltern behandelt worden wäre. Wir haben keine Probleme miteinander." Die Tochter spielte auch in den weiteren Gesprächen keine Rolle mehr.

Als der Patientin die Notsituation ihres Vaters klar wurde, wagten wir uns sachte an die Person ihrer Mutter. Die Patientin versuchte mühsam im Gespräch mit mir, den Kontakt zur Mutter wiederherzustellen. Es war schwieriger, diese Person in ihr Gedächtnis zu rufen. Völlig erfolglos erwies sich der Versuch, an dieser Frau etwas „Gutes" zu finden, das von der Patientin akzeptiert werden konnte. So wurde versucht, die Schwierigkeit herauszusuchen, die die Persönlichkeitsstruktur der Mutter geprägt haben könnte. Es kam ein strenges Elternhaus mit strenger Erziehung heraus, und in der Ehe der Mutter war ebenfalls der Vater die Bezugsperson gewesen. An die Großmutter gibt es offensichtlich keine Erinnerungen. Im Alter von 18 Jahren habe ihre Mutter wohl ein schlimmes Erlebnis gehabt. Sie sei mit ihrem Pferd ausgeritten, das Pferd sei gestolpert und gestürzt, woraufhin der Vater im Beisein der Tochter das Pferd erschossen habe. Das sei für ihre Mutter ein unheimlich schmerzhaftes Erlebnis gewesen. Warum diese Frau ihren Vater geheiratet habe, schien der Patientin aber letztlich doch unverständlich. Auch welche Rolle der Vater im ehelichen Verband spiele, sei ihr nicht klar, es sei denn, die eines Patienten. Der Vater habe Zucker, Herz-Kreislauf-Krankheiten etc. und sei nicht mehr einsetzbar in der Landwirtschaft, so daß die Mutter alles lenke, leite und führe. Niemals habe sie oder ihre Schwester beobachten können, daß Zärtlichkeiten zwischen den Eltern ausgetauscht wurden. Es sei wohl immer irgendwo um die Leistung gegangen: war die Leistung gut, wurde man zumindest als Kind akzeptiert. Auf der anderen Seite wurde man bei schlechter Leistung aber auch nicht gefördert. Ein schlechtes Gewissen zieht sich wie ein roter Faden durch die Kindheit der Patientin. Sie konnte in den Gesprächen erleben, daß ihre Begabung, im Sichkümmern um einen anderen ihr eine Art von Selbstbewußtsein und Selbstbestätigung einbrachte und sie aus diesem Grund auch starke Anklammerungstendenzen zeigte.

Irgendwo gelang es ihr allmählich zu akzeptieren, daß die persönliche Problematik des Vaters in seiner Ehe nicht ihre Angelegenheit sei, selbst wenn es das Leben eines der Beteiligten „kosten würde". Als sie so weit war, fing es ihr eigentlich an, besser zu gehen, denn sie verstand, daß das Glück ihres Vaters nicht ihr Verantwortungsbereich war. Sie war dann in der Lage mit ihrem Ehemann gemeinsam ein offenes Gespräch mit den Eltern zu führen. Sie sagte ihren Eltern klipp und klar, so wie man bisher den Kontakt mit ihr gestaltet habe, sei sie nicht mehr bereit, sich behandeln zu lassen. Man möge doch bitte respektieren, daß sie Ehefrau und Mutter im eigenen Haushalt sei, und daß sie es nicht mehr akzeptieren würde, schlechter behandelt zu werden als ihre Schwester. Im übrigen habe sie im Augenblick so viel damit zu tun, mit sich selbst klar zu kommen, daß sie keinerlei Kontakt mit ihnen haben wolle aber bei verbessertem Allgemeinbefinden durchaus wieder zur Kommunikation bereit sei.

Inzwischen hatten sich die Sensibilitätsstörungen vom Bein auch auf die linke Gesichtshälfte ausgebreitet. Sie fühlte sich matt, lust- und kraftlos. Eigentlich könnte sie den ganzen Tag schlafen, obwohl kein Tiefschlaf möglich sei. Sie habe schon Angst, wenn der Tag beginne, was er ihr bringe. Es hatte sie zweifelsohne ungeheuer angestrengt, sich vom Vater zu lösen, auf die Gefahr hin, daß ihm etwas zustoßen würde. Mit der Zeit merkte sie, daß nichts passierte, was sie zu weiteren Schritten, jetzt in der eigenen Partnerschaft, ermutigte. Sie setzte die Pille ab und fuhr mit ihrem Mann zunächst für 2 Wochen in Urlaub, wo sie sich miteinander beschäftigen wollten.

Aus dem Urlaub zurückgekehrt, kam sie strahlend in die Praxis, um mir mitzuteilen, daß ihr Mann ihr zuliebe eigens an die Schweizer Grenze gereist sei, um ihr einen Hund zu kaufen. Und im übrigen habe sie jetzt auch den Mut und das Selbstvertrauen gefaßt, persönliche Wünsche zu äußern sowie ein wenig von der Angst verloren, daß gleich Katastrophen passieren müssen, wenn sich eine Bindung etwas lockere.

Handarbeiten mache sie jetzt bei Freundinnen, und gelegentlich gehe sie auch wieder mit ihrem Mann ein Bier trinken. Nach einem Zeitraum von insgesamt 6 Wochen waren keine Sensibilitätsstörungen oder Gangstörungen für sie spürbar. Sie hatte allerdings ein wenig Angst, wieder an den Arbeitsplatz zurückzukehren. Sie war nicht sicher, ob sie Arbeitsplatz und seelische Belastung verkraften könne. Letztlich gelang es aber unter dem Hinweis auf ihre bisher erfolgreich verlaufenen Gehversuche, sie zu einem Arbeitsversuch „zu überreden". Wie sich in der Folge herausstellte, hat sie das auch hervorragend geschafft und unter dem Strich für sich persönlich mehr Lebensqualität gewonnen.

Analyse eines diagnostisch-therapeutischen Zirkels

Eine Patientin wendet sich in Begleitung ihres Ehemannes an einem späten Sonntagabend erstmals an die ihr unbekannte diensthabende Ärztin mit dem körperlichen Beschwerdebild einer Sensibilitätsstörung im rechten Unterschenkel. Sie fragt, ob die Beschwerde schlimm sei, oder ob sie am nächsten Morgen arbeiten gehen könne. Sie bemerkt, eine körperliche Untersuchung sei nicht nötig.

Die Patientin wirkt ausgesprochen ängstlich, und ihre Angst überträgt sich auf die Ärztin. Die Ärztin fühlt sich selbst ängstlich, erkennt aber ihre Angst und bezieht diese auf die von Patienten und Ärztin gemeinsam geschaffene Situation oder Wirklichkeit. In der gemeinsamen Situation - in einer von 2 Frauen unter Einbezug eines Mannes gestalteten Wirklichkeit - wird ein Symptom untersucht.

Bei der körperlichen Untersuchung läßt sich kein pathologischer Befund erheben. Das reicht der Patientin offensichtlich nicht aus. Sie macht keine Anstalten, das Sprechzimmer zu verlassen. Ihre eigentliche Frage scheint nicht beantwortet zu sein, sie spürt offensichtlich weiterhin ihre Angst.

An dieser Stelle hätte die rein ärztliche Untersuchung im Rahmen eines Sonntagsdienstes beendet werden können, da kein Hinweis für eine lebensbedrohliche Erkrankung bestand.

Die Patientin ging nicht nach Hause und wurde zu diesem Zeitpunkt auch nicht von mir, der Ärztin nach Hause geschickt, weil deutlich wurde, daß hinter der Angst etwas anderes als die Sorge um das kranke Bein stecken mußte.

Mir erscheinen bei nachträglicher Betrachtung 4 Dinge für mein damaliges Vorgehen wichtig:

1. Mein Eindruck, daß Angst und krankes Bein ursächlich, aber nicht somatisch miteinander verknüpft sein mußten; mein Eindruck war, daß diese Angst und nicht das kranke Bein die Patientin in eine Notsituation gebracht hatte.
2. Die Angst, die ich wahrnahm und die mich bewegte, genauere biographische Informationen einzuholen.
3. Meine ärztliche Unsicherheit, nicht alle körperlich begründbaren Ursachen ausschließen zu können und hieraus resultierend mein Bedürfnis, mir sinnvoll erscheinende Untersuchungsangebote der Medizin zu nutzen.
4. Mein Wunsch, der Patientin in einer Notsituation zu helfen, sie in einem neu entstehenden Vertrauen zu bestärken und hierdurch nachhaltiger helfen zu können.

Inhalte, Wege, Ziele und Folgen ärzlicher Erkenntnis in einem allgemeinärztlichen Notdienst

Was sind Inhalte, Wege, Ziele und Folgen ärztlicher Erkenntnis in einem allgemeinärztlichen Notdienst, wenn der Patient über Parästhesien im rechten Unterschenkel und in der rechten Großzehe klagt?

Inhalt ärztlichen Erkennens hätte die Beurteilung sensibler und motorischer Funktionstüchtigkeit der fraglichen L_5- und möglicherweise S^1-Segmente sein können. Der Weg wäre über die anamnestische Befragung und die körperliche Untersuchung gegangen. Das Ziel wäre gewesen, progrediente Behinderung in Form einer motorischen Lähmung auszuschließen, die irreversibel sein könnte. Es ist die Folge eines solchen Vorgehens, daß akute Schäden vermieden, Befindensstörungen aber erhalten bleiben. Sie geben in der Regel zu weiteren Arztbesuchen Anlaß.

Zum Inhalt der von mir angestrebten Erkenntnis wurde die Angst, die von der Patientin ausgehend auf mich übergriff. An dieser Angst schien ihr Mann beteiligt zu sein, der seine Frau auf dem Weg zum Arzt nicht nur begleitete, sondern auch Hinweise auf familiäre Belastungen gab. Mich interessierte auch der Zeitpunkt des Arztbesuches: Ausgerechnet derjenige Tag brachte die Beschwerden mit sich, den die beiden Ehepartner als einzigen von 7 Tagen der Woche für sich selbst eingeplant hatten. War dieser Tag besonders belastend? Offensichtlich war dies der Tag der Woche, an dem sich die Partner am nächsten kamen. Konnte die Parästhesie im Sinne einer Konversion auch den Wunsch und dessen

Abwehr ausdrücken, aus dem ehelichen Haus weglaufen zu wollen und gleichzeitig hieran gefesselt zu sein bzw. den Ehepartner durch dessen Mitgefühl an sich zu binden? Könnte die Angst als Beunruhigung aufgrund einer ungewohnten Körperempfindung zu erklären sein, und könnten die Parästhesien gleichzeitig pathologisch-anatomisch zu begründen sein?

Wenn die Angst zum maßgebenden Inhalt des Erkennens wurde, so hatten sich die Wege des Erkennens an ihr auszurichten. Der entscheidende Zugangsweg wurde der Dialog zwischen der Patientin und mir, also zwischen 2 Frauen. Ich übernahm die Rolle einer „besseren" Mutter, die sie bereits zeitweise in der Schwiegermutter gefunden hatte. Im Dialog entlastete sie sich von Verpflichtungen, die sie gegenüber dem Vater, aber gleichzeitig - unausgesprochen - gegenüber der eigentlichen Mutter verspürte.

Daneben war der Weg spezialistischer Abklärung zu sehen, d.h. orthopädische und neurologische Zusatzuntersuchungen wurden durchgeführt. Sie erbrachten keinen pathologischen Befund. Der Orthopäde fügte seiner Diagnose „unklare Sensibilitätsstörungen an der rechten Großzehe" hinzu: „fraglich psychische Überlagerung." Davon abgesehen fand er einen Senkspreizfuß, dafür entging ihm die Beschwerde in der Wade. Therapievorschläge bezogen sich auf die Gabe von Einreibungsmitteln für die rechte Großzehe sowie weitere symptomatische Therapien. Der Neurologe stellte die Diagnose: „Parästhesien rechter Unterschenkel, bislang nicht ausreichend geklärte Ursache. Familiäre Konfliktsituationen", was bereits auf dem Überweisungsschein stand. Seine Therapievorschläge waren Gabe neurotroper Vitamine, evtl. zusätzliche physikalische Maßnahmen wie Reizstrom und Fango. Die fachärztlichen Untersuchungen beruhigten mich insoweit, daß ich keine Krankheiten ihrer Fachgebiete übersehen hatte. Das gab mir Sicherheit. Ich sah aber auch, daß es bei diesen Ärzten nicht zu einer „Angstübergabe" gekommen war. Hier war nach dem Muster verfahren worden: Diagnoseetikette, also Krankheit, die man kennt und die man behandeln kann. Auf die Angst wurde nicht eingegangen; keinesfalls war die biographische Situation in das Blickfeld der Ärzte gekommen.

Man hätte noch weiter gehen können, indem eine internistische Durchuntersuchung nach dem Motto „Ausschlußdiagnostik" durchgeführt worden wäre. Mir erschien sie aber nicht mehr notwendig, da neurologische und orthopädische Untersuchungsergebnisse vorlagen. Mir genügte es, daß die bei uns erhobenen Untersuchungsbefunde einschließlich der Laborparameter im Normbereich waren.

Ziel des Erkennens wurde somit: die Patientin dialogisch über ihre Angst und über ihre Möglichkeiten der Angstbewältigung sprechen zu lassen. Hierin eingebettet war die Abklärung möglicher Ursachen der Beinbeschwerden; ausdrücklich verzichtete ich auf eine weitere fachärztliche Abklärung neu hinzutretender Parästhesien (linke Gesichtshälfte). Sie erschienen mir vor dem Hintergrund der Lebensgeschichte der Patientin schlüssig als Ausdruck einer sich zuspitzenden Lebenskrise; ich deutete sie als ein Konversionsgeschehen.

Die *Folgen* bestanden zunächst in der erwähnten krisenartigen Zuspitzung der Lebenssituation wie des Symptoms: Die Angst um den Vater wuchs; die Ausdehnung der Sensibilitätsstörung ebenso. Gleichzeitig war die Folge der situativ orientierten Therapie, daß die Patientin in der damaligen Situation eine Art

„bessere Mutter“ kennenlernte, die noch besser als ihre Schwiegermutter war. Erstmals seit langer Zeit setzte sie die bereits im 11.(!) Lebensjahr eingenommenen Ovulationshemmer ab und fuhr mit ihrem Mann in einen 14tägigen Urlaub. Fast mutete dieser Urlaub wie eine verspätet-verzögerte Hochzeitsreise an. Erfüllte sie sich im 29. Lebensjahr ihren Wunsch, Frau sein zu dürfen?

Schritte ärztlicher Erkenntnis: abwartendes Offenlassen, der diagnostisch-therapeutische Zirkel und die systemische Betrachtungsweise

Sehr gut läßt sich in dieser Fallgeschichte ein Grundmerkmal allgemeinärztlichen Vorgehens zeigen, das im klinischen Alltag kaum noch sichtbar ist, wenngleich ihm hier eine ungleich höhere Wertigkeit zukäme. Dieses Grundmerkmal wurde als „abwartendes Offenlassen“ (Braun 1970) bezeichnet. Das Abwarten ermöglicht es, ein Beschwerdebild in seinem Verlauf beobachten zu können ohne sofort eingreifen zu müssen. Damit rücken nicht die Diagnosen, wie Jork in diesem Buch ausführt, sondern „handlungsrelevante Verfahrensweisen“ in den Vordergrund ärztlichen Interesses. Nach Wesiack (1986) wird eine solche Verfahrensweise in der Praxis, im Gegensatz zur klinischen Routine, u.a. dadurch gefördert, daß die Patienten und ihre Probleme unausgelassen sind, komplizierte technische Hilfsmittel nicht zur Verfügung stehen, auf das Wesentliche sofort fokussiert werden muß, der niedergelassene Arzt eine größere räumliche Nähe zum Patienten hat, Langzeitbeobachtung und -betreuung eine größere persönliche Bindung zwischen Arzt und Patient fördern, und schließlich der sogenannte „diagnostisch-therapeutische Zirkel“ in der Praxis sehr viel stärker eine Realität des ärztlichen Erkenntnisprozesses darstellt, als es in der Klinik der Fall ist.

Unter dem Begriff des „diagnostisch-therapeutischen Zirkels“ versteht Wesiack (1986) eine „grundsätzliche Verklammerung bei diagnostischen und therapeutischen Interaktionen“. Er führt aus (S. 395):

> „Eine Trennung von Diagnostik und Therapeutik, wie sie in der Klinik meist vorgenommen wird, ist in der Praxis schon aus zeitlichen Gründen nur in ausnahmefällen möglich. ... Jede erneute Kontaktaufnahme mit der Patientin setzt dann den diagnostisch-therapeutischen Zirkel wieder in Gang, wobei es für den Arzt besonders wichtig ist, die wesentlichen diagnostischen Hypothesen und therapeutischen Strategien auch über lange Zeiträume hinweg nicht aus den Augen zu verlieren.“

Den diagnostisch-therapeutischen Zirkel verfolgen heißt, auf verschiedenen Systemebenen operieren. Hierunter ist mit von Uexküll u. Wesiack (1986) zu verstehen, daß sich ein Organismus und seine Umwelt in einer ständigen Wechselbeziehung befinden, und daß diese Wechselbeziehung auf verschiedenen Begriffsebenen erfaßt werden können. Traditionellerweise unterscheiden wir die biologische, die intrapsychische und die soziale Begriffsebene. Ausführlicher wird diese Zugangsweise im vorliegenden Buch von Schüffel abgehandelt.

Vom Arzt wird nun eine erhebliche konzeptionelle Beweglichkeit verlangt, sich zwischen diesen Ebenen zu bewegen. Im Rahmen dieser praktisch-konzeptionellen Bewegungen werden sog. „Bedeutungskoppelungen“ nach von Uexküll u. Wesiack, hergestellt. Im Detail wird ein derartiges Vorgehen für klinisch neurologische Situationen von Kütemeyer u. Schultz (1986) beschrieben, die eindrucksvoll darlegen, wie verschiedenste Lumbalgien, die z.T. motorische Ausfälle nach sich ziehen, durch die jeweilige Lebenssituation des Patienten geprägt werden. Modellartig stellt Pauli ein ähnliches Vorgehen für den Bereich der Allgemeinmedizin im vorliegenden Band dar.

Werden aber verschiedene Betrachtungsebenen zur Beurteilung eines Patientenproblems herangezogen, dann werden auch gleichzeitig die Entscheidungsmöglichkeiten von Arzt und Patient größer. Sogenannte Normwerte verlieren an Bedeutung (vgl. auch Abt in diesem Bande). Zunehmend tritt das „Dialogische" nach Hartmann in den Vordergrund unserer Betrachtung, und es werden die im Dialog erhobenen Befunde zum Maßstab. Damit kommen aber diejenigen Werte zur Geltung, die wir nur in der persönlichen Begegnung entwickeln können. Eine solche Begegnung, die sich zur Grenzsituation existentieller Art zuspitzt, stellt Schüffel in diesem Band bei einer gleichfalls 29jährigen Patientin dar.

Damit wäre der Bogen zum Beginn dieser Arbeit geschlagen, als dort über Merkmale der krankheits- und patientenzentrierten Medizin gesprochen wurde und ausgeführt wurde, daß tatsächliche vermeintliche Widersprüche unter Bezug auf das Konzept einer systemischen Betrachtungsweise handhabbar werden.

Literatur

Balint M [6]1983) Der Arzt, der Patient und die Krankheit. Klett, Stuttgart. Engl: (1957) The doctor, his patient and the illness. Int Univ. Press, New York

Balint M, Ball DH, Hare ML (1969) Unterrichtung von Medizinstudenten in patientenzentrierter Medizin. Psyche 35:532-546

Braun RN (1970) Lehrbuch der ärztlichen Allgemeinpraxis. Urban & Schwarzenberg, München

Kütemeyer M, Schultz U (1986) Psychosomatik des Lumbago-Ischias-Syndroms. In: Uexküll T von (Hrsg) Psychosomatische Medizin. Urban & Schwarzenberg, München, S 835-848

Uexküll T von, Wesiack W (1986) Wissenschaftstheorie und Psychosomatische Medizin. Ein bio-psycho-soziales Modell. In: Uexküll T von (Hrsg)

Wesiack W (1986) Psychosomatische Medizin in der Praxis des niedergelassenen Arztes. In: Uexküll T von Psychosomatische Medizin. Urban & Schwarzenberg, München, S 1-30 (Hrsg) Psychosomatische Medizin. Urban & Schwarzenberg, München, S 389-397

Erkennen und Handeln – Lösungen und Konflikte im allgemeinärztlichen Entscheidungsweg

G. Fischer

Vorbemerkungen

Die Autorin ist seit 8 Jahren in einer landärztlichen Einzelpraxis im Randgebiet einer Großstadt niedergelassen. Eine allgemeinmedizinische Lehrtätigkeit und wissenschaftliches Arbeiten geben Anlaß, die Erfahrungen des Praxisalltags und auf Fortbildungswegen erworbenes Wissen kritisch zu bewerten. In Bezug auf den Umgang mit sog. funktionellen Störungen bildeten sich folgende Eindrücke:

Die Ausübung des Berufes Hausarzt unterliegt einem Entwicklungsprozeß, der sich in Phasen wechselnder Nähe und Distanz zum Patienten vollzieht, die durch spezifische Erfolge und Schwierigkeiten gekennzeichnet sind.

Fortbildungsangebote zu praxisorientierten gesprächstherapeutischen Behandlungsformen vermitteln dem Allgemeinarzt Kenntnisse und Fertigkeiten, deren Wert vor allem im Verfügen über eine bestimmte Technik liegt. Für ihren sinnvollen Einsatz bedarf es wie für andere medizinische Hilfen einer klaren Indikation. Dazu ist eine Einschätzung des Schweregrads und vor allem auch der Prognose einer Krankheitssituation erforderlich. Im Praxisalltag wird beides dadurch erschwert, daß dem Arzt Patienten mit psychischen Problemen und Störungen vielfältiger Ursachen, Ausprägungsformen und sehr unterschiedlichen Schweregraden begegnen, wobei auch mit einer nicht unerheblichen Rate von „Spontanremissionen" gerechnet werden kann.

Der gezielte Einsatz für die Praxis entwickelter Gesprächs- und Behandlungsmethoden komplexerer Gesundheitsprobleme, wie z. B. funktioneller Störungen, setzt einen differenzierten Prozeß voraus. Er besteht darin zu erkennen, über welche persönlichen Eigenarten und welche Lebensdeutungen der Patient verfügt, und zu verstehen, welcher Sinn und welche Bedeutung dem geklagten Leiden hierin zukommt. Erst dann kann eine Entscheidung über Zeitpunkt und Angemessenheit der Anwendung eines gesprächstherapeutischen Verfahrens getroffen werden. Ein weiterer Schritt betrifft die Frage, was überhaupt erreicht werden soll und kann, und damit die allgemeine sowie die für diesen einen Patienten sinnvolle therapeutische Zielsetzung.

Dies alles gelingt im Praxisalltag nicht immer befriedigend. Nicht allein Zeitmangel und Einstellung, sondern eine mangelnde Bereitschaft auch in solche Beratungen „strategische“, rational geprägte Überlegungen einfließen zu lassen, können die Ursache dafür sein.

Erschwerend kommt hinzu, daß der Patient mit psychischen Problemen im Hausarzt einen Partner sucht, der mit ihm auf einer Ebene handelt, d.h. der mehr aus mitmenschlicher Nähe als aus ärztlicher Distanz Ratschläge erteilt. Solche Ratschläge, wie sie zum allfälligen Beratungsarsenal eines jeden Hausarztes gehören, könnten als Hindernis auf dem Wege der Selbstfindung des Patienten angesehen werden. Ihre Berechtigung liegt aber wohl darin, daß sie Beispiele liefern, an denen der Patient das Vorhandensein von Lösungen überhaupt erkennt und den eigenen Weg abgrenzend festlegen kann.

Der Kranke erwartet vom Hausarzt Verständnis und Bestätigung, aber auch Mitleid und vor allem Trost.

Selbst bei einer stark auf ganzheitliche Erfassung von Kranksein ausgerichteten Arbeitsweise ändert der Hausarzt seine gewohnte Rolle, sobald er eine problemorientierte gesprächstherapeutische Behandlung durchführt. Damit entstehen psychodynamische Prozesse und Spannungen in der Patient-Arzt-Beziehung, die dadurch vom Patienten u. U. in befremdlicher Weise erlebt wird.

In den folgenden Ausführungen wird eine Krankheitsepisode aus dem Praxisalltag dargestellt. Der hausärztliche Entscheidungsweg in der Sprechstunde wird hinsichtlich der verfolgten Ziele, Schwierigkeiten und Konflikte beschrieben und analysiert.

Fallbeispiel

Die Erstkonsultation

Die Patientin und ihre Beschwerden. Eine 48jährige, gebildet und kultiviert erscheinende Patientin sucht nach 2jähriger Pause die Praxis wieder auf.

Sie ist Ehefrau eines Flugkapitäns und Mutter eines 18jährigen Sohnes und einer 16jährigen Tochter. Die Patientin, die als einziges Kind aus einer gutsituierten Kaufmannsfamilie stammt, übte vor ihrer Ehe eine anspruchsvolle Bürotätigkeit mit viel Verantwortung und Selbständigkeit aus. Seit der Geburt des 1. Kindes ist sie Hausfrau. Die Familie lebt allein in einem großzügigen, modernen Einfamilienhaus, wo sich 1- bis 2mal pro Jahr auch die Mutter der Patientin mehrere Wochen besuchsweise aufhält.

Nach den hausärztlichen Aufzeichnungen sind bisher bei der Patientin keine schwerwiegenden Erkrankungen aufgetreten. Sie wurde jedoch, abgesehen von den letzten 2 Jahren, durchschnittlich jedes 2. Quartal wegen verschiedener Befindensstörungen vorübergehender Art, wie Leistungsabfall, Schwindelgefühl, Kopfschmerzen oder auch grippaler Infekte behandelt.

Das Familienleben - wie es sich anläßlich gelegentlicher Krankenbesuche bei den Kindern und ihrer Großmutter darstellte - scheint harmonisch und soweit erkennbar problemlos. Die Vertrauensbeziehung der Patientin zu mir gründet sich wesentlich auf eine intensive Behandlung ihrer Mutter, die während längerer Besuchszeit im Hause der Tochter an einer Pneumonie mit kardialer Dekompensation und diabetischer Entgleisung erkrankt war.

Die Patientin kommt braungebrannt im Tennisdreß in die Sprechstunde. Sie wirkt noch als sie das Sprechzimmer betritt etwas außer Atem, weist gleich darauf hin, daß sie „ja eigentlich gar keine Zeit hätte zu kommen", so daß ihr Besuch den Anschein einer sozusagen nebensächlichen oder nebenbei zu erledigenden Angelegenheit erhält.

Sie beginnt die Schilderung ihres Anliegens mit den Worten: „Ich weiß nicht, ob das überhaupt etwas ist, aber ich habe manchmal das Gefühl, als wäre der Hals wie zugeschnürt und ich bekäme keine Luft mehr oder müßte dauernd etwas runterschlucken. Dann habe ich richtig Angst, ich müßte ersticken. Der Hals wird auch immer dicker. Ich weiß nicht, ob ich mir das nur einbilde, aber es muß doch irgendwo herkommen. Ich habe schon gedacht, es kann eigentlich nur die Schilddrüse sein." Die Beschwerden treten in unterschiedlichen Situationen, oft am Vormittag während der Hausarbeit, manchmal abends, wenn sie mit ihrem Mann, den Kindern oder auch allein fernsieht, beim Einkaufen, gelegentlich beim Spazierengehen, aber immer „ganz unvermittelt, plötzlich" auf. Dies ereignet sich etwa alle 2 – 3 Wochen. Die Beschwerden dauern in leichter Ausprägung ca. 1 h in zugespitzter Form mit Angstgefühl etwa 20 min.

Die Patientin spricht gewandt und schnell mit dem Ausdruck lebhafter Zuwendung zu mir und begleitet ihre Worte häufig durch ein Lächeln und gelegentlich durch Achselzucken. Sie vermittelt einerseits eine gewisse Ratlosigkeit, andererseits wird der Versuch, eine ironische Distanz von den geschilderten Beschwerden zu gewinnen, deutlich.

Da Anzeichen für eine tiefergehende Betroffenheit bei der Patientin nicht zu erkennen sind, bildet sich mir der Eindruck, daß es sich um ein psychisch bedingtes Beschwerdebild von etwa mittlerer Problemschwere für die Kranke handelt. Meine eigenen Hilfsmöglichkeiten erscheinen mir denkbar gering. Die Erinnerung an viele ähnliche solcher Fälle läßt mich eine therapeutisch nur wenig beeinflußbare Situation mit u. U. jahrelang rezidivierenden Episoden ähnlicher Art von unterschiedlicher Ausprägung annehmen.

Ich fühle mich dieser netten, aufgeschlossenen Patientin in ihrer frischen, unmittelbaren Art sehr verbunden und kann die Symptome nur schwer mit der von mir als gesund erlebten Persönlichkeit in Einklang bringen.

Die Untersuchung ergibt eine mäßig vergrößerte Schilddrüse ohne Hinweise auf Über- oder Unterfunktion. Darüber hinaus sind auch anamnestisch keine Hinweise auf krankhafte körperliche Befunde festzustellen.

Ich erläutere der Patientin den Untersuchungsbefund und versuche, die Möglichkeit einer Psychogenese ihrer Beschwerden anzusprechen, indem ich darauf hinweise, daß der Zusammenhang mit seelischen Problemen nichts Ungewöhnliches, sondern eher etwas Normales darstellt. Die Patientin entgegnet: „Ich habe eigentlich überhaupt keine Probleme ... das Ganze müßte aber doch irgendwo herkommen ... ich meine halt, es kann nur die Schilddrüse sein." Sie fügt noch hinzu, daß bei einer Freundin mit ähnlichen Beschwerden eine Schilddrüsenerkrankung aufgedeckt und erfolgreich behandelt worden sei.

Ich bin nach diesen Äußerungen einigermaßen ratlos und frage mich: Wie ist der Patientin am besten zu helfen? Was bedeutet „Hilfe" in diesem Fall? Weitere

Versuche sie zu beeinflussen oder zu überzeugen scheinen mir sinnlos. Ich sehe keine weiteren Möglichkeiten, in diesem Stadium eine Übereinstimmung der Krankheitsdeutung von Arzt und Patient zu erzeugen. Die Patientin kann nicht annehmen, was nicht ihrer Erfahrung entspricht.

Das Anamnesegespräch kommt zurück auf den Organbefund einer mäßig vergrößerten Schilddrüse, und unter Beibehaltung psychischer Aspekte wird der Organbefund als möglicher Promotor der Krankheitserscheinungen angesprochen und eine Abklärung mit der Patientin vereinbart. Dieser Vorschlag wird von ihr dankbar und bereitwillig angenommen.

Ärztliche Überlegungen. Die bisher erfolgten ärztlichen Überlegungen und Entscheidungen sind in Abb. 1 schematisch dargestellt und lassen sich folgendermaßen beschreiben. Bereits die 1. Schilderung der Beschwerden löst beim Arzt Vorgänge der Bewertung in verschiedener Hinsicht aus. Sie betreffen nicht nur Diagnose bzw. differentialdiagnostische Erwägungen, sondern schließen Zuordnungen hinsichtlich der Frage organisch/psychisch, Gefährlichkeit, subjektive Kraft und Bedeutung, Ich-Nähe (Sigling 1984) für den Patienten sowie eine Vorstellung über die Langzeitprognose ein. Gleichzeitig werden die eigenen ärztlichen Fähigkeiten, Art, Ausmaß und Sicherheit einer Therapie sowie die Nähe, das Engagement für diesen „Kasus“ vorempfindend festgelegt. Diese Zuordnungen werden bereits im ersten Stadium der Wahrnehmung von Patient und Symptomatik getroffen und bilden einen Vorgang, dem der Arzt sich kaum entziehen

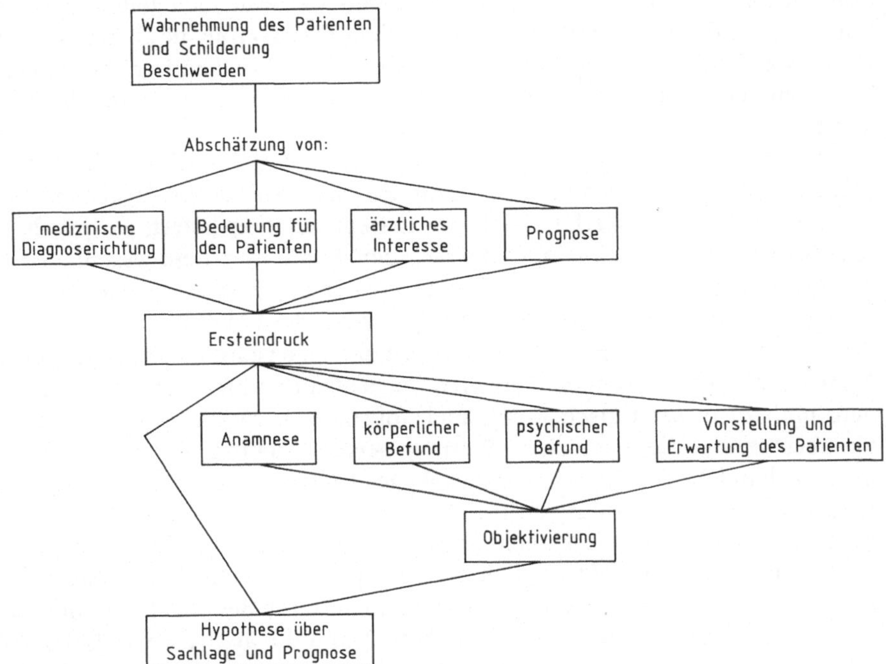

Abb. 1. Ärztliche Entscheidungsschritte. Hypothesenbildung

kann. Er entsteht auf einem nicht mehr auflösbaren Erfahrungshintergrund und beinhaltet bereits eine Hypothese, die den Krankheitsverlauf in mehreren Dimensionen, auch besonders hinsichtlich der Prognose, vorwegnimmt. Diese Vorstellungen sind häufig für den Arzt so eindrücklich, daß sie prägenden Einfluß auf den gesamten späteren Entscheidungsprozeß ausüben.

Im vorliegenden Fall besteht eine Abweichung zwischen der Krankheitsdeutung von Arzt und Patient, die zum Zeitpunkt der Erstkonsultation nicht aufgehoben werden kann. Es bestehen ferner bestimmte Erwartungen der Kranken bezüglich Diagnostik und Therapie, die aus ärztlicher Sicht eine andere, untergeordnete Bedeutung besitzen.

Hieraus ergibt sich für den Arzt ein weiterer Entscheidungsschritt. Er läßt sich in der Frage zusammenfassen: Soll die ärztliche Planung der Patientin mitgeteilt, soll also ein einvernehmliches Handeln auf der Basis eines gegenseitigen Austauschs der Eindrücke, Deutungen und Zielvorstellungen über die Krankheitssituation bei Arzt und Patient erfolgen? Entsprechend der Forderung Balints, daß „die verwendbare Information dem Patienten wie dem Arzt gleichermaßen bekannt sein muß“ (Balint et al. 1969), fällt die Entscheidung zugunsten einer aufklärenden Gesprächsgestaltung mit der Gewinnung einer von Arzt und Patient in gleicher Weise überzeugend getragenen Handlungsstrategie aus.

Eine Anwendung dieses Prinzips in konkreten Fall würde jedoch voraussetzen, daß die Patientin, deren Erwartung ganz entschieden von der Aufdeckung und Abstellung eines organischen Störfaktors geprägt ist, zum jetzigen Zeitpunkt in die Lage versetzt werden kann, diese Erwartung aufzugeben.

Es ist ein häufiges und typisches Problem in der Praxis, daß der Arzt sehr wohl die Psychodynamik eines Beschwerdebildes zu erkennen glaubt, daß dieser Eindruck bei der Erstkonsultation jedoch dem Patienten nicht „berzeugend vermittelt werden kann. Vom Arzt wird dies oft als bedrückend erlebt, wobei die Ursachen keineswegs nur in seiner als unzureichend erlebten Gesprächsführung liegen.

Der versuchte Lösungsweg geht davon aus, daß die Vorstellung der Patientin sich erst ändern kann, wenn neue eigene Erfahrungen bei ihr entstehen, wie sie der erlebte Krankheitsverlauf nach der Erstkonsultation liefert, wo psychologische Belange immerhin angesprochen wurden. Somit findet ein wesentlicher Teil des Prozesses, der zum späteren Verstehen der psychodynamischen Vorgänge bei der Patientin führt, außerhalb der Sprechstunde statt.

Das ärztliche Handeln bleibt so zunächst auf Eigenständigkeit zurückgezogen. Neben der hier vorliegenden speziellen Einsichtsdifferenz zwischen Arzt und Patient muß zu dieser Entscheidung auch folgendes berücksichtigt werden: Dem Kranken gelingt die distanzierte Wertung seiner Situation, wie es im gemeinsamen Aushandeln des therapeutischen Weges gefordert wäre, keineswegs immer. Dieser Stil setzt bereits ein gewisses Maß an Ich-Ferne zur Krankheit beim Betroffenen voraus, die er u. U. erst im gesteuerten Verlauf gewinnen kann.

Die Zielsetzung besteht folglich darin, bei der Patientin Erfahrungen zu ermöglichen, bei denen sie zu einer anderen Sicht ihrer Beschwerden und der Fähigkeit, damit umzugehen gelangt. In Abb. 2 sind die ärztlichen Entscheidungsschritte zur Bildung des therapeutischen Ziels und ihre möglichen Alternativen schematisch dargestellt.

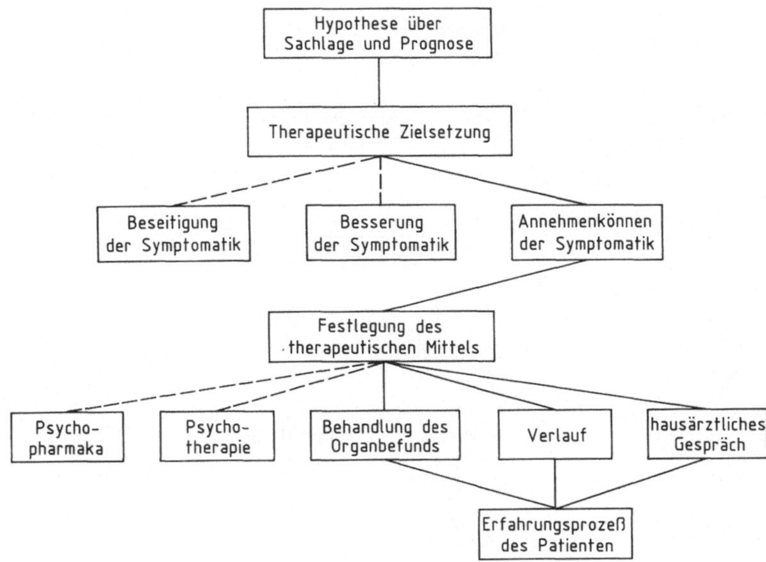

Abb. 2. Ärztliche Entscheidungsschritte. Bildung des Therapieziels. Gestrichelte Linien: mögliche Alternativen

Zunächst soll erreicht werden, die Patientin im Einklang mit ihren Erwartungen von Beschwerde- und Angstdruck der Symptome zu befreien, was auf dem Wege der Erklärung und Abwertung von Gefährlichkeit und Besonderheit versucht wird.

Mit der weiterführenden technischen Diagnostik sind die Beschwerden aus ihrer Sicht vom Arzt als medizinisch relevant anerkannt, ernst- und angenommen und erfahren folglich eine adäquate medizinische Behandlung. Die so erfolgte Einordnung in ein System, das Klärung und Erklärung liefert, bildet die Hilfe dieses Schrittes.

Die fachärztliche Untersuchung geschieht aber auch aus meiner Unsicherheit heraus, hinter dem Symptom könne trotz der scheinbar offenkundigen Psychogenese ein behandlungsbedürftiger Organbefund stehen, den es zumindest auszuschließen gilt.

Die Patientin nach fachärztlicher Untersuchung

Abbildung 3 zeigt zusammengefaßt die während der nun folgenden Durchführung der Behandlung auftretenden Vorgänge und die Möglichkeiten ihrer Deutung.

Schwierigkeit der Interpretation des Organbefundes. Nach erfolgter fachärztlicher Untersuchung sucht die Patientin termingemäß die Sprechstunde erneut auf.

Ihr Befinden hatte sich in der Zwischenzeit nicht wesentlich verändert. Die beschwerden seien 2mal wieder aufgetreten, einmal, als sie vormittags allein im

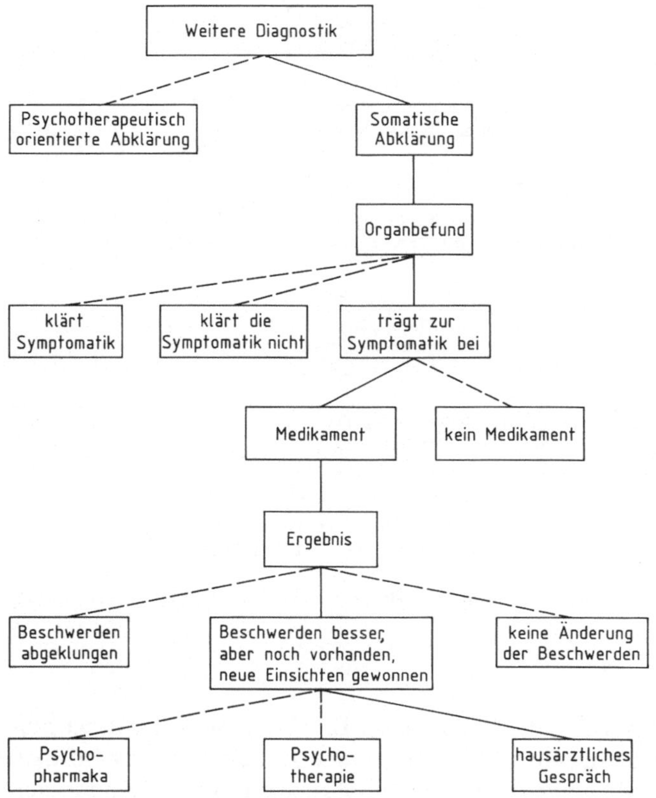

Abb. 3. Ärztliche Entscheidungsschritte. Durchführung der Behandlung. Gestrichelte Linien: mögliche Alternativen

Haus mit Reinigungs- und Aufräumarbeiten beschäftigt gewesen sei, das andere Mal im Auto auf der Fahrt vom Lebensmitteleinkauf nach Hause. In beiden Fällen habe sie sich davor und danach wohlgefühlt, besondere Ereignisse oder „Aufregungen" habe es, wie sie spontan hinzufügt, nicht gegeben. Sie äußert dann: „Ich denke, daß ja nun klar ist, daß alles von der Schilddrüse kommt. Der Röntgenarzt hat mir auch gleich gezeigt, daß die Schilddrüse vergrößert ist und gemeint, ich müßte Tabletten einnehmen.

Damit ist von seiten der Patientin bereits eine Zuordnung von Untersuchungsbefund und Beschwerdebild getroffen worden. Ich fühle mich erneut unsicher und ratlos und gelange zu dem Schluß, daß es zum gegenwärtigen Zeitpunkt sinnlos wäre, zu versuchen, die Patientin von dieser Vorstellung abzubringen. So wird der fachärztliche Befund einer Struma 2. Grades ohne wesentliche Einengung von Luft- und Speiseröhre und normaler Funktion erläutert.

Dabei scheinen mir 3 theoretische Möglichkeiten denkbar:

1. Ja, die vergrößerte Schilddrüse ist die Ursache.

2. Nein, die Schilddrüse ist zwar vergrößert, aber die eigentliche Ursache der Beschwerden liegt woanders.
3. Die Schilddrüse trägt dazu bei, daß sich die geschilderten Angstempfindungen in Enge- und Kloßgefühl gerade am Hals äußern.

Der 3. Weg wird eingeschlagen, um zumindest anzusprechen, daß eine einseitige Erklärung auf Organebene allein der Situation nicht gerecht wird.

Problem der medikamentösen Therapie. Diese Wahl schreibt aus Konsequenzgründen eine medikamentöse Therapie vor, obwohl eine solche trotz fachärztlicher Empfehlung sicher nicht unbedingt notwendig wäre.

Der Sinn der Tablettenverordnung wird vor dem psychosomatischen Hintergrund angesprochen. Dieser Vorgang hat nicht vorrangig Überzeugung zum Ziel, sondern soll die Möglichkeit offenhalten, zu einem späteren Zeitpunkt auf die psychosomatische Interpretation zurückkehren zu können.

So wird im ärztlichen Denken eine Maßnahme gewählt (Verordnung eines Schilddrüsenpräparates), die durchaus eine gewissen Berechtigung hat (übliche Behandlung einer euthyreoten Struma 2. Grades), die jedoch weder an sich streng erforderlich ist, noch auf das eigentlich Symptom zielt. Die Maßnahme richtet sich demnach auf einen ganz anderen Bereich als auf die Klage der Patientin, und es wird unterstellt oder gehofft, daß eine indirekte, eher suggestive Wirkung als Begleiteffekt zu einer Symptombesserung führt. Im Verständnis der Patientin jedoch ist die Verordnung der Tablette eine kausaltherapeutische Maßnahme mit gezielter Wirkung auf ihre Beschwerden. Damit sind die Verständnisebenen von Arzt und Patient zunächst unterschiedlich. Das Gefühl vertrauensvoller Erleichterung auf Seiten der Kranken sowie einer gewissen resignativen Insuffizienz und Frustration auf ärztlicher Seite beenden diese 2. Konsultation.

Der ärztliche Verdruß ergibt sich aus dem besonders deutlich von Jonas (1984) gezeigten Widerspruch zwischen Wissen und dessen mangelnder Anwendbarkeit. Mit der Abklärung des Schilddrüsenbefunds wird zwar ein rational und medizinisch begründbarer Weg beschritten, der jedoch im Grund der situativ gewonnenen Einsicht des Arztes, die ihm wahrheitsgemäßer erscheint, zuwiderläuft.

Die therapeutische Wahl wird abgesehen von den obigen Überlegungen auch von Einflüssen, die in der Persönlichkeit des Arztes begründet sind, wesentlich mitbestimmt. So geht es u.a. um ärztliche Selbstbestätigung mit der Aufrechterhaltung von Arzttum und Medizin als dem eigentlichen aktiven Promotor der Heilung. Der konkurierende Kampf um die Frage, wer diese Heilung bewirkt – das Schicksal, der Patient, transzendentale Mächte oder der Arzt – beeinflußt eine dementsprechend wunschgeprägte therapeutische Entscheidung. Eng damit verbunden ist die Fähigkeit, warten und beobachten zu können auf der einen bzw. der Drang zum Handeln auf der anderen Seite.

Auch die hier getroffene Entscheidung der Tablettenverordnung, die ja einen originären ärztlichen Akt und ein dokumentierbares Wirken darstellt, ist nicht frei von solchen Einflüssen.

Verlaufsbeobachtung

Verändertes Krankheitsverständnis der Patientin. Die Patientin erscheint nach begonnener Medikamenteneinnahme termingemäß in der Sprechstunde. Sie lächelt bei der Frage, wie es ihr ginge: „Ja es ist schon besser geworden, vor allem am Anfang war alles weg, aber nun tritt das Engegefühl doch manchmal wieder auf ... Vielleicht kommt es auch daher, daß ich mir immer alles gleich so zu Herzen nehme.

Im weiteren Gespräch wird deutlich, daß die Patientin, die mehrfach betont, sich mit ihrem Mann wirklich gut zu verstehen, doch gelegentlich unter Einsamkeit leidet, da sie aufgrund des Berufes ihres Mannes viel allein sei. Auch die Kinder seien immer weniger zu Hause, so daß sie sich manchmal etwas unausgefüllt und überflüssig vorkomme. Andererseits sei sie auch gern allein, hänge ihren Gedanken nach und male sogar ein bißchen. Sie fühle sich außerdem enttäuscht von der Abweisung einer ehemaligen Arbeitskollegin, die sie für eine gute Freundin gehalten habe (sie ist nicht identisch mit der schilddrüsenkranken Bekannten), die nun aber nach Eintritt in eine steile berufliche Karriere nichts mehr von ihr wissen wolle.

Im weiteren Gespräch versuchen wir, gemeinsam die Belastungsfaktoren zusammenzutragen: Es scheint, daß das mehrfach Sich-trennen-Müssen eine Rolle spielt. Die Trennung vom Ehemann, der immer wieder für mehrere Tage, manchmal für ein bis zwei Wochen, häufig nach kurzfristigster Ankündigung, von heute auf morgen von zu Hause weg ist, fällt ihr immer schwerer. Die Kinder zeigen stärkere Tendenzen der Verselbständigung und geben dies der Mutter auch unbefangen und unumwunden, machmal sicher etwas schmerzend zu verstehen. Schließlich wendet sich auch gerade jetzt noch die Freundin ab. Was bleibt, wird als Leere „wie ein Vakuum“ empfunden.

Während dieses Gesprächs stelle ich mir wiederholt die Frage, inwieweit eine Psychotherapie im Sinne einer über die problemorientierte hausärztliche Beratung hinausreichenden fachärztlichen Behandlung angezeigt wäre. Diese Möglichkeit wäre im jetzigen Moment aus der Sicht der Patientin nachvollziehbar, ärztlich begründbar und käme dem Anspruch nach Kausaltherapie scheinbar in idealer Weise entgegen. Dennoch entscheide ich mich gegen diesen Weg. Trotz der Möglichkeit, hiermit eine tiefergehende Aufdeckung der wirklichen Probleme der Patientin und eine anhaltende Rezidivfreiheit ihrer Beschwerden, besonders der Angstsymptomatik zu bewirken, sprechen folgende Gründe dagegen: Die Symptomatik tritt insgesamt nur relativ selten, im Abstand von Wochen auf, was im übrigen auch den Wert einer Pharmakopsychotherapie begrenzt. Sie wird als mittelgradig gefährlich und bedrohlich erlebt und beeinträchtigt das Lebensgefühl der Patientin außerhalb ihres Auftretens nicht, während ihres Auftretens nur mäßig. Der Entschluß zur Psychotherapie will mir fast als ärztliche Aggravation erscheinen. Er verweist die Patientin zurück in die Krankenrolle, welche nun den Kern der Persönlichkeit trifft und somit weiter und tiefer geht als ihr bisheriges Krankheitsverständnis es annahm. Ich kann oder will mich nicht von meinem Eindruck trennen, daß sie einer so weitreichenden hilfe im Grunde nicht bedarf, daß sie trotz gewißlich psychischer Probleme und einer u. U. darauf hinweisenden körperlichen Symptomatik sowie trotz der Tatsache, daß sie überhaupt ärztliche Hilfe sucht, in dem Bewußtsein ihrer „Gesundheit" und nicht in einer weiterreichenden Hilfsbedürftigkeit gestärkt werden sollte. So bleibt trotz der geschilderten Angstsymptomatik fraglich, ob Psychotherapie der wirklich angemessene Weg wäre, d.h. ob eine adäquate Beziehung zwischen Beschwerden und therapeutischem Aufwand besteht. Damit wäre auch der bisher eingetretene Wandlungsprozeß der Patientin verkannt, der durchaus heilsame Vorgänge bewirkte: Mit dem Erlebnis der teilweisen Besserung, wobei der Teilaspekt in negativer wie positiver Art entscheidend ist, wird der Weg für subtile Einsichten gebahnt. Dadurch ist die Patientin nunmehr in der Lage, einem Gespräch zu folgen, in dem alle ärztlichen Eindrücke über sie offen angesprochen werden. Erst jetzt ist ihr eigener Erfahrungsstand soweit, in den Vermutungen des Arztes eine Entsprechung ihrer eigenen zu erkennen und somit zu akzeptieren. Die Ebene der getrennten Problembearbeitung zwischen Arzt und Patient kann nun verlassen werden, die Patientin ist der hausärztlichen Führung besser zugänglich. Sie wird zugleich ihrer Krankenrolle enthoben und dem Denken einer ungetrübten, realistischen, vom Standpunkt des Gesunden ausgehenden Sichtweise unterzogen.

Behandlungsergebnis. Die Patientin versteht nicht nur, daß ihre eingangs geschilderten Beschwerden zumindest nicht ausschließlich der vergrößerten Schilddrüse zugeschrieben werden können, sondern der Blick auf die eigene Person wird eröffnet und ohne Angst vollziehbar: Sie erlebt sich selbst als einen etwas labilen, leicht bewegbaren, eher zarten, verletzlichen Menschen. Sie erlebt, daß in ihr selbst viel mehr vorgeht als sie bisher dachte; sie erfährt in sich eine erhebliche, durchaus positiv gewertete Dynamik, die vielleicht den Preis dieses Leidens hat. Damit wird auch deutlich, daß es sich um eine angemessene, ihr zugehörige Form von Kranksein handelt, womit auch das Bleibende, die Inkurabilität aus ärztlicher Sicht verständlich wird. Auch die derzeitige Lebenssituation wird als Stadium der biographischen Entwicklung einer Betrachtung zugänglich, vielleicht als Herausforderung zu einer Veränderung.

Unerfüllt bleibt der Patientin anfänglicher Wunsch nach Sistieren der Symptomatik, d.h. der eigentliche einfache Auftrag wurde verfehlt. Die Krankheit im Sinne der körperlichen Symptomatik konnte nich geändert werden, statt dessen aber wird die Beziehung von Person und Krankheit in veränderter Weise erfahren.

Beim letzten Gespräch wird zugleich eine Fortführung der medikamentösen Schilddrüsenbehandlung mit entsprechenden Laborkontrollen und eine Abschlußuntersuchung in ca. 1 Jahr festgelegt. Dies geschieht, um der medizinischen Sachlage willen mit dem Ziel, die vergrößerte Schilddrüse wieder auf normale Dimensionen zu bringen und zusätzlich aus Gründen der Konsequenz, um der Tablettenverordnung im Verständnis der Patientin ihren Sinn zu erhalten.

Beendigung der ärztlichen Betreuung

Nach Beendigung dieser Schritte erfolgt noch eine abschließende Entscheidung von Bedeutung. Sie bezieht sich darauf, ob und wie vollständig die Patientin nun aus dem medizinischen Versorgungsrahmen wieder entlassen wird. Im vorliegenden Fall wären alle Wege von einem völligen Freilassen über gelegentliche Konsultationen bis zu einem engmaschigen System häufiger Kontrollen denkbar. Der erste Weg, das totale Abbrechen einer weiteren Betreuung, geht von der Annahme wiedererlangter „Gesundheit" aus. Dabei wird der Fall als abgeschlossen betrachtet, während in allen anderen Fällen eine Weiterbetreuung für notwendig erachtet, der Patient somit noch nicht für fähig gehalten wird, dauerhaft allein mit dem Beschwerdenkomplex fertig zu werden, dessen Persistenz damit ebenfalls unterstellt wird. Im vorliegenden Fall wird aus der Erkenntnis heraus, daß mit Erreichen der im letzten Punkt dargestellten Situation bei der Patientin die optimale „Heilung" erfolgt ist, der erste Weg eingeschlagen. Es wird ihr erklärt, weitere Konsultationen wegen der Beschwerde seien nicht erforderlich, da klar sei, daß es sich um etwas Ungefährliches handele, wenn auch hin und wieder einmal Beschwerden auftreten könnten, womit aber kaum zu rechnen sei. Im übrigen könne sie selbstverständlich jederzeit wiederkommen, sofern es ihr notwendig erscheine.

Der Patientin soll mit dieser Empfehlung folgendes klargemacht werden: Die Beschwerden sind eine vom Arzt akzeptierte Krankheitssituation, mit der er sich auf mehreren Ebenen auseinandersetzte. Krankheit aber ist vergänglich, sie muß auch einmal vorbei und erledigt sein. Im konkreten Fall ist des Arztes Hilfsmöglichkeit am Ende, von seiner Seite ist ein grundsätzlich neuer Beitrag zum gegenwärtigen Zeitpunkt nicht zu erwarten. Der Arzt ist davon überzeugt, daß sie dies auch gar nicht benötigt, daß im Grunde nun alles wieder „normal" ist. Beide, Arzt und Patient haben viel über die Beschwerden und über die Person der Patientin erfahren.

Zur Katamnese dieser Krankengeschichte ist folgendes zu ergänzen: Die Patientin berichtet etwa ein halbes Jahr später, anläßlich der Behandlung eines grippalen Infekts, daß sie von den damaligen Beschwerden „fast gar nichts mehr merkt und wenn es einmal kommt, dann stört es mich nicht mehr". Im übrigen habe sie seit 3 Monaten eine Teilzeitbeschäftigung auf einem ihrer ehemaligen Berufstätigkeit verwandten Gebiet angenommen, und seitdem ginge sowieso „alles besser".

Diskussion

Einfluß außermedizinischer Wertmaßstäbe

Das Medizinische Denksystem stellt Urteile zur Verfügung, die ärztliches Handeln als falsch oder richtig, d.h. konform oder nicht konform mit seinen Regeln erkennen läßt.

Das Ziel ärztlichen Handelns, Hilfe auf dem Weg der Gesundung, weist jedoch über das medizinisches System hinaus in das Leben des kranken, einschließlich seiner individuellen und kollektiven Bezüge, somit in ein Feld, in dem andere Wertkategorien gelten. Die Effektivität medizinischen handelns kann nicht allein aus der Medizin selbst, sondern muß auch an den Maßstäben ihres Zielbereichs, der jenseits des Faches liegt, bewertet werden. Dementsprechend ist der ärztliche Entscheidungsprozeß aus dem medizinischen Denksystem allein nicht ableitbar, sondern bedarf wegweisender Einflüsse außenstehender Maßstäbe, die seinen Schritten erst Sinn verleihen, oder mit den Worten Illhardts (1983) "... macht erst die Frage (nach Ziel und Zweck) eine Qualifikation und Legitimation des Handelns möglich ...".

Es handelt sich dabei nicht um eine fakultative, im Einzelfall mögliche, aber verzichtbare Bereicherung, sondern um eine Bedingung für zielgerichtetes Vorgehen, das am externen Wertsystem der biographischen Bezüge des Patienten und dem allgemeinen ethischen Konsens der Gesellschaft gewertet werden muß. Abb. 4 zeigt, in welchem Umfang medizinisches Wissen, Einflüsse der jeweiligen Persönlichkeit des Patienten und des Arztes sowie philosophische Wertmaßstäbe an der Gestaltung des Behandlungskonzeptes beteiligt sind.

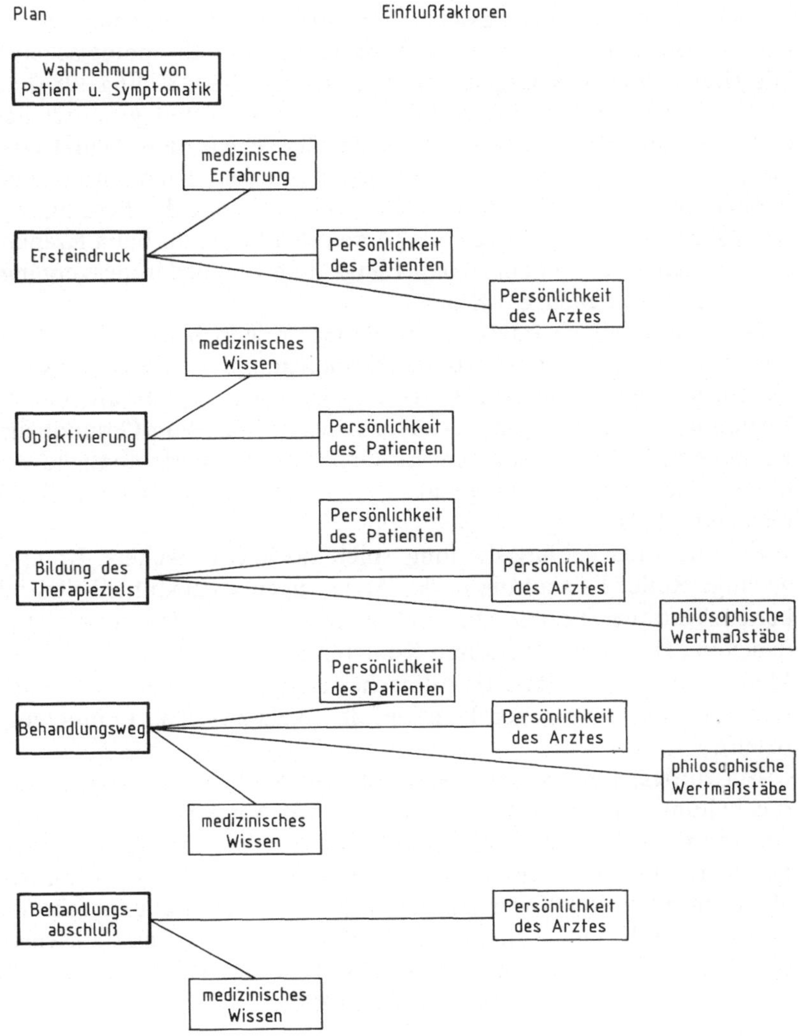

Abb. 4. Behandlungsplan und darauf gerichtete Einflußfaktoren

Es wird deutlich, daß es zur Bildung von Therapieziel und Behandlungsweg von der Philosophie gelieferter Einflüsse bedarf, die sich hier auf ein bestimmtes Menschenbild (s. unten) beziehen.

Die Persönlichkeit des Arztes wird, bewußt oder nicht, bei allen Schriten des Umgangs mit dem Gesundheitsproblem eingesetzt. Lediglich die medizinische Diagnostik (Objektivierung), die auf Wissen und Können zurückgreift, ist davon unabhängig.

Die Persönlichkeit des Patienten ist zum einen Gegenstand der ärztlichen Betrachtung, wie bei der Gewinung des Ersteindrucks und der Objektivierung desselben. Zum anderen beeinflußt sie die Vorgänge, wie die Bildung von Therapieziel und Behandlungsweg.

Für die Festlegung des Therapieziels stellt medizinisches Wissen selbstverständlich die Voraussetzung dar. Die ärztliche Wahl dessen, was erreicht werden soll, wird hier aber ausschießlich von anderen Gesichtspunkten bestimmt. Dieses Vorgehen findet Entsprechung in einem anthropologischen Menschenbild (Baier 1980; von Engelhardt 1983; Kienle 1980; Sigling 1984) mit der Vorstellung, daß die Leib-Seele-Einheit im Krankheitsfall grundsätzlich eine Berücksichtigung und Beeinflussung beider Bereiche fordert. Damit verschiebt sich die ärztliche Zielsetzung, wie am Beispiel mit dem Therapieziel geplant und in dem Gespräch nach Verlauf versucht, von der Ebene der Beseitigung pathologischer Zustände in die Ebene eines fördernden Beistands beim Krankheitserleben und die damit verbundenen Anpassungs- und Eingliederungsvorgänge zwischen Krankheit und Lebensgestaltung.

Das ursprüngliche Interesse des Patienten jedoch ist auf die Wiederherstellung des Ausgangszustands vor der Krankheit und die Beseitigung derselben aus seinem Körper und seinem Bewußtsein gerichtet. Es geht aus von der Idee der Reparabilität, der völligen Rückkehr zu einer Stufe von Gesundheit, in der das Krankheitsgeschehen inexistent ist. Ganzheitsorientierte ärztliche Vorstellungen hingegen leugnen diese Möglichkeit zwar nicht, haben aber eine darüber hinausreichende Zielsetzung.

Für die Entscheidungsfindung spielt noch eine weitere Komponente eine wichtige Rolle: Es sind die in des Arztes eigener Persönlichkeitsstruktur verankerten Vertrauensbezüge zum Leben zwischen den Polen von Hoffnung und Scheitern, Handlungsdrang und Kontemplation, ferner sein Vertrauensbezug zur Medizin, nämlich in ihr eher Allmacht oder Ohnmacht zu sehen und schließlich sein Vertrauen zur eigenen Kraft auf der Skala zwischen Imnipotenz und Insuffizienz.

Am vorliegenden Beispiel zeigt sich eine ärztliche Haltung, die eher von Zurückhaltung als von Aktivismus geprägt ist. Angst vor dem eigenen Fehlurteil wird an dem Bemühen um Befundabklärung auf somatischer Ebene deutlich. Der Schweregrad des vorliegenden Gesundheitsproblems wird in jeder Hinsicht als leicht bis mittelschwer angenommen. Seine Beurteilung geht aus vom Vertrauen in die Kompensations- und Heilungsmöglichkeiten im Menschen bzw. in der Persönlichkeit der Patientin. Der Arzt tritt zurück hinter diesen Kräften, deren Nutzbarmachung er lediglich vermittelt.

Analyse des problemlösenden Verfahrens

Vor dem Hintergrund dieser Überlegungen soll der geschilderte Krankheitsfall noch einmal beleuchtet werden: Abb. 5 liefert hierzu eine schematische Zusammenfassung des Ablaufs und seiner jeweiligen Begründung aus der Sicht des Arztes und der Patientin.

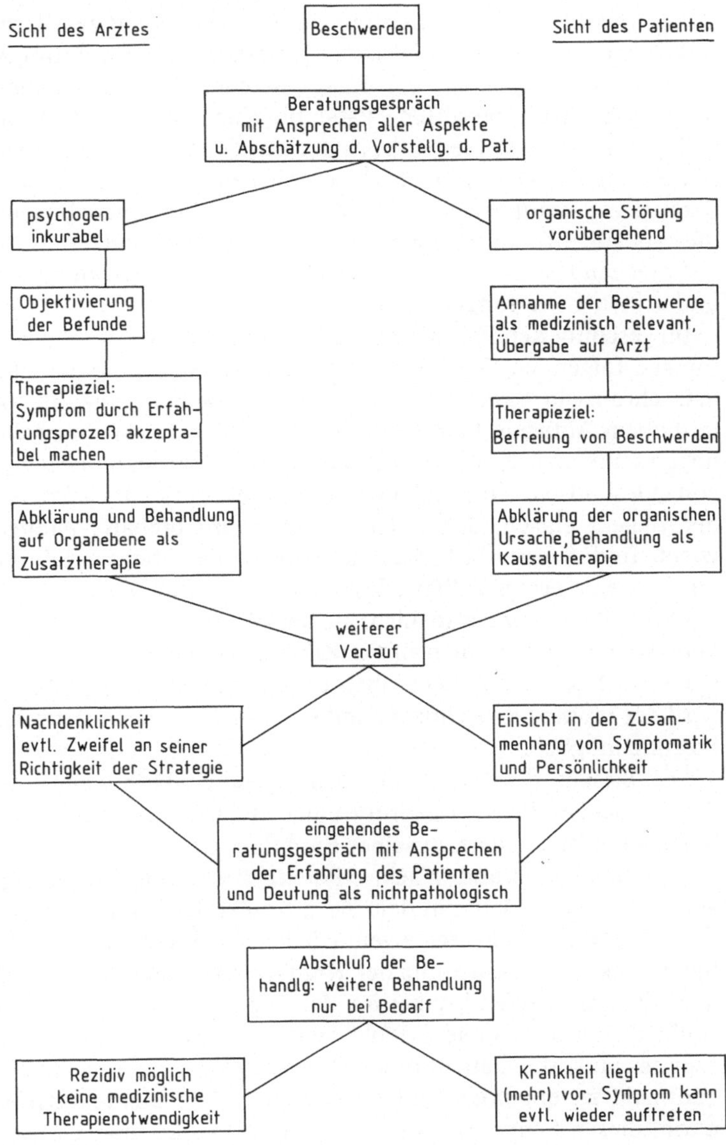

Abb. 5. Ärztliche Entscheidungsschritte aus der Sicht von Arzt und Patient

Für alle geschilderten Entscheidungsschritte des gewählten Beispiels bieten sich mehrere Alternativen, die sich zwanglos aus dem System, dem sie jeweils entstammen begründen und rechtfertigen lassen [somatische Abklärung, Strumatherapie, Psychotherapie, gemeinsames Herausfinden der Therapie in der partnerschaftlichen Beziehung mit dem „teilnehmenden Beobachter" Arzt nach Balint et al. (1969)].

Somit liegen potentielle Lösungswege von gleichrangiger „Richtigkeit" vor. Das medizinische System reicht für eine Entscheidungsfindung nicht aus. Sie orientiert sich in nächster Instanz an den vermuteten Bedürfnissen des Patienten, am individuellen Fall. Hierzu müssen Gesichtspunkte einer Sinnerfüllung herangezogen werden, welche die Medizin als solche nicht zur Verfügung stellt.

Am vorliegenden Beispiel ist es entsprechend dem anthropologischen Menschenbild (Sigling 1984) der Rang, welcher der persönlichen Bedeutung der Krankheit für die betroffene Patientin eingeräumt wird. Auch der von Kienle (1980) beschriebene Gedanke, in der positiven Bewältigung von Krankheit eine „Erhöhung des Daseinswertes" zu erblicken, spielt dabei eine Rolle. Über einen parallel zur krankheit verlaufenden Entwicklungsprozeß beim Patienten kann diese positive Bewältigung möglich werden. Im kondkreten Beispiel wird dementsprechend das Vorgehen an dem jeweiligen Entwicklungsstand des Patienten und seinen Erwartungen orientiert.

Im geschilderten Fall wird bei der 1. Konsultation ein Konzept entwickelt, das für alle folgenden Schritte bestimmend ist. Aus der Erkenntnis, daß hier eine u. U. chronische bzw. chronisch rezidivierende Symptomatik vorliegt, die nur unter hohem Aufwand komplett beseitigt werden könnte, wird eine Form der ärztlichen Hilfe angestrebt, die sich mit der von Hartmann gegebenen Beschreibung von „Gesundsein" in Einklang bringen läßt. Am Fallbeispiel ist davon besonders der Aspekt entscheidend, daß „trotz wahrnehmbarer Mängel sich Gleichgewichte finden lassen ...", die eine individuelle Lebensgestaltung nicht behindern und „... eine gesunde Weise krank zu sein" ermöglichen.

Die Hilfe besteht also nicht in der Wiederherstellung eines Zustandes quo ante, sondern leitet einen in die Zukunft gerichteten Prozeß ein, an dessen geglücktem Ende der Patient einen erweiterten Erfahrungsstand besitzt. Dadurch wird der problemlose Umgang mit einer nicht mehr als Krankheit empfundenen Störung möglich.

Die Brisanz des Symptoms, das eigentlich Pathologische, wird nicht (nur) darin gesehen, daß es Ausdruck einer organischen Krankheit oder psychischen Verfassung ist, sondern in seiner Funktion, bei der Patientin Krankheitsbewußtsein zu induzieren und in seiner Potenz dieses in der Langzeitprognose zu festigen und zu verstärken mit dem Zusatzeffekt der Symptomchronifizierung. Dementsprechend besteht der eigentlich heilsame Vorgang in der Umdeutung des Symptoms von einem Indiz der Krankheit zu einer Ausdrucksform der Persönlichkeit. Entscheidend dabei ist, daß niemals der Verdacht entsteht, diese Persönlichkeit selbst könne „krank" sein, sondern die Strategie baut auf der Überzeugung auf, die Patientin sei als ungestört und trotz ihrer Symptomatik als „normal" zu erkennen und anzunehmen. Die therapeutische Absicht besteht darin, diesen Schritt für die Patientin nachvollziehbar zu machen. Damit wird die Symptomatik ihrer Unerträglichkeit enthoben. Die Patientin lernt, damit umzugehen, sie anzunehmen. Aus der Kranken wird eine Gesunde im eigenen Verständnis.

Bei diesem Vorgehen waltet das Konzept, den Patienten unbeeinflußt dem Lebensprozeß ausgesetzt zu lassen, ihn die Schicksalhaftigkeit seiner Situation und Symptomatik spüren zu lassen, ohne ihn vor unter Umständen schmerzlichen Erkenntnissen, die seine Person betreffen, zu schützen. Ihm diese Chance abzunehmen bzw. ihn davor zu bewahren wird als illegitim erachtet, da es um die nicht zu entstellende Realität seiner Wesens- und Lebensart geht. Diese bleibt ärztliches Tabu, solange Erkrankung der Persönlichkeit ausgeschlossen ist. Diese Überzeugung führt dazu, psychotherapeutische Ansätze bei der Patientin zu verwerfen. Statt dessen beschränkt sich die ärztliche Intervention auf die Entwicklung einer Strategie, also eines rein formalen Konzepts, das selbst keine Therapie im engerem Sinne darstellt. Dennoch bewirkt es trotz einer erheblichen, durchaus auch respektvollen Distanz zum Patienten Therapie, die letztlich von ihm selbst vollzogen wird. Dabei wird unterstellt, das „Leben" selbst bewirke solche Möglichkeiten, mobilisiere eigene Kräfte, stelle aufgrund seiner Eigendynamik genügend Reserven an Verstehen und Interpretation auf der einen, wechselnder Bedeutungszuweisung und nicht zuletzt auch Vergessens auf der anderen Seite bereit.

Vor dem Hintergrund des angesprochenen anthropologischen Menschenbildes sind es die Einflüsse der Person des Arztes die diesen Weg bestimmen. Folglich muß er sich bewußt sein, daß er mit der Hypothese arbeitet, seine eigenen Grundkonzepte gegenüber dem Leben hätten auch für den Patienten Gültigkeit. Dieser Hypothese zu folgen bedeutet ein Risiko einzugehen.

Es reicht angesichts des psychosomatischen Zusammenhangs im Falle der Patientin in einen Bereich höchster Verletzbarkeit. Gelingt es nicht den Weg des Kranken ausreichend von den eigenen Konzepten unbeeinflußt zu lassen oder in hilfreichen Einklang damit zu bringen, so kann sich ein hohes Maß an gegenseitiger Enttäuschung ergeben. Der Patient entwickelt u. U. ein grundsätzliches Mißtrauen gegenüber medizinischer Hilfe, auch bei Arztwechsel, was ebenfalls einer Chronifizierung von Symptom und Leiden den Weg bereitet.

Im vorliegenden Fall muß zumindest erwogen werden, ob nicht die Schwere der Bedrückung und des psychischen Befundes vom Arzt verkannt wurde. Der allzu schnelle Griff nach dem Organbefund stellt einen zwar begründbaren, dennoch an sich überflüssigen Weg dar, der vom eigentlichen Problem ablenkt, es unter Umständen verdeckt und seine Entfaltung in der Sprechstunde behindert.

Eine in dieser Weise für den Patienten nachteilige Entwicklung kann nur vermieden werden, wenn jeder einzelne Entscheidungsschritt grundsätzlich korrigierbar und das Zurückgehen auf eine Stufe vor Einsetzen dieses Irrtums möglich bleibt für den Fall, daß ärztlicher Irrtum offenkundig wird. So werden bei jedem Gespräch mit der Patientin alle Interpretations- und Lösungswege der 1. Konsultation noch einmal angesprochen und somit für den Fall, daß sie gebraucht werden in einer auch für sie verständlichen Nähe bereitgehalten.

Zum Erreichen des therapeutischen Endziels ist die Entwicklung eines Handlungsplans erforderlich. Dabei wird von folgenden Überlegungen ausgegangen: Der Patient kann nur akzeptieren, was seinen eigenen Vorstellungen und Erfahrungen zu entsprechen scheint. Es muß für jeden weiterführenden Schritt eine Bezug zu bereits Bekanntem vorliegen. Auch für neue Interpretationsangebote des Arztes muß ein erlebter Erfahrungswert als Hintergrund zur Verfügung stehen, der geeignet ist, damit zu korrelieren oder übereinzustimmen. Häufig bietet bereits die Anamnese dafür Anhaltspunkte. Wo nichts an Verständnis anklingt, kann versucht werden, den Verlauf als Einsichtsprozeß heranzuziehen.

Im vorliegenden Beispiel besteht zum Zeitpunkt der Erstkonsultation keine Möglichkeit, den Gedanken einer Psachogenese nachzuvollziehen. Also muß der Weg zu dieser Einsicht gebahnt werden, was dadurch möglich ist, daß sie erlebt und so in den Wissensschatz aufgenommen wird. Dies erfordert die beschriebene Trennung der Verständnisebene von Arzt und Patient. Des Arztes Mehr-Wissen wird als noch nicht geeignet erachtet, dem Patienten mitgeteilt zu werden, solange er es nicht aus eigener Erkenntnis nachvollziehen kann.

Dieses Verfahren stellt trotz seines scheinbaren Erfolgs am vorliegenden Beispiel den fragwürdigsten Teil des ärztlichen Entscheidungsweges dar. Nimmt man an, daß es grundsätzlich verwerflich ist, so wäre hier ärztlich falsch gehandelt worden. Das Vorgehen steht auch im Widerspruch zu gegenteiligen Forderungen theoretischer Medizinbetrachtung: Schon von Platon (S. Pfohl 1983) wird es als die Methode des „Sklavenarztes" verworfen. Auch moderne Richtungen der Medizin fordern vom Arzt eine Offenlegung seiner Wertorientierung mit dem Ziel einer kommunikativen Urteilsbegründung (von Engelhardt 1983). Am vorliegenden Fallbeispiel hingegen wird ohne Rückversicherung und Information des Patienten „für" und nicht „mit" ihm (Illhardt 1983) gehandelt.

Als untergeordneter Gesichtspunkt muß dabei auch berücksichtigt werden, daß der Patient in seiner Eigenschaft als kranker u. U. nicht so selbstverständlich in der Lage ist, einer Argumentation aus der Ebene des Gesunden heraus zu folgen wie dies die oben zitierte Forderung gemeinsamer Entscheidungsfindung unterstellt. Zur Krankenrolle gehört auch die Fixation an bestimmte Vorstellungen und Erwartungen. Die Befangenheit und Betroffenheit verschließt sich dem Verständnis einer Argumentation aus ärztlicher Sicht. Es kann dann durchaus hilfreich und notwendig sein, diesen Sachverhalt zu erkennen und quasi stellvertretend „für" den Patienten zu handeln.

Der scheinbar fragwürdige Weg der Tablettenverordnung zeigt, wie bereits an anderen Stellen des Entscheidungsweges erörtert, daß es hierfür medizinische Gründe und Gegengründe gibt, daß aber der Sinn dieser Maßnahme im vorliegenden Fall von einer übergeordneten Zielsetzung bestimmt wird. Sie wird, abgesehen von der möglichen organischen Komponente, deren Anteil nicht geleugnet werden soll, dadurch sinnvoll, daß sie im Erwartungskonzept der Patientin eine dominierende Rolel einnimmt. Dadurch wird das Medikament nicht nur als geeignetes Mittel erkannt, sondern eben dadurch wirkt es auch, d. h. der bei jeder Medikamentenwirkung vorhandene Suggestiveffekt entsteht hier aus der Übereinstimmung von Patientenerwartung und ärztlichem Vorgehen.

Die Folge kann ein Konflikt mit dem ärztlichen Wissensverständnis sein: Es wird zwar eingeräumt, daß von der vergrößerten Schilddrüse ein Zusatzeffekt bei der Entstehung der Symptomatik ausgehen kann, dessen Beseitigung deshalb anzustreben ist, im Grunde wird jedoch im Verständnis der Patientin ein aus ärztlicher Sicht falscher Kausalbezug hergestellt, was ein nicht unerhebliches Potential an Unzufriedenheit und Skrupeln auf seiten des Arztes mit sich bringt.

Die Trennung der Verständnisebenen von Arzt und Patient kann so zu geradezu paradox anmutenden Maßnahmen führen, die beim Arzt auch unter Berücksichtigung übergeordneter Ziele in den Grenzbereich des Erträglichen stoßen. Probleme dieser Art stellen im übrigen keineswegs die exponierte Ausnahme dar, sondern bilden allfällige Vorgänge des allgemein-medizinischen Praxisalltags, was ihnen eine erhebliche praktische Bedeutung verleiht.

Bei der Wahl der Pharmakotherapie spielen weitere Einflüsse eine Rolle, so vor allem der Grad der ärztlichen identifikation mit medizinischem Wissensgut, die Bereitschaft, die daraus gelieferten Fakten als problemdeckende Realitäten anzuerkennen sowie der Wahrheitsgrad, der ihnen, gemessen an spekulativ gefärbten Eindrücken über psychologische Vorgänge beim Patienten, zugemessen wird. Dies entspricht der Konkurrenz zweier Weltbilder der Medizin, die von Baier (1980) als wissenschaftsverpflichteter „Szientizismus" bzw. praxisorientierter „Naturalismus" beschrieben werden.

Mit erreichtem Therapieziel ist der ärztliche Entscheidungsprozeß noch nicht abgeschlossen. Der letzte Schritt betrifft den Grad der Loslösung des Patienten von der ärztlichen Versorgung und damit die über die abgelaufene Krankheitsepisode hinausweisende Gesamtprognose. Hierbei werden vielleicht mehr als bei allen bisherigen Handlungen persönliche Eigenarten des Arztes und seiner Berufsgruppe angesprochen und herangezogen. Der Lösungsprozeß betrifft keineswegs nur den Patienten, sondern setzt auch beim Arzt einen Prozeß in Gang. Er basiert auf der Fähigkeit, sich vom Patienten und der Krankheit zu trennen. Der Arzt muß ihn zurückgehen lassen können in die Anonymität von „Gesundheit", muß eine Art Abschied nehmen können von dem Moment des Morbiden, dem unbestimmbaren Einbruch von Unwägbarkeit in die helle Wirklichkeit des regelfallmäßigen Lebens. Die Unfähigkeit diese Trennung zu vollziehen stellt durchaus ein Alltagsphänomen in der Praxis dar, das sich z. B. in wiederholten Aufforderungen zu nicht immer klar begründbaren Kontrollen äußern kann. Das Leid des Patienten löst beim Arzt eine Resonanz aus. Eben diese Mischung aus fremder und zugleich eigener Betroffenheit bildet und formt die Dynamik seines Handelns.

Je vollständiger die Trennung von Arzt und „Fall" erfolgt, um so deutlicher wird dem Patienten seine Hilfsbedürftigkeit bzw. Eigenständigkeit dokumentiert. Im vorliegenden Fall enthält der Abschluß der ärztlichen Betreuung zugleich die Deutung, daß es sich um eine abgeschlossene Krankheitsepisode handelte, die sich körperlich nicht als bedrohlich und im psychosomatischen Zusammenhang als Besonderheit einer im Grunde intakten Persönlichkeit erwies. Die Aufforderung, im Bedarfsfall erneut vorzusprechen, räumt allerdings die Möglichkeit eines Rezidivs ein.

Mit dem Freilassen des Patienten wird zudem eine gewisse ärztliche Anerkennung für ihn, Achtung vor und Vertrauen für die richtigkeit seines eigenen Weges gezeigt. Somit wird mit dem Stil und Grad der Beendigung einer Behandlungsphase dem Patienten zugleich eine Aussage über die vermutliche Weiterentwicklung und ärztliche Einschätzung seiner Krankheit vermittelt.

Praktische Bedeutung des Verfahrens in der Allgemeinmedizin

Das geschilderte Konzept soll im folgenden einer Wertung hinsichtlich seiner praktischen Bedeutung in der Allgemeinpraxis unterzogen werden: Zur Kasuistik der Allgemeinpraxis gehören im großen Umfang Beschwerdebilder von nicht bedrohlichem Charakter, für die eine eindeutige, verläßlich wirksame Kausaltherapie nicht zur Verfügung steht. Ihre Bedeutung ist vor allem in der Prognose mit der Gefahr einer Chronifizierung von Symptomatik und Krankenrolle zu sehen.

Solche Situationen werden vom Arzt oft von vornherein mit einer gewissen Aussichtslosigkeit betrachtet. Sie lösen im Sinne des beschriebenen Ersteindrucks eine sofortige Zuweisung aus, die häufig schon in diesem Stadium eine unüberhörbare Ahnung von Verdruß bei und zwischen Arzt und Patient hervorbringt. Man mag diese sofortige scheinbare Klarsicht für eine vorzeitige, unangemessene, sogar überhebliche Reaktion halten, die sich oberflächlich mit Symptom und Person auseinandersetzt, aber einer analysierenden Diagnostik u. U. nicht standhält. Dennoch ist es eine Tatsache, daß der Hausarzt Entscheidungen dieser Art täglich trifft, und daß er sich dabei meist ziemlich „sicher" fühlt. Zur Begründung dieser „Sicherheit" läßt sich anführen, daß die im Langzeitkontakt entstandene Kenntnis des Patienten, ebenso wie die Häufigkeit solcher Konstellationen, einen erfahrungsprägenden Summationsprozeß bewirken, der solche Zuweisungen rechtfertigt.

Die Gefahr, die sich aus dem typischen Eindruck der inkurablen Aussichtslosigkeit ergibt, besteht darin, daß häufig wider besseres Wissen ein sinnloses Spiel verschiedener Therapien und Überweisungen in Gang gesetzt wird, das in planloser Folge sporadischen Einfällen von Arzt und Patient folgt, aber selten wirklich therapeutische Kraft besitzt. Dieses Problem ist durch die Hinzuziehung des Experten, also dem Eingeständnis mangelnder Zuständigkeit, meist auch nicht zu lösen. Bei der Konstellation solcher Fälle mag fachärztlicher Rat zwar Einzelfragen lösen, die Zuständigkeit für die Gesamtentwicklung bleibt jedoch beim Hausarzt und kann auch nur von ihm voll ausgeschöpft werden.

Der Hausarzt muß in der Lage sein, mit seinen Mitteln, die nicht identisch zu sein brauchen mit denen psychotherapeutisch orientierter Fachrichtungen, auch in dem Grenzbereich zwischen Lebens- und Gesundheitsproblemen Hilfe bereitzustellen. Eine solche kann, wie am Beispiel gezeigt, in der Entwicklung einer Strategie bestehen, die des Hausarztes Erfahrung und Fähigkeit zum prognostischen Weitblick durch Langzeitkenntnis und seine Möglichkeit, den Verlauf als Therapeutikum einzusetzen, nutzt. Dazu bedarf es der Bewußtmachung ärztlicher Eindrücke und der Bildung prognoseabhängiger Entscheidungsschritte. Auf diese Weise läßt sich eine für Arzt und Patient gleichermaßen unerquickliche Entwicklung der Krankheitssituation unter Umständen vermeiden. Das Vorgehen erleichtert zudem die Gewinnung therapeutischer Kriterien und ersetzt pragmatisches Probieren durch planvolles Handeln. Es wird durch den Stil dieser Auseinandersetzung dem Anliegen des Kranken vielleicht besser gerecht.

Zusammenfassung

Medizinische Alltagsprobleme der Allgemeinpraxis können häufig nur befriedigend gelöst werden mit ilfe der Entwicklung eines strategischen Konzepts, das nicht allein vom aktuellen Beschwerdebild, sondern auch von dessen Entwicklung innerhalb der Zeit ausgeht.

Dazu ist eine Analyse der eigentlich krankmachenen Faktoren erforderlich, die nicht identisch zu sein brauchen mit dem vorgebrachten Beschwerdebild.

Wegweisende Einflüsse für die Wahl der Einzelschritte bei der Entwicklung eines Handlungsplans ergeben sich aus der Erwartung und Einsicht des Kranken, aus persönlichen Bedürfnissen und Vorstellungen des Arztes sowie aus Denkansätzen, wie sie u.a. die Menschenbilder der Philosophie liefern.

Anhand eines Fallbeispiels wird der ärztliche Entscheidungsweg aufgezeigt. Wesentliche Elemente desselben sind:

1. Bildung einer Ausgangshypothese, die aus dem situativ gewonnenen Ersteindruck des Hausarztes und ihrer Objektivierung durch diagnostische Analyse gebildet wird.
2. Entwicklung einer Zielvorstellung der Therapie.
3. Umsetzung derselben in einzelne Behandlungsschritte, wobei der Einsichts- und Erwartungsstand des Patienten den Weg wesentlich bestimmen.
4. Abschluß der Behandlung und Überlegungen zur Weiterbetreuung.

Das Vorgehen wird bezüglich außermedizinischer Einflüsse, denen es unterliegt, hinsichtlich seiner Schwierigkeiten und Fehler sowie der praktischen Bedeutung in der Allgemeinmedizin diskutiert.

Literatur

1. Literatur zur Basisinformation

Baier H (1980) Streit der Weltbilder in der Medizin. In: Neuhaus GA (Hrsg) Pluralität in der Medizin. Umschau - Verlag, Frankfurt am Main (Schriftenreihe der Medizinisch-Pharmazeutischen Studiengesellschaft e.V.)

Balint M, Ball DH, Hare ML (1969) Unterrichtung von Medizinstudenten in patientenzentrierer Medizin . Psyche 35:532-546

Engelhardt D von (1983) Zur Subjektivität und Ethik des Kranken in historischer Sicht. In: Silomon H (Hrsg) Technologie in der Medizin. Hippokrates, Stuggart, S 105-117

Illhardt FJ (1983) Ethik und Kommunikation in der Medizin. Zum Begründungsproblem klinischer Entscheidungen. Med Mensch Ges 8:234-240

Jonas AD (1984) Funktionelle Symptome aus einer biologischen Sicht. Medica 5:635-639

Kienle G (1980) Die Paradigment in der Medizin. In: Neuhaus GA (Hrsg) Pluralität in der Medizin. Umschau-Verlag, Frankfurt am Main (Schriftenreihe der Medizinisch Pharmazeutischen Studiengesellschaft e.V.) Frankfurt

Pfohl G (1983) Humanitas hippocratica. Z Allg Med 59:1943-1954

Sigling HO (1984) Menschenbild und Medizin. Prakt Arzt 25:1683-1686

Thomas K (1983) Der Sinn des Leidens. Z Allg Med 59:1591-1596

2. Weiterführende Literatur

Engelhardt D von (1984) Das Bild des Arztes in der Neuzeit. Zum 175. Jubiläum des Ärztevereins zu Lübeck. Lübeckische Blätter 144:(Nr. 21) 349-352

Hofer E (1979) Das ärztliche Denken. VEB Verlag Volk und Gesundheit, Berlin

Jeferys M, Sachs H Rethinking general practice. Tavistock, London New York

Wieland W (1975) Diagnose, Überlegungen zur Medizintheorie. De Gruyter, Berlin New York

Wulff HR (²1981) Rational diagnosis and treatment. Backwell Scientific Publications, Oxford London Edingburgh Melbourne

Zacher A (1983) Arzt und Patient. MMW 8:240-247

Weizsäcker V von (1951) Der kranke Mensch. Eine Einführung in die medizinische Anthropologie. Köhler, Stuttgart

Die Rolle der Medizinstatistik im Arzt-Patient-Verhältnis

K. Abt

Einleitung

Die meisten praktizierenden Ärzte (und Medizinstudenten, was das anbelangt) sind geneigt, die Medizinstatistik als ein reines Forschungsinstrument zu betrachten, etwas, das in der täglichen Praxis keine bzw. keine besondere Bedeutung habe. Tatsächlich kommt der Arzt ja auch seit altersher ohne formale Statistik aus, für ihn ist jeder Patient - sicher zu Recht - ein Einzelfall, auf den er sich in seinem ärztlichen Handeln einstellt und dessen psychische Situation er - im positiven Falle - in seinem Agieren und Reagieren mit berücksichtigt. (Für den Fall des Psychiaters ist der letzte Teil dieser Aussage banal; sie bezieht sich hier natürlich auf den Allgemeinarzt bzw. Internisten.) Insbesondere herrscht die Meinung vor, daß sich psychische bzw. subjektive Komponenten des Krankheitsgeschehens und solche der Arzt-Patienten-Beziehung nicht oder nur sehr unvollkommen durch die streng rationalen Methoden der Statistik erfassen lassen und dadurch berücksichtigt werden können. Dieser Ansicht steht allerdings schon die Tatsache entgegen, daß die Forschung in weiten Bereichen der Psychiatrie, Psychosomatik und Medizinsoziologie vorwiegend auf der statistischen Methodik basiert und psychische/subjektive Komponenten sehr wohl rational erfassen kann. Die statistische Methodenlehre benötigt für ihre Anwendung keineswegs ausschließlich „harte“, d.h. quantitative Daten, also in cm, g, s gemessene Werte oder Anzahlen, z.B. die monatliche Anzahl der Migräneanfälle eines Patienten, sie ist vielmehr auch auf „weiche“, d.h. qualitative Daten anwendbar, etwa auf klinische Befunde (z.B. Schweregradskalen bei Krankheiten oder kategoriale Skalen bei Diagnosen) oder auf verbale Selbstbeurteilungen des Patienten. Selbstverständlich können die Ergebnisse der Statistik „weicher“ Daten nur so gut sein wie die Validität und Reliabilität der Datenerhebung, aber dieses Argument trifft auch auf die Statistik „harter“ Daten zu, wenn auch nicht im gleichen Ausmaß. Dabei liegt der Vorteil „harter“ Daten insbesondere darin, daß sie objektiv bestimmt, nämlich gemessen oder gezählt werden und meistens recht gut reproduzierbar sind, was zu einer relativ kleinen restlichen Variabilität führt, deren Ursachen nicht mehr weiter analysiert werden bzw. analysiert werden können. Diese restliche Variabilität, die sich aus biologischer und meßtechnischer Variabilität zusammensetzt, wird definitionsgemäß auch als Zufallsvariabilität bezeichnet. Die Zufallsvariabilität „weicher" Daten ist i. allg. größer als die „harter" Daten, weil die Subjektivität schwerer kontrolliert werden kann und sich oft der Analyse ihrer Ursachen entzieht. Die statistischen Verfahren für die Analyse von Strukturen „weicher" Daten unterscheiden sich nur kalkülmäßig von denjenigen für „harte" Daten (auf die sie übrigens auch angewendet werden können, wenn auch unter Informationsverlust), aber im Prinzip hat man es bei der statistischen Analyse „weicher" Daten mit solchen nur größerer Zufallsvariabilität zu tun.

Wenn die Medizinstatistik in der täglichen ärztlichen Praxis (scheinbar) keine Rolle spielt, welche Rolle spielt sie dann in der Meinung des Praktikers überhaupt? Natürlich weiß der Arzt, daß neue Medikamente oder neue operative Praktiken - um nur 2 Hauptbereiche zu erwähnen - an Versuchskollektiven erprobt werden und daß die modernen statistischen Methoden eine wesentliche Rolle bei der Auswertung spielen; er weiß auch, daß für den Fall der anhand der Versuchskollektive gefundenen „signifikanten" Überlegenheit einer neuen Therapie gegenüber einer bisher üblichen die neue Therapie in Zukunft den Vorzug genießen sollte. Der Praktiker übernimmt also das Produkt der Forschung oft gewissermaßen als Konsumgut in seinen täglichen Gebrauch, ohne daß ihn der Forschungshintergrund weiter interessiert, und dies sicherlich nicht zuletzt aus Zeitmangel. Aber gerade aus diesem ärztlichen Konsumentenverhalten resultieren u. U. nachteilige Konsequenzen für den Patienten; das heißt auch, daß das Arzt-Patient-Verhältnis u. U. erheblich betroffen wird. Auf diese Rolle der Medizinstatistik soll auf S. 86ff. noch ausführlicher eingegangen werden.

Mit der vorliegenden Betrachtung soll vor allem der beschriebenen Meinung entgegenzutreten versucht werden, daß die Medizinstatistik für den Einzelfall keine unmittelbare Bedeutung habe. Für jede der 3 wesentlichen Phasen ärztlichen Handelns - Diagnose, Therapie, Prognose - sollen nachstehend Beispiele für statistische Methoden beschrieben werden, die vornehmlich bzw. auch den Einzelfall betreffen und daher unmittelbare Bedeutung für das Arzt-Patient-Verhältnis haben können[1]. Es handelt sich dabei um medizin-statistische Konzepte, die eine ärztliche Entscheidung mit beeinflussen, im Spezialfall auch bestimmen können. Die Medizinstatistik versteht sich aber nur als eine Hilfswissenschaft, die Entscheidungsunterlagen bereitstellt, jedoch selbst keine Entscheidungen trifft. Der Arzt kann aufgrund von statistischen Ergebnissen und der damit stets verbundenen restlichen Variabilität immer nur unter Unsicherheit entscheiden, wobei ihm allerdings die moderne statistische Methodik das Risiko, eine Fehlentscheidung zu treffen in selbstbestimmten Grenzen hält.

Jeder Arzt, wie jeder Mensch überhaupt, sollte sich bewußt sein, daß sein gesamtes Denken und Handeln auf den Erfahrungen beruht, die er in seinem (Berufs-)Leben gemacht und - zum Teil unbewußt - „gespeichert" hat. Zu diesen

---

[1] Auf die Methodik der sog. „Einzelfallexperimente", die in neuerer Zeit direkt für den behandelnden Arzt entwickelt wurde und z. B. dem Auffinden des passenden Medikaments oder der optimalen Dosis am Einzelpatienten dient, kann hier wegen Platzmangels nicht eingegangen werden. Siehe dazu z. B. Wolfrum et al. (1984).

Erfahrungen gehört natürlich auch das gesamte aus der Literatur und anderen Medien erfahrene Wissen und Können, das seinerseits aber wieder auf den Erfahrungen anderer beruht. Somit ist jeder Mensch zugleich auch ein „Statistiker", und besonders der praktizierende Arzt ist mit seiner „Sammlung" von vielen Einzelfällen im Grunde auch ein „praktizierender Statistiker". Die Statistik läßt sich ohnehin als die Wissenschaft der Formalisierung und Objektivierung von Erfahrung definieren, sei diese Erfahrung nun retrospektiv oder prospektiv gewonnen. Es liegt daher nahe, daß der Arzt sich die Methoden der formalen Statistik zunutze macht, ärztliche Entscheidungen auch auf rationaler statistischer Basis zu treffen, und daß er versucht, die Grundbegriffe statistischen Planens und Auswertens zu verstehen, um sein Handeln dem einzelnen Patienten plausibel machen zu können.

Die Bedeutung statistischer Methoden für den Einzelfall anhand von Beispielen

Diagnose: Laborwertebeurteilung mit Hilfe von Normbereichen

Zur täglichen Routine des Arztes gehört die Beurteilung der Laborwerte seiner Patienten, wobei diese Werte eine nicht unwesentliche diagnostische Bedeutung haben. Üblicherweise erhält der Arzt die Normgrenzen für die verschiedenen Parameter vom Labor mitgeliefert. Dadurch kann er selbst beurteilen, ob ein Parameterwert innerhalb oder außerhalb dieser Grenzen, und falls außerhalb, wie weit außerhalb er liegt. Unglücklicherweise wird dem Praktiker selten mitgeteilt, aufgrund welcher statistischen Methodik die Normgrenze(n) bestimmt wurden. Es werde einmal günstigstenfalls angenommen, es handele sich um nach der Perzentilenmethode ermittelte 95%-zweiseitige Grenzen für alle Parameter. (Die Perzentilenmethode schneidet Anteile - hier beidseitig 2,5% - von der Werteverteilung eines Kollektivs von „Gesunden" ab und macht keine Voraussetzungen über die Form der Werteverteilung in der Population aller denkbaren, vergleichbaren „Gesunden".) Hier sei die Anmerkung gestattet, daß sich der Arzt mit der Benutzung der Normbereiche bereits direkt einer statistischen Methodik für den Einzelfall bedient. Wenn er die Beurteilung „innerhalb oder außerhalb?" jedoch 20 mal anwendet, nämlich z. B. bei 20 gemessenen Parametern eines Patienten, und wenn er schon bei nur *einem* aus dem zutreffenden Normbereich fallenden Wert den Patienten als auffällig betrachten will, dann verläßt dieser Arzt bereits die rationale Entscheidungsbasis, da dann die Entscheidung „auffällig" möglicherweise auf einem Phänomen beruht, das eine viel größere als die vermeintliche und akzeptierte Zufallswahrscheinlichkeit von 5% hat. Man betrachte dazu nur 2 simultan zu beurteilende Laborparameter: wenn für jeden ein 95%-Normbereich zugrunde liegt, dann ist die Wahrscheinlichkeit, wenigstens einen der beiden Werte außerhalb des 95%-Normbereichs anzutreffen, nicht mehr 5%, sondern bedeutend höher, im Maximalfall bis zu 9,75%, also fast doppelt so hoch! Das heißt, der Patient, der aufgrund von 2 Parametern simultan beurteilt werden soll, wird mit bis zu fast 10% Wahrscheinlichkeit als auffällig betrachtet, wenn er (bezogen auf diese beiden Parameter) ganz normal ist. Bei allen 20 Parametern beträgt die Wahrscheinlichkeit für diesen sog. „Fehler 1.

Art", nämlich einen Patienten bezüglich mindestens eines Parameters als auffällig zu bezeichnen maximal 64%, wenn dieser Patient in Wahrheit ganz normal ist. Das heißt also, die Wahrscheinlichkeit einer falsch-positiven Beurteilung des Patienten kann bei 20 Parametern bis zu 64% betragen, wenn diese maximale Wahrscheinlichkeit auch auf der etwas unrealistischen Annahme der gegenseitigen Unabhängigkeit der 20 Parameter beruht. Doch die Wahrscheinlichkeit, bei der durchaus üblichen Größenordnung von 20 Laborparametern einen Patienten bezüglich mindestens eines Parameters fälschlich als auffällig zu betrachten, wenn er ganz normal ist, ist doch im allgemeinen so hoch, daß der Praktiker aus Erfahrung einen „abnormalen" Laborwert hier und da toleriert und den Patienten auf Zusehen weiter behandelt oder nicht behandelt. Ist das ein rationales Vorgehen, angesichts auch der zum Teil erheblichen Kosten für die Laboranalysen? Sicherlich nicht. Darüber hinaus aber kann die auf der beschriebenen Basis heute noch praktizierte Laborwertbeurteilung zu einer erheblichen Belastung für das Arzt-Patienten-Verhältnis werden, einmal durch die unnötige Beunruhigung des Patienten durch eine falsch-positive Beurteilung und zum anderen durch das mögliche Übersehen abnormaler Entwicklungen, d.h. beim Begehen des sog. „Fehlers 2. Art", nämlich einen Patienten als normal zu betrachten, wenn er in Wahrheit auffällig ist, also einen Patienten falsch-negativ zu beurteilen.

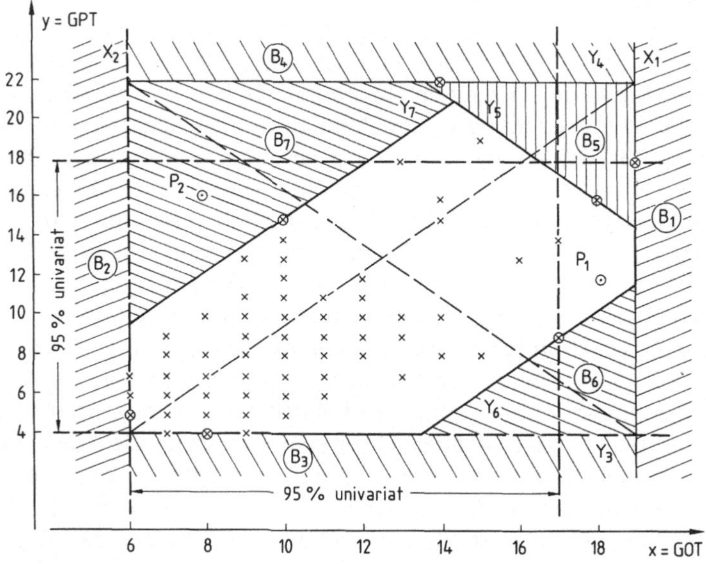

Abb. 1. Bivariater 95%-Normbereich (*un*schraffiert) für GOT und GPT, konstruiert aufgrund der Wertepaare von n = 140 „Gesunden" (nach Abt 1982).
Gestrichelte Achsenparallelen: 95% univariate Normbereiche
P_1 und P_2: s. Text

Um bei der simultanen Beurteilung mehrerer Laborparameter das Risiko für den Fehler 1. Art unter Kontrolle (z. B. 5%), und das für den Fehler 2. Art möglichst klein halten zu können, d. h., um zu einer rationalen Laborwertebeurteilung zu kommen, bietet sich die Methode der sog. multivariaten Normbereiche (besser: Referenzbereiche) an. Moderne Verfahren der sog. nichtparametrischen, skalierungsunabhängigen Konstruktion solcher Bereiche (Abt u. Ackermann 1981) erfüllen die Forderung nach Einhaltung der tolerierten Irrtumswahrscheinlichkeit von z. B. 5% für eine falsch-positive Beurteilung (Fehler 1. Art). Darüber hinaus erreicht man mit der Anwendung der multivariaten Normbereiche noch zusätzlich, daß die Wahrscheinlichkeit auch für eine falsch-negative Beurteilung (Fehler 2. Art) klein gehalten wird. Das bedeutet, man entdeckt Auffälligkeiten, die mit der „univariaten" Betrachtungsweise nicht entdeckt werden. Zur Veranschaulichung dieser Sachverhalte diene Abb. 1, in der ein für GOT und GPT simultan konstruierter 95%-Normbereich zusammen mit den beiden univariaten 95%-Normbereichen dargestellt ist[2].

Ein zukünftiger Patient P_1, der mit einem GOT von 18 und einem GPT von 12 diagnostiziert werden soll, würde *außerhalb* des univariaten 95%-Normbereichs für GOT liegen aber innerhalb des bivariaten 95%-Bereichs. Dieser Fall wäre ein Beispiel für einen mit erhöhter Wahrscheinlichkeit auftretenden Beurteilungsfehler 1. Art (falsch-positive Beurteilung) der univariaten gegenüber der multivariaten Methode. Umgekehrt würde ein Patient P_2 mit einem GOT von 8 und einem GPT von 16, univariat bezüglich GOT und GPT betrachtet, als unauffällig erscheinen, während er tatsächlich außerhalb des bivariaten 95%-Normbereichs liegt. Hier würde es sich also um einen mit erhöhter Wahrscheinlichkeit auftretenden Beurteilungsfehler 2. Art (falsch-negative Beurteilung) der univariaten gegenüber der multivariaten Methode handeln.

Was in diesem Beispiel mit nur 2 Parametern demonstriert wurde, hat bei einer größeren Anzahl simultan zu beurteilender Parameterwerte weit schwerwiegendere Konsequenzen. Die geometrische Konstellation der Situation bei z. B. 5 simultan zu beurteilenden Leberparametern, einer ganz alltäglichen Situation also, entzieht sich leider unserem menschlichen Vorstellungsvermögen, aber die statistische Methodik ist in der Lage, die nötigen Entscheidungskriterien auch bei 3 oder mehr Parametern bereitzustellen.

Die Beurteilung der Laborwerte anhand multivariater Normbereiche kann sinnvollerweise natürlich nur über die Anwendung eines entsprechenden Computerprogramms erfolgen. Denkbar wäre es, daß das analysierende Labor Anschluß an ein geeignetes Rechnersystem hat und die statistische Entscheidung, ob der Patientenpunkt innerhalb oder außerhalb des multivariaten Normbereichs liegt, dem praktischen Arzt gleich mitliefert.

Aus dem Bereich der ärztlichen Diagnostik könnten in bezug auf das hier behandelte Thema der Bedeutung der Statistik für den einzelnen Patienten noch viele Beispiele angeführt werden. Eines betrifft die diagnostischen Tests, deren Sensitivität, Spezifität und prädiktiver Wert anhand von Versuchskollektiven mit etablierter Diagnose bestimmt werden. Bei solchen Untersuchungen stellt man

[2] Die n = 140 Wertepaare von „Gesunden", die zur Konstruktion dienten, wurden freundlicherweise von Prof. Dr. U. Seiffert, Frankfurt, zur Verfügung gestellt.

sehr oft mit Hilfe statistischer Methoden fest, daß ein bestimmter Test keine wesentliche zusätzliche Erkenntnis mehr bringt, wenn andere diagnostische Tests vorgängig durchgeführt wurden. Auch aus statistischer Sicht kann daher in vielen Situationen nicht genug vor einer solchen Überdiagnostik gewarnt werden, die für den Patienten oft nur eine zusätzliche physische und psychische Belastung mit u. U. nicht unerheblichem Risiko darstellt, ohne dem diagnostizierenden Arzt wirklich neue Erkenntnisse zu bringen. Ein typisches Beispiel dazu ist die Angiographie, die in dem Werk von Anschütz (1982) neben vielen anderen Diagnoseverfahren in diesem Zusammenhang diskutiert wird. Auf die relevante statistische Methodik zur Beurteilung diagnostischer Tests, insbesondere aber der mehrfachen diagnostischen Tests, kann hier aus raumtechnischen Gründen nicht eingegangen werden; einen einleitenden Zugang dazu bietet die Schrift von Galen u. Gambino (1979).

Therapie: Auswahl aufgrund von statistischen Testergebnissen

Nach der Diagnose der Krankheit sieht sich der Arzt bei der Wahl einer geeigneten Therapie für den Patienten im allg. vor ein reichhaltiges Angebot von Möglichkeiten gestellt, und besonders im Fall der medikamentösen Behandlung fällt es ihm manchmal schwer, die optimal geeignete Therapieform zu finden. Die Pharmaindustrie überschüttet den Arzt mit ihrem Werbematerial, das oft genug mit statistischen Begriffen wie „Signifikanz", „χ^2-Test" und Symbolen wie „$p<0{,}05$", „$F=\ldots$" usw. angereichert ist. Ähnliches gilt für die wissenschaftliche medizinische Literatur, in der neue Forschungsergebnisse dem praktizierenden Arzt mitgeteilt werden sollen. Oft ist die Reaktion des Praktikers auf diese Informationen, die ihm aufgrund mangelnder Kenntnis moderner statistischer Verfahren manchmal unverständlich bleiben, gefühlsmäßig dasjenige Präparat zu wählen, das sich entweder bewährt hat und/oder seit langem bekannt ist, oder aber dessen Wirkung ihm entsprechend überzeugend dargestellt erscheint.

Betrachten wir aber den Fall des kritischen und aufgeschlossenen Arztes, der tatsächlich aus dem Neuen das optimal Geeignete nach objektiven Kriterien auswählen will. Dieser Arzt kann nicht umhin, sich mit den Grundlagen der statistischen Versuchsplanung und -auswertung auseinanderzusetzen. Denn nur neue Therapieformen, die nach diesen Grundsätzen erprobt und evaluiert wurden, sollten die Beachtung des Praktikers finden.

Zu den angesprochenen Grundlagen gehört ein grundsätzliches – nicht notwendigerweise mathematisches – Verständnis für den Begriff des Signifikanztests: er ist es nämlich oft, der der neuen Therapie das Gütesiegel der Überlegenheit über bisherige Therapien verleiht bzw. verleihen soll. Aber worauf bezieht sich die Aussage des Signifikanztests, die z. B. von einer neuen Therapie behauptet, sie sei wirksamer oder verträglicher als eine bestimmte Vergleichs-, oft Standardtherapie? Oft betrifft diese Aussage den Unterschied der Erfolgsquoten von 2 Therapiewirkungen, z. B. bei 2 Medikationen die jeweiligen Anteile der Patienten, die über die Medikation das Urteil „hat geholfen" abgegeben haben, verglichen mit der Gesamtzahl der mit dieser Medikation behandelten Patienten.

Tabelle 1 illustriert diese Situation, in der je 90 Patienten mit den Medikationen A und B behandelt wurden. Dabei möge z. B. „A" eine neue Therapieform sein, die mit einer der bisher üblichen Therapien („B") verglichen werden sollte.

Therapie A zeigte also einen Anteil von 72/90 = 80% von Patienten mit Erfolg, Therapie B einen solchen von 55/90 = 61%.

Zunächst ist zu beachten, daß es sich hier um qualitative, also „weiche" Daten handelt, denn die Aussage des Patienten, das Medikament habe geholfen oder habe nicht geholfen, ist eine rein subjektive, nicht quantifizierbare Beurteilung. Eine Quantifizierung des Therapievergleichs und damit die Möglichkeit einer objektiven statistischen Auswertung wird erst durch das Feststellen der Anzahl von Patienten erreicht, die vom Erfolg der jeweiligen Therapie berichten. Weiter ist zu bemerken, daß ein objektiver Vergleich der beiden Therapieerfolge natürlich nur auf der Basis möglich wird, daß jeder der insgesamt 180 Patienten der Studie die gleiche Chance hatte, Therapie A oder Therapie B zugeteilt zu bekommen. Das wird durch die sog. Randomisierung erreicht, das heißt die streng zufällige Zuteilung (nach Zufallsmechanismen, nicht „aufs Geratewohl") jedes der 180 für die Studie vorgesehenen Patienten auf eine der beiden Therapien.

Es interessiert nun die Frage, ob die beiden Erfolgsquoten von 80% und 61% nur zufällig voneinder abweichen (und damit auch von einer wahren, gleichen Erfolgsquote, für die unter dieser Annahme 127/180 = 71% die beste Schätzung wäre), oder ob der beobachtete Unterschied durch eine in Wahrheit wesentlich bessere Wirkung der neuen Therapie (A) gegenüber derjenigen der Standardtherapie (B) erklärbar sein könnte. Dazu berechnet man hier sinnvollerweise die sog. χ^2-Testgröße, die mit ihrem Zahlenwert (hier 6,85) ein Maß dafür gibt, wie wahrscheinlich es noch ist, daß der beobachtete oder ein noch größerer Unterschied der Erfolgsquoten auf reinem Zufall beruht, unter der Annahme von in Wahrheit gleichen Erfolgsquoten der beiden Therapien. Diese Wahrscheinlichkeit, auch Überschreitungswahrscheinlichkeit p genannt, ist im vorliegenden Fall kleiner als z. B. die konventionelle „Signifikanzschwelle" von 5% („$p < 0{,}05$"), so daß man – mit einem Risiko von 5% – von einem wesentlichen Unterchied zwischen den beiden Therapiewirkungen sprechen wird. Die Feststellung der „Signifikanz" an der (*vor* Studienbeginn zu wählenden) Signifikanzschwelle von 5% bedeutet also, daß man mit dem Risiko von 5% bereit ist, die Hypothese der Gleichwertigkeit der beiden Therapien zugunsten der Alternativhypothese der

Tabelle 1. Vergleich von *Therapie A* (neu) mit *Therapie B* (Standard) bei 180 Patienten

Therapie hat	geholfen	nicht geholfen	Gesamt	Erfolgsquote [%]
A	72	18	90	80
B	55	35	90	61
Gesamt	127	53	180	71

Verschiedenheit von A und B zurückzuweisen. Diese Rückweisung könnte daher mit höchstens 5% Wahrscheinlichkeit, oder im Mittel in einer von 20 gleichartigen Studien gleichen Umfangs zu Unrecht geschehen sein, weil nämlich in höchstens 5% aller solcher Studien ein Erfolgsquotenunterschied mindestens so groß wie der beobachtete auch rein zufällig auftreten kann.

Wenn man nicht nur hypothetisch, sondern auch praktisch an die Realisierung derartiger wiederholter Vergleiche von hier Therapie A mit Therapie B denkt, dann würden die Erfolgsquoten von Studie zu Studie variieren, und diese Variabilität ist durch die individuellen Reaktionen der involvierten Patienten auf die verabreichte Therapie bedingt. Es handelt sich dabei sowohl um eine interindividuelle wie auch intraindividuelle restliche Variabilität (Zufallsvariabilität) der Patientenreaktionen. Die intraindividuelle Variabilität manifestiert sich darin, daß ein Patient, der wiederholt der einen oder der anderen Therapie unterzogen würde, sehr wahrscheinlich nicht immer das gleiche Urteil über eine bestimmte Therapie abgäbe.

Welche Bedeutung hat nun ein derartiges Studienergebnis für den Praktiker, insbesondere in bezug auf seinen (Einzel-) Patienten? Vermutlich wird der Arzt aufgrund der etablierten „signifikanten" Überlegenheit von Therapie A über Therapie B die erstere verschreiben und dem Patienten dies damit begründen, daß die neue Therapie (A) der bisher üblichen Standardtherapie (B) überlegen sei. Aus dieser Begründung wird der Patient fast sicher den Schluß ziehen, daß es ihm mit der neuen Therapie besser gehen müsse als mit der bisher verschriebenen. Aber genau vor diesem Schluß muß der Arzt seinen Patienten warnen, denn die etablierte signifikante Überlegenheit der neuen Therapie über die alte bedeutet noch lange nicht, daß sie sich auch bei diesem speziellen Patienten erweisen wird. Die Signifikanzaussage bezieht sich auf ein Kollektivergebnis, das heißt, die Wahrscheinlichkeit, daß die neue Therapie dem Einzelnen hilft, ist größer als es die Wahrscheinlichkeit für die Hilfe durch die alte Therapie ist. Es kann sehr wohl sein, daß einem bestimmten Patienten durch die alte Therapie eher geholfen wird als durch die neue. Das „signifikante" Ergebnis des Therapievergleichs impliziert also eine doppelte Unsicherheit hinsichtlich seiner Anwendung in der täglichen Praxis. Einmal handelt es sich um ein Resultat, bei dem ein Irrtum mit einem Risiko von z.B. 5% selbstkonzidiert ist, und zum anderen handelt es sich um eine Aussage, die nicht notwendigerweise auf einen bestimmten Einzelpatienten zutrifft, wobei diese beiden Unsicherheiten natürlich ursächlich zusammenhängen.

Nur der praktizierende Arzt, der die hier am einfachsten denkbaren Beispiel gezeigten statistischen Grundlagen medizinischer Studien versteht, wird in der Lage sein, seinem Patienten befriedigende Erklärungen über Eintreten oder Ausbleiben von Therapiewirkungen zu geben. Mit der Aneignung dieses Grundlagenwissens und mit dessen Vermittlung wird er Enttäuschungen beim Patienten vermeiden, der ja i.allg. rein deterministisch denkt und keine Vorstellung vom Ausmaß der stochastischen (Zufalls-)Einflüsse auf das medizinisch-biologische Geschehen hat.

Im Zusammenhang mit den Signifikanztests bei Therapiestudien und deren Interpretation tritt ein weiteres wichtiges Problem auf, das ähnliche Ursachen hat wie dasjenige, das bezüglich der simultanen Beurteilung mehrerer (Labor-)

Parameter auf S. 83ff. beschrieben wurde. Sehr oft hat man nämlich beim Vergleich von 2 oder mehreren Therapien nicht nur *ein* Merkmal zur Auswertung vorliegen (das war vorher das subjektive Urteil „geholfen/nicht geholfen"), sondern 2 oder mehrere. Man denke z.B. nur an die Behandlung der Hypertonie, bei der der systolische und der diastolische Druck, der Puls und möglicherweise weitere Parameter zur Wirkungsbeurteilung herangezogen werden. In diesem Fall gilt das, was bezüglich des Unterschreitens der Signifikanzschwelle für *einen* Parameter oben gesagt wurde, nicht mehr automatisch für jeden einzelnen der 2 oder mehreren geprüften Parameter.

Dies möge anhand des vorher diskutierten Beispiels illustriert werden, das zu diesem Zweck insofern abgeändert gedacht werden soll, als die Patienten nicht mehr das *absolute* subjektive Urteil „geholfen/nicht geholfen" abgeben sollen, sondern das *relative* Urteil gegenüber der in einem vorhergehenden Zeitraum erhaltenen Therapie. Dazu kann man sich vorstellen, daß alle Patienten einer Klinikambulanz oder Praxis, die bisher die Standardtherapie B erhalten haben, in die Studie einbezogen werden und für den Studienzeitraum entweder die neue Therapie A oder weiterhin die Standardtherapie B erhalten (randomisiert zugeteilt). Nach Abschluß des Beobachtungszeitraums sollen die Patienten dann einerseits beurteilen, ob die jetzige Therapie im Vergleich zur bisherigen (Standard-) Therapie besser oder nicht besser gewirkt hat und andererseits, ob die Verträglichkeit der jetzigen Therapie besser oder nicht besser als diejenige der bisherigen war. Solche relativen Beurteilungen unterliegen einer geringeren Zufallsvariabilität (der Therapievergleich geschieht intraindividuell), sind aber nur sinnvoll, wenn Patient und verabreichender Arzt die Identität der verabfolgten Therapie nicht kennen. Deswegen wird man sich die hier geschilderte Studie nur im „doppelblinden" Ablauf vorstellen können, was gerade heißt, daß weder Patient noch Arzt die Identität der jeweilig verabfolgten Therapie kennen. Diese Doppelblindheit ist oft, z.B. durch entsprechende Kaschierung der Medikamente, unschwer zu erreichen. Natürlich würde auch der vorher geschilderte Therapievergleich mit dem absoluten Urteil optimal verlaufen, wenn er doppelblind durchgeführt würde, da das Wissen um die Identität der Therapie (neu oder Standard) in jedem Fall von erheblichem subjektiven Einfluß auf das abgegebene Urteil sein kann. (Anmerkung: Trotz des etwas erschwerenden Umstands der Doppelblindheit sind die hier geschilderten Studienkonzepte solche, deren Problemstellungen typischen Grundsituationen des Praktikers entsprechen und in einer gut geführten größeren Praxis auch durchführbar sind. Ein praktizierender Arzt, der sich in dieser Weise in der Therapieforschung engagiert, wird seine an der Studie teilnehmenden Patienten als aktive Partner und nicht nur als Hilfesuchende erleben und auch so das Arzt-Patienten-Verhältnis im positiven Sinne beeinflussen.)

Nach Abschluß der Studie mögen also die Daten der 2 subjektiven Beurteilungskriterien vorliegen, die die Relationen der beiden Therapieeffekte zueinander beschreiben und simultan zu einer Entscheidung bezüglich der Überlegenheit oder Nichtüberlegenheit der einen über die andere Therapie führen sollen. Die Ergebnisse (bei insgesamt 180 Patienten) mögen wie in Tabelle 2 gegeben sein:

Tabelle 2. Doppelblindstudie an 180 Patienten: Vergleich der *Therapien A* und *B* mit der vorher gegebenen *Therapie B* mittels zweier Beurteilungskriterien

1. Kriterium. Die jetzige Therapie hilft im Vergleich zur bisherigen

Therapie	besser	nicht besser	Gesamt
A (neu)	67	23	90
B (Standard)	52	38	90
Gesamt	119	61	180

2. Kriterium. Die Verträglichkeit der jetzigen Therapie ist im Vergleich zur bisherigen

Therapie	besser	nicht besser	Gesamt
A (neu)	53	37	90
B (Standard)	46	44	90
Gesamt	99	81	180

Wenn nun bei beiden Parametern (Beurteilungskriterien) die Unterschiede zwischen den Therapieeffekten mit dem χ^2-Test jeweils an der 5%-Signifikanzschwelle geprüft würden, so betrüge das Risiko, bei Unterschreiten einer oder beider 5%-Signifikanzschwellen die Überlegenheit der einen über die andere Therapie zu Unrecht zu postulieren, nicht mehr 5% sondern möglicherweise bis zu 9,75%! Man spricht hier von der „Signifikanzschwellenaufblähung" beim Testen mehrerer Parameter. Wenn also die Forderung lautet, mindestens einer der beiden Parameter solle einen Unterschied bezüglich der beiden Therapien an der Signifikanzschwelle 5% zeigen, damit überhaupt von einem Unterschied zwischen den Therapieeffekten von A und B gesprochen werden könne, so ist das Gesamtrisiko, diesen Schluß zu Unrecht zu ziehen 9,75%, entspricht also nicht mehr den anfangs konzidierten 5% „Irrtumswahrscheinlichkeit". Diesem Phänomen kann nur begegnet werden, indem in der Planungsphase der Studie die kritische Signifikanzschwelle für jeden Einzeltest heruntergesetzt, d.h. eine sogenannte „Signifikanzschwellenkorrektur" durchgeführt wird. Allgemein gesprochen: wenn mehrere Parameter auf Signifkanz geprüft werden sollen und es wird keine Signifikanzschwellenkorrektur durchgeführt, werden mit erhöhter Wahrscheinlichkeit „Signifikanzen" resultieren, wenn in Wahrheit gar keine Wirkungsunterschiede vorhanden sind. Dies ist eine der typischen Gefahren, die mit dem Prüfen auf Signifikanz verbunden sind, und natürlich kann nur der Statistiker erschöpfend beurteilen, ob die Prüfverfahren bei der Auswertung einer Studie richtig angewendet wurden. Doch es würde dem Arzt und damit dem Einzelpatienten helfen, wenn publizierte oder anderweitig mitgeteilte Forschungsergebnisse nicht blindlings vom Arzt akzeptiert und in die Praxis umgesetzt würden. Ein Forschungsbericht mit mehreren angegebenen Signifkanztestresultaten ohne Erwähnung der darin liegenden Problematik sollte auch vom Allgemeinarzt mit äußerster Zurückhaltung aufgenommen werden.

Im vorliegenden Beispiel würde sich nach der sogenannten „Bonferroni-Holm-Signifikanzschwellenkorrektur" (s. beispielsweise Abt 1983) bei keinem der beiden Kriterien eine Signifikanz an der korrigierten 5%-Schwelle ergeben, obwohl der χ^2-Wert für das 1. Kriterium mit 4,86 größer ist als der kritische Wert von 3,84 für die formale, nicht korrigierte 5%-Signifikanzschwelle, aber kleiner als 5,02, dem Wert an der korrigierten Signifikanzschwelle von $\frac{1}{2}5\% = 2{,}5\%$. Der χ^2-Wert für das 2. Kriterium beträgt 0,81 und würde daher auch den formalen Wert von 3,84 nicht überschreiten. Der allein aufgrund dieses statistischen Ergebnisses zu ziehende Schluß würde lauten, daß eine Überlegenheit der neuen über die Standardtherapie weder bezüglich erwünschter Wirkung noch Verträglichkeit an der Signifikanzschwelle 0,05 nachweisbar wäre. Das bedeutet natürlich nicht, daß damit die beiden Therapien als gleichwertig zu gelten haben. Das Risiko für den Fehler 2. Art, nämlich die beiden Therapien als gleichwertig beurteilt zu haben obwohl in Wahrheit die neue Therapie A der Standardtherapie B überlegen ist, kann im vorliegenden Fall erheblich sein.

Bei den in diesem Abschnitt anhand von Beispielen geschilderten Therapievergleichen spielt die Variabilität der Patientenurteile offensichtlich eine entscheidende Rolle: auf ihrer Basis werden die wesentlichen von den zufälligen Einflüssen getrennt. Je kleiner die Variabilität ist, um so leichter wird es sein, wesentliche Effekte aus dem zufälligen Geschehen herauszufiltern. Oft ist eine große Variabilität durch eine wenig spezifizierte Definition der Population erklärbar, aus der die Patientenkollektive als repräsentativ entnommen gedacht werden. Durch eine Klassifizierung der Population nach bekannten „Einflußgrößen", wie z. B. Alter, Geschlecht, Schweregrad der Krankheit usw., können die Therapievergleiche in den viel homogeneren Untergruppen mit mehr Schärfe durchgeführt werden. Es gibt dazu statistische Verfahren, die die gewählte Klassifizierung ins Kalkül der Gesamtauswertung einbeziehen, z. B. die Mehrwegkontingenztafelanalyse oder die Varianzanalyse. Eine sehr elegante Methode für diesen Zweck ist auch die sogenannte Diskriminanzanalyse, von der im nächsten Abschnitt ein Anwendungsbeispiel diskutiert werden soll.

Zur Vertiefung des Verständnisses der Methodik von Therapiestudien eignet sich die Lektüre der Schriften von Biefang et al. (1979) sowie Fülgraff u. Kewitz (1979).

Prognose: Vorhersage des Krankheitsverlaufs mit Hilfe der Diskriminanzanalyse

Sehr oft wird das Handeln des praktischen Arztes durch die Prognose des Krankheitsverlaufs bestimmt: das rechtzeitige Erkennen einer Krankheitsentwicklung kann sowohl dem Arzt als auch dem Patienten von erheblichem Nutzen sein. Umgekehrt kann das Nichterkennen der Krankheitsentwicklung zu Handlungen oder Handlungsunterlassungen führen, die besonders für den Patienten großen Schaden bedeuten.

Die statistische Methodenlehre bietet verschiedene Verfahren an, die zur Prognoseunterstützung für den Einzelfall geeignet sind. Eines davon ist die sogenannte Diskriminanzanalyse, die in dieser Anwendung einen Patienten einer bestimmten Prognosegruppe zuteilt, und zwar aufgrund von Datenerhebungen an früheren Patientenkollektiven. Auch hier tritt i. allg. eine Unsicherheit auf, d. h. ein Patient wird nicht mit 100%iger Sicherheit einer bestimmten Prognosegruppe zugeteilt. Die Zuteilung erfolgt aufgrund bestimmter Kriterien (anamnestische wie auch Befunde bei der Erstuntersuchung), die in einer sogenannten Trennfunktion zusammengefaßt werden. Als Beispiel möge eine Studie in einer Allgemeinpraxis dienen, bei der an Patienten mit zunächst banal erscheinendem grippalen Infekt versucht werden sollte, die später sich zu Komplikationen entwikkelnden grippalen Infekte von den banal bleibenden zu trennen. (Die Daten wurden freundlicherweise von den Herren Prof. Dr. med. K. Jork und cand. med. M. Fobbe, beide Frankfurt, zur Verfügung gestellt.)

Die folgenden 7 Einflußgrößen wurden als mögliche prognostische Kriterien für die Krankheitsentwicklung in Betracht gezogen: Alter des Patienten, Beruf, Geschlecht, Beschwerdendauer bis zum 1. Arztbesuch aus Anlaß des grippalen Infekts sowie subjektives Befinden, Körpertemperatur und arterieller Mitteldruck bei diesem 1. Arztbesuch.

In die Studie wurden nur solche Patienten einbezogen, die beim 1. Arztbesuch einen auch später bestätigten banalen Grippeinfekt hatten (Gruppe I: 69 Patienten) und solche, deren „banaler" Infekt sich später als „nichtbanal" herausstellte (Gruppe II: 16 Patienten).

Mit der Diskriminanzanalyse wurde nun versucht, diese Unterscheidung in der Zugehörigkeit zu Gruppe I oder Gruppe II schon aufgrund der oben aufgeführten 7 Einflußgrößen vorauszusagen, deren Werte (Einschließlich der kategorialen Einteilungen wie z. B. beim Beruf) beim 1. Arztbesuch erhoben worden waren.

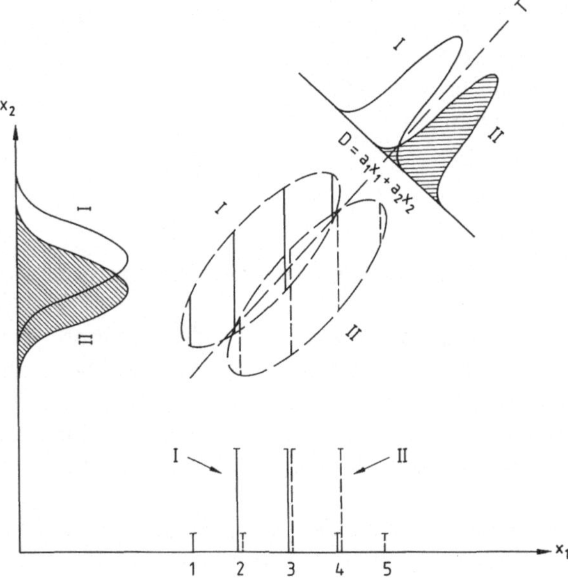

Abb. 2. Prinzip der Diskriminanzanalyse am Beispiel von 2 Einflußvariablen bei Klassifizierung in 2 Gruppen (I und II), z. B. I: banaler Virusinfekt, II: nichtbanaler Virusinfekt. (x_1: subjektives Befinden, x_2: Alter)

Das Prinzip der Diskriminanzanalyse ist aus Abb. 2 ersichtlich, mit der anhand von 2 Einflußgrößen gezeigt wird, wie die optimale Trennung zwischen den beiden Gruppen durch die Projektion der zweidimensional verteilten Punkte auf eine bestimmte Gerade erreicht werden kann. Diese Gerade (von der analytischen Form $D = a_1x_1 + a_2x_2$) wird so bestimmt, daß der Abstand zwischen den Gruppen maximal wird bei gleichzeitiger Minimalisierung der Variabilität innerhalb der Gruppen. Die Verteilungen der auf diese Gerade projizierten Punkte werden sich i. allg. auch überlappen, so daß eine 100%ige Trennung auf der Geraden D i. allg. nicht möglich sein wird. Aber die Trennung ist um so besser und die Prognose für einen zukünftigen Einzelpatienten (für dessen Prognose die Gerade ja konstruiert wird) um so genauer, je geringer das gemeinsame Überlappungsgebiet der beiden Gruppen auf der Geraden ist. Die eigentliche Trennfunktion ist nun ein Punkt auf der konstruierten Geraden, der auch als Schnittpunkt einer zur konstruierten Geraden D rechtwinkligen 2. „Trenngeraden" T mit der ersten Geraden aufgefaßt werden kann. Jeder zukünftige Patient, dessen Einflußgrößenwerte x_1 und x_2 in die Geradengleichung D eingesetzt werden und einen Wert D ergeben, der (in Abb. 2) links von T liegt, wird als zur Gruppe I gehörend prognostiziert, ein Patient mit einem Wert D rechts von T als zur Gruppe II. Dabei werden die angesprochenen offensichtlichen Fehlklassifikationen begangen, die um so öfter auftreten, je größer der Überlappungsbereich ist.

In Abb. 2 wurden als Beispiele für 2 Einflußgrößen „Subjektives Befinden" und Alter gewählt, ohne allerdings die tatsächlichen Werteverteilungen aus der Studie zu benutzen.

Das subjektive Befinden ist dasjenige, das vom Arzt zum Zeitpunkt der 1. Konsultation erfragt wurde, und zwar wie folgt: In welchem Ausmaß fühlen Sie sich gegenüber Ihrem Normalbefinden beeinträchtigt?

Als Antworten waren vorgesehen:

1: nur wenig schlechter als sonst,
2: mäßig eingeschränkt,
3: deutlich eingeschränkt,
4: stark eingeschränkt,
5: sehr stark eingeschränkt.

Man muß sich darüber im klaren sein, daß es sich auch bei diesen Antworten um „weiche", das heißt qualitative Daten handelt, die auf einer Ordinalskala (Rangskala) erhoben und damit subjektiven und suggestiven Einflüssen unterliegen. Die Stufenbenennung mit den „Scores" 1–5 ist nur scheinbar eine Quantifizierung (ähnlich wie bei Schulnoten üblich), die aber im Kalkül der Diskriminanzanalyse durchaus erlaubt ist.

Auf Abb. 2 wurden die beiden Stichprobenverteilungen I und II der Befindlichkeitsscores so dargestellt, daß sie bei den gewählten Altersverteilungen in simultaner Projektion mit diesem 2. Merkmal Alter auf die Gerade D recht gut getrennt erscheinen.

Mit den tatsächlich erhobenen Daten in der Grippeinfektstudie war eine gute Trennung in Gruppe I und II allerdings nicht möglich: von den 7 Einflußgrößen trugen nur Alter, Körpertemperatur und arterieller Mitteldruck tendenziell („nicht signifikant“) zur Trennung bei, doch erscheint dieses Ergebnis nicht wesentlich für die Demonstration der Methode, die zeigen sollte, daß es eine Prognoseunterstützung aufgrund statistischer Verfahren prinzipiell auch in der Allgemeinpraxis geben kann. Tabelle 3 zeigt die Klassifikation der $69+16=85$ Patienten aufgrund der Trennfunktion mit den 3 angegebenen Einflußgrößen, d.h. also das Ergebnis der Prognose, wenn man das aus den 85 Patientenwerten berechnete Trennkriterium auf die 85 Patienten selbst anwendet.

Für 42 + 10 von den 85 Patienten lieferte die Diskriminanzanalyse also die richtige Prognose, das entspricht einer geschätzten Trefferwahrscheinlichkeit von $\frac{42+10}{85} = 61{,}2\%$.

Die unscharfe Trennung ist sicher zum Teil auch auf die relativ kleinen Kollektive zurückzuführen; das eigentlich wirklich interessante Kollektiv II ist mit nur 16 Patienten definitiv zu klein für den beabsichtigten Zweck.

Anmerkung: Auf S. 91 wurde die Diskriminanzanalyse auch als Hilfsmittel beim Therapievergleich erwähnt, indem diese Methode die Prüfung der Therapien auf breiterer Basis bei reduzierter Zufallsvariabilität ermöglicht. Dabei geht man so vor, daß man an allen Patienten einer Studie (z.B. zum Vergleich von 2 Medikationswirkungen) das Resultat der Therapie registriert und dieses dichotomisiert, also z.B. in die schon benutzten Urteile „hat geholfen“ und „hat nicht geholfen“ einteilt. Das führt zu entsprechenden Patientengruppen I und II und man setzt nun die Diskriminanzanalyse so an, daß man zu den Einflußgrößen, die die Teilpopulationen genauer definieren, wie z.B. Alter, Schweregrad der Krankheit, Anzahl bisheriger Schübe usw., noch die Einflußgröße „Medikation“ (neue und Vergleichsmedikation im Beispiel) hinzufügt.

Wenn dann die Trennung in die Gruppen I und II gut gelingt, und wenn dabei die Einflußgröße „Medikation“ wesentlich zur Trennung beiträgt, hat man die mögliche Überlegenheit der einen Medikation bei gleichzeitiger Berücksichtigung der anamnestischen Befunde gezeigt. Für einen zukünftigen Patienten kann dann auch die entsprechende Prognose bedeutend differenzierter gestellt werden als das nur aufgrund des auf S. 87ff. beschriebenen Signifikanztests ge-

Tabelle 3. Prognose mit Hilfe der Diskriminanzanalyse. (Aus: M. Fobbe, Dissertation, Universität Frankfurt, in Vorbereitung)

		Prognose mit Trennfunktion		
		banal	nichtbanal	Gesamt
Tatsächliche Entwicklung	banal (Gruppe I)	42	27	69
	nichtbanal (Gruppe II)	6	10	16
	Gesamt	48	37	85

schehen konnte, denn nun können ja alle speziellen Einflußgrößenwerte dieses Patienten mitberücksichtigt werden.

Eine anschaulich geschriebene Einführung in das Gebiet der Diskriminanzanalyse enthält das Werk von Flury u. Riedwyl (1983), das dem allgemeinen Thema der multivariaten Statistik gewidmet ist.

Schlußbetrachtung

In allen aufgeführten Beispielen zur Anwendungsmöglichkeit statistischer Konzepte auf den Einzelpatienten stand die simultane Betrachtung mehrerer Variablen (Zielparameter und Einflußgrößen quantitativer und qualitativer Natur) im eigentlichen Zentrum der Betrachtung. Gerade in dieser Möglichkeit der simultanen Beurteilung der vielen das Krankheitsgeschehen charakterisierenden Variablen liegt das Angebot der modernen statistischen Verfahren, dem praktizierenden Arzt Entscheidungshilfe bei der Diagnose, Therapie und Prognose am Einzelpatienten zu liefern. Diese Tatsache wird auch dem Bewußtsein des Arztes gerecht, daß das Krankheitsgeschehen multifaktoriell bestimmt ist. Die Statistik versucht, dieses intuitiv nicht mehr zu überblickende Geschehen objektiv beurteilbar zu machen. Die aus dem Verständnis statistischer Methodik resultierenden Vorteile für das Arzt-Patienten-Verhältnis erscheinen offenkundig.

Literatur

Die nachfolgend mit einem * versehenen Angaben sind Publikationen, die für den Anwender geschrieben wurden und sich zum Einlesen in die betreffende Thematik eignen.

Abt K (1982) Scale-independent non-parametric multivariate tolerance regions and their application in medicine. Biometr J 24:27-48

* Abt K (1983) Significance testing of many variables. Neuropsychobiology 9:47-51

* Abt K, Ackermann H (1981) Univariate und multivariate Normbereiche in der Medizin. Med Welt 13:409-413

* Anschütz F (1982) Indikation zum ärztlichen Handeln. Springer, Berlin Heidelberg New York (Heidelberger Taschenbücher, Bd 218)

* Biefang S, Köpcke W, Schreiber MA (1979) Manual für die Planung und Durchführung von Therapiestudien. Springer, Berlin Heidelberg New York (Medizinische Informatik und Statistik, Bd 13) (Enthält umfangreiche Literaturangaben zum Thema)

* Flury B, Riedwyl H (1983) Angewandte multivariate Statistik - Computergestützte Analyse mehrdimensionaler Daten. Fischer, Stuttgart

* Fülgraff G, Kewitz H (1979) Arzneimittelprüfung durch den niedergelassenen Arzt. Fischer, Stuttgart

* Galen RS, Gambino SR (1979) Norm und Normabweichung klinischer Daten. Fischer, Stuttgart

Wolfrum C, Klieser E, Lehmann E (1984) Single case experiments in psychopharmacological trials. Neuropsychobiology 12:152-157 (Mit Literaturangaben zum Thema)

Erkennen

---

unter Klinikbedingungen

Verständigung zwischen Arzt und Krankem als Vermittlung von Theorie und Praxis

F. Hartmann

Einleitung

Verständigung gehört mit *Unmittelbarkeit* und *Personbezogenheit* zu den Kernbegriffen ärztlichen Handelns. In ihnen verwirklicht der Arzt das erlernte und selbsterfahrene Wissen und Können. Sie sollten einen entsprechenden Rang in einer Theorie der Medizin als einer Handlungswissenschaft haben. Als Erkenntniswissenschaft mit eigenem Auftrag und eigenem Recht begründet die Medizin ihre Erkenntnisse, ihre „Wahrheiten" und „Gesetze" aus und in ärztlichen Handlungen sowie deren Folgen. Ihre Theorien sind kritisch ausgewertete Folgen von Handlungen, die durch die Folgen vorhergehender gleicher oder ähnlicher Handlungen begründet oder zumindest gerechtfertigt waren. Die angemes-

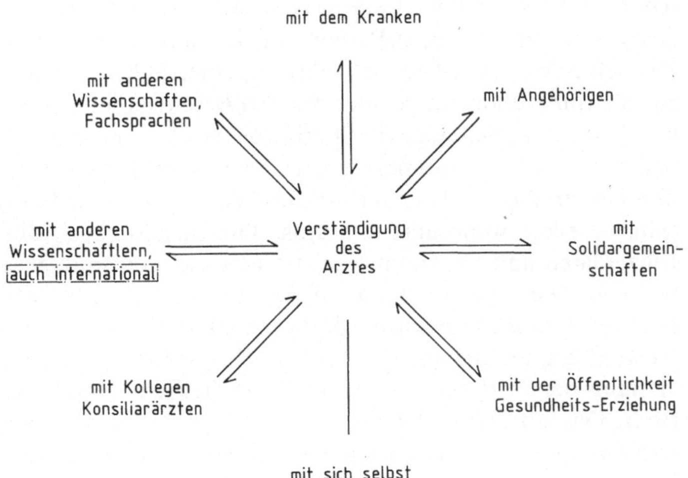

Abb. 1. Partner der Verständigungsbeziehungen des Arztes.

sene Wissenschaftstheorie der Medizin ist damit ein kritischer oder rationaler Empirismus (denkrechte Erfahrungswissenschaft).

Wissenschaft kann nach einem Umdenken in Erkenntnistheorie und Naturwissenschaften nicht mehr einseitig an das Ziel von Gesetzesaussagen gebunden werden, ebensowenig an eine eindimensionale Ereignisabfolge, die man Kausalität nennt und auch nicht an eine einfache 2wertige Logik, deren Antworten entweder ein Ja oder ein Nein sein sollen. Es genügt - und ist bei Praxiswissenschaften gar nicht anders möglich - als Ziel von Wissenschaft die Formulierung verständigungs-, übereinstimmungs- und verallgemeinerungsfähiger Aussagen anzustreben. In der Tätigkeit des Arztes beziehen sich diese Eigenschaften nicht nur auf den Kreis der Experten, sondern auf unterschiedliche Gesprächspartner (Abb. 1).

Die Übersetzeraufgabe des Arztes gehört deshalb in eine Theorie seiner Wissenschaft. Darauf sollte in der Ausbildung zum Arzt nicht nur der Kursus der medizinischen Terminologie angelegt sein, sondern der gesamte Unterricht. Das gilt besonders für die klinischen Kurse und Praktika: sie sollen den Kranken als Gegenüber - und nicht als Gegenstand - in das Gespräch einbeziehen. Ärztliche Erkenntnis und Wirkung ist wesentlich dialogisch. *Unmittelbarkeit* ärztlichen Dienstes heißt in diesem Zusammenhang, daß die Tätigkeit nicht durch Instrumente, Medikamente, Experten usw. vermittelt wird, sondern nur durch das Auge in Auge geführte Gespräch und die Untersuchung allein mit den unbewehrten 5 Sinnen. *Personenbezogenheit* bedeutet, daß der Arzt sein Wissen und Können auf die Bedürfnisse, Bedingungen und Aussichten eines einzelnen Kranken auszulegen vermag. Auslegen ist mehr als Anwenden, Individualisieren. Dazu gehört der Dialog, der dem Arzt sagt, daß das Anwenden und Auslegen des „objektiven Wissens und Könnens“ auch immer „sein“ Wissen und Können vermittelt, d.h. ihn selbst als wesentliche Einflußgröße der einmaligen Erkenntnis und der Behandlung, Betreuung, Beeinflussung, Beratung einbezieht. Wenn der Arzt selbst seine persönliche Aufnahmefähigkeit und Wirkungsmöglichkeit mitbedenkt, nimmt die Theorie einer Wissenschaft Medizin die Eigenschaft einer ärztlichen *Anthropologie* an. Deren Methode ist nur im Einzelfall analytisch-synthetisch, z.B. bei der Zusammenführung der Ergebnisse eines Tastbefundes, eines Ultraschallbildes, einer Leberbiopsie, eines Enzymmusters, eines Urinbefunds mit genau erfragten Beschwerden des Kranken (Koliken, Fieber, Nahrungsabhängigkeit, Stuhlfarbe usw.). In größeren Zusammenhängen arbeitet der Arzt phänomenologisch, d.h. Ganzheiten, Gestalten wahrnehmend und beschreibend, also ganzlassend das, was seine Ordnung und seine Richtung (Sinn) verliert, wenn man es auflöst. Die Untersuchung der Phänomene, die von Einzeldaten und Datenmustern zu unterscheiden sind, geschieht hermeneutisch, deutend. Die Eigenart der ärztlichen Tätigkeit besteht darin, daß der Arzt nicht nur vom Kranken Gehörtes für diesen gültig deuten, es verstehen muß; auch die Anwendung ärztlichen Wissens und Könnens ist eine Auslegung im Einzelfall; sie muß personal gültig sein. Auch die ärztliche Handlung ist damit hermeneutisch. Das unterscheidet die Medizin von anderen vorwiegend hermeneutisch verfahrenden Wissenschaften wie Philologie, Historik, Theologie, Rechtswissenschaft und Soziologie.

Ärztliches Erkennen und Handeln vollzieht sich im Spannungsfeld zweier Gruppen von Begriffen, die sich im einzelnen auch paarweise aufeinander beziehen lassen:

Zergliedern - Ganzlassen
Begreifen - Verstehen
Ereignisfolge - Verhaltensziel
Messen - Bewerten
Bericht - Ansprache
Befund - Angebot
Inhalt - Stimmung
Anwenden - Auslegen
Erklärung - Verständnis.

Ob der Arzt dieses leistet, überprüft er in der Regel epikritisch in Form der Reflexion, der Selbstüberprüfung. Eine anthropologisch verstandene Wissenschaft Medizin greift auch auf den Kranken als Nachrichtenquelle und Beurteiler zurück: wie nimmt er seinen Arzt und seine Wechselbeziehungen zu ihm wahr? Erste Ansätze dazu beobachten wir in Anamnestik, sowie medizinischer Psychologie und Soziologie. Gespräche mit Kranken und Antworten auf ärztliche Fragen müssen auf Wort, Wortstellung, Betonung, Zusammenhang (Syntax) und Aussageordnung (Grammatik) abgehört werden; abzuhorchen sind sie auf das Sprechen und das zugehörige Muster anderer nichtsprachlicher Gestik.

Sofern Kranker und Arzt sich gegenseitig im Gespräch mitteilen, geschieht folgendes:

1. Mitteilung von Sachverhalten (Information),
2. Übermittlung von Gefühlen und Stimmungen (Affekte und Emotionen),
3. Ansprache (Appell),
4. Suche nach einem Namen (Feststellung).

Dieses Schema von Karl Bühler mußte für die Arzt-Patienten-Beziehung um den 4. Punkt ergänzt werden. In der Suche nach einem Namen für die Krankheit kommt der uralte Wortzauber zum Vorschein: Was ich benennen, anrufen kann, kann ich auch bezwingen und versöhnen; der Arzt als Medizinmann, der Kranke als Heimgesuchter. Auch die Ansprache ist wechselseitig: Hilf mir - hab Vertrauen zu mir; sag mir, was ich habe - sag mir, was ich wissen muß, um helfen und raten zu können.

1. Beispiel: chronische Polyarthritis. Das erste Gespräch mit einem Rheumakranken hat Verständigung zum Ziel. Schon der 1. Satz des Kranken gibt in Inhalt und Stimmung das Programm vor: Ich komme wegen Rheuma; ich glaube (fürchte!), daß ich Rheuma habe; meine Mutter war *auch* Rheumatikerin. Gerade die letzte Formulierung muß einen aufhorchen lassen. „Rheuma haben“ drückt ein anderes Lebensgefühl aus, signalisiert eine andere Einstellung zu Gesundsein und Kranksein als „ich bin Rheumatiker“, d.h. meine Daseinsverfassung ist die, ein Rheumatiker zu sein, ein Rheuma zu leben.

In der Lebenswelt sind damit auch bestimmte Rollenzuweisungen und Rollenverhalten verbunden.

Nach diesem Eröffnungszug des Gesprächs ist es zweckmäßig, wenn der Arzt einen Vorschlag zur Verständigung macht: „Wir wollen als Rheuma alles bezeichnen, was am Bewegungsapparat schmerzhafte Behinderungen von Bewegungen macht." Die wichtigste Aufgabe besteht darin, herauszufinden, ob es sich um eine Entzündung, um einen Verschleiß oder eine Überbeanspruchung handelt. Das Vorverständnis der Nichtärzte von der Natur des Rheumatischen beinhaltet in der Regel die Frage, ob es sich um eine chronische Entzündung handelt. Der Arzt hat bei dieser Vorverständigung das folgende Schema im Kopf (Tabelle 1).

Tabelle 1. Kernsyndrome rheumatischer Beschwerdebilder

Ort der Störung Art der Störung	Gelenke	Wirbelsäule	Muskeln	Sehen
Entzündung (symptomatisch behandelbar)	Arthritiden Spondylarthritiden	Spondylitiden	Myositiden	Tendinitis Tendovaginitis
Verschleiß	Arthrosen Große Gelenke Polyarthrose	Spondylosen Bandscheibenschäden	(Myosen)	Riß, Verkalkung z. B. Periarthrosis humeroscapularis
Funktionsstörungen	Schmerzhafte Muskelverspannungen (Myalgien)	Rückenschmerzen (Zervikalgien, Lumbalgien)	Muskelschwächen bei Stoffwechselstörungen Psychosomatische Syndrome	Insertionstendinopathien z. B. „Tennisarm"

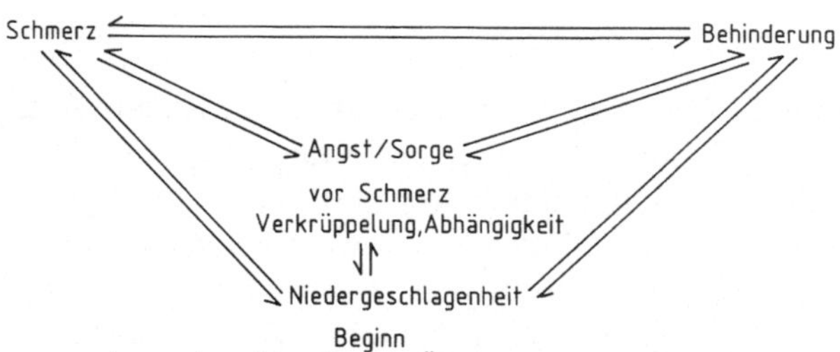

Abb. 2. Eine umfassende, verständliche, brauchbare Bestimmung des Begriffs „Rheuma"

Dieser Vorverständigung sollte sogleich eine 2. folgen: Was befürchten Sie, welche Sorge bedrückt Sie? Denn zum rheumatischen Kranksein gehört wesentlich die Sorge vor Verunstaltung, Verkrüppelung, Arbeitsunfähigkeit - Rollstuhl als Metapher oft gebraucht - Abhängigkeit. Wenn dies erkennbar wird, sollte auch die Niedergeschlagenheit als Teil des rheumatischen Syndroms genannt und mit dem Kranken besprochen werden. Insbesondere dann, wenn er in einer offenkundig depressiven Stimmungslage ist (Abb. 2).

Die Einführung von Angst/Sorge und Niedergeschlagenheit/Verzweiflung in das Gespräch hat folgende Begründung: Wenn ein chronisch Rheumakranker mit einer Verschlimmerung seiner Beschwerden in die Sprechstunde kommt, so ist nicht gesagt, ob es sich um einen entzündlichen Schub handelt oder um eine Erniedrigung der Schmerzschwelle und der Wahrnehmungsschwelle für die Behinderung durch eine depressive Reaktion oder Phase.

Die Betreuung chonisch Kranker - und die Rheumatiker sind ein lehrreiches Beispiel dafür - sollte eine Vorverständigung darüber folgen lassen, was als gesund, was als krank in diesem Falle gelten soll. Denn wo Heilung nicht in Aussicht gestellt werden kann, heißt das Ziel bedingtes Gesundsein. Jeder Menschenbeobachter wird zustimmen, daß es eine gesunde Weise gibt, krank zu sein, wie es eine krankhafte Weise gibt, sich gesund - supergesund - zu geben. Deswegen ist es besser, von Gesundsein und Kranksein als Daseinsweisen mit dem Kranken zu sprechen, statt von Gesundheit und Krankheit, die logisch nicht gleichzeitig bestehen können.

Als Formel der Verständigung bietet sich etwa folgendes an: *Gesund ist ein Mensch, der mit oder ohne nachweisbare oder für ihn wahrnehmbare Mängel (Ungleichgewichte) seiner Leiblichkeit allein oder mit Hilfe anderer Gleichgewichte findet, entwickelt und aufrechterhält, die ihm ein sinnvolles, auf die Entfaltung persönlicher Anlagen und Lebensentwürfe eingerichtetes Dasein und die Erreichung von Lebenszielen in Grenzen ermöglichen, so daß er sagen kann „mein Leben". Dazu gehört dann auch „meine Krankheit", „mein Sterben".*

Dies ist ein kybernetisches Modell von Gesundsein, entwickelt aus der begründeten Vorstellung eines immer gefährdeten, labilen, gegen Entropie gerichteten Gefüges von Fließgleichgewichten. Der Arzt und die Medizin kommen als Faktoren der Regelstrecke ausdrücklich nicht vor. Er gehört zu den „anderen". Herausgehoben ist nur der Kranke als Selbsthelfer.

Kommentar zur Definition „bedingtes Gesundsein"

1. „Gesund ist": Es wird nicht Gesundheit definiert, sondern Gesundsein. Wenn man von einem System labiler Fließgleichgewichte ausgeht, so trifft die Zuweisung von „Gesund" immer nur in einem bestimmten Augenblick zu. Im nächsten kann sich das ändern. Das „Ist" ist also ein Moment in einem Zeitfluß.
2. „Ein Mensch": Die Aussage ist immer nur für einen bestimmten Menschen in einem gegenwärtigen Zustand möglich.
3. Im Sinne eines systemtheoretisch gedachten Netzwerks, Geflechts oder Gefüges werden Mängel, die man im allg. als krank bezeichnet, besser als Ungleichgewichte beschrieben. Sie müssen nicht wahrnehmbar und auch nicht nachweisbar sein. Eine Krebsgeschwulst, die nicht wahrnehmbar und nicht nachweisbar ist, läßt nach dieser Definition den Menschen immer noch im Status des bedingten Gesundseins. Wird bei einem Menschen, der

sich nicht krank fühlt, bei einer gründlichen Untersuchung eine Krankheit im Sinne der Medizin festgestellt, so bleibt er so lange ein bedingt Gesunder, solange ihm der Befund nicht mitgeteilt wird (z. B. Gallensteine). Diese und ähnliche „überraschende" Befunde stellen den Arzt vor die Frage, ob er sie mitteilen soll oder nicht.

4. Leiblichkeit ist hier im Sinne von Merleau-Ponty und Plügge gebraucht. Während der Körper gegen die Umgebung an der Grenze seiner Haut endet, reicht Leiblichkeit in das Wirkungsfeld eines Menschen so weit hinein wie dieses für die Bildung und Erhaltung seiner Identität notwendig und aktiv ist, d. h. in das mitmenschliche und umweltliche Feld, in das der Mensch hineinwirkt und das auf ihn zurückwirkt. Leiblichkeit definiert Menschsein als ein Geflecht von Beziehungen und nicht als ein kartesianisches Körper-Seele-Modell in einem vom Umfeld isoliert gedachten Individuum.
5. Gleichgewichtsstörungen kann der sich dann krank Fühlende entweder alleine ausgleichen, das geschieht weitgehend unbewußt durch die vegetativen Gleichgewichtsmuster, oder mit geplanter Selbsthilfe.
6. „Mit Hilfe anderer" nennt den Arzt nicht ausdrücklich, weil er auch selten der 1. Mensch ist, der von einem Kranken, der seine Gleichgewichte nicht mehr selbst findet oder glaubt finden zu können, in Anspruch genommen wird. Dies ist der Kreis der Familie, Freunde, Solidargemeinschaften. Der Arzt ist nur ein Element in dem sozialen Netz, das zur Entwicklung und Aufrechterhaltung persönlicher, leiblicher Gleichgewichte in Anspruch genommen wird und nicht immer notwendig ist.
7. Die Unterscheidung von „entwickelt und aufrechterhält" ergibt sich aus der Einsicht, daß lebendige Gleichgewichte in offenen Systemen ständig gefährdet sind und deswegen durch Leistungen aufrechterhalten werden müssen.
8. Die Bestimmung von „Sinn eines Lebens" ist nie abstrakt möglich. Sie wird deswegen erläutert durch „Entfaltung persönlicher Anlagen und Lebensentwürfe". Wenn im Gespräch zwischen einem Kranken und einem Arzt die Sinnfrage vom Kranken gestellt werden sollte - vom Arzt sollte sie nie initiativ ausgehen - so hat sich der Arzt auf diejenigen Vorstellungen und Wertgefüge von Sinn einzulassen, über die der Kranke verunsichert ist, die er demgemäß aber vor der Krankheit unbewußt oder bewußt hatte und befolgte.
9. Dasein ist nicht statisch, sondern zielgerichtet und wertgeleitet. Es ist also immer auf eine Person bezogen. Utopischem Denken und Fordern von Kranken muß der Arzt Widerstand entgegensetzen. Er rechtfertigt sich aus der „Solidarität des Todes", von der Viktor von Weizsäcker gesprochen hat. An diesem Punkt eines ärztlichen Gesprächs wird es bestimmt durch die Kategorie der Endlichkeit menschlichen Daseins. Dies ist auch der Ort einer „Erörterung" der Schwierigkeit, abstrakt zwischen gesund und krank zu trennen; denn auch der noch so Gesunde erreicht seine Lebensziele immer nur in Grenzen, und er weiß darum. Es gehört zur pädagogischen Aufgabe des Arztes, daran gelegentlich zu erinnern - angesichts mannigfacher Versuchungen von Seiten der Kranken und Gesunden, gelegentlich auch sich selbst.
10. Leben, Krankheit und Sterben bilden ein anthropologisches Kontinuum, das immer auf eine Person bezogen und von ihr gestaltet wird.

Die Definition wurde auch der geschichtlichen Erfahrung gerecht, daß eine befriedigende und praxisfähige Definition von Gesundheit und Krankheit bisher nicht angeboten werden konnte. Auch neuere Definitionen von Rothschuh, Doerr oder Groß, gehen nicht über den Versuch von Rudolf Virchow hinaus: Krankheit ist Insuffizienz der regulatorischen Apparate. Der vorstehende Vorschlag ordnet also „Kranke", die von ihrer Krankheit noch nichts bemerkt haben, z. B. Krebskranke, als bedingt Gesunde ein. Denn die Bedingung des Krankseins ist das Bemerkt- und Bewußtwerden von Abweichungen des Lebensgefühls oder Einschränkungen des instrumentellen Charakters des Körpers, die vom Kranken als krankhaft empfunden und gewertet werden. Einer besonderen Erläuterung bedarf der hier verwendete Begriff der Leiblichkeit. Er ist nicht identisch mit Körperlichkeit. Faßt man den Körper als das im kartesianischen

Sinne Ausgedehnte ins Auge, so führt die Frage des Bewegenden unmittelbar in das Modell eines Körper-Seele-Dualismus. Leiblichkeit hingegen beschreibt das Wirkungs- und Spannungsfeld des Menschen zur Umwelt und Mitwelt. Der Mensch hat Leib und er ist Leib, d.h. durch den Leib hindurch stellt er sich nach außen dar, wirkt in die Mit- und Umwelt hinein; und wiederum durch den Leib hindurch erfährt und erlebt er beide. Leben ist Leibsein; Er-Leben ist Er-Leiben und nicht Ver-Körpern. Ein Ereignis - und Krankwerden ist ein solches - ist nicht ein neutraler Sachverhalt, sondern ein solcher, der micht betrifft, in mein „Eigen" als Er-Eignis eingeht. Selbstverständlichkeit kann eine Bestimmung von Gesundheit sein, wie die hier vorgeschlagene nur der Arzt überzeugend vermittelt, der sie für sich selbst als gültig annimmt.

Krankengeschichte

Seit 10 Jahren betreue ich eine jetzt 71jährige Kranke mit chronischer Polyarthritis. Die *Krankheit* machte sich 1972 mit Schmerzen in beiden Schultergelenken beim Aufhängen von Wäsche bemerkbar. Einige Wochen später schwollen die Knie schmerzhaft an. Eine ebenfalls schmerzhafte Schwellung des rechten Sprunggelenks folgte. Als ich die Patientin 1974 zum 1. Mal sah, suchte sie mich wegen eines frisch entzündlichen Schubs auf, in den diesmal außer dem rechten Knie auch die Handgelenke einbezogen waren. Vorbehandlungen mit Gold, D-Penicillamin mußte wegen Nebenwirkungen abgebrochen werden. Auf die Kombination eines Steroids mit einem nichtsteroidalen Antiphlogistikum sprach die Patientin gut an.

Bei der *Untersuchung* fanden sich eine schmerzhafte weiche Schwellung über beiden Handgelenken, eine Druckschmerzhaftigkeit der Fingergrundgelenke, Ergüsse und Schmerzen in beiden Knien. Die BKS war auf 33/67 beschleunigt. Die Rheumafaktoren waren negativ, die antinukleären Faktoren mit einem Titer von 1:60 positiv. Unter einem Prednisolon-Stoß, einem Analgetikum und einem Antiphlogistikum klangen die Beschwerden schnell ab, so daß die Patientin nach 4 Wochen sagte: „Die Handgelenke sind wunderbar abgeschwollen." Wichtig war für sie, daß sie dadurch wieder Auto fahren konnte, denn sie liebte es, sportlich zu fahren. Die Senkung ging auf 8/19 zurück. Die Steroiddosen konnten gesenkt, aber nicht ganz fortgelassen werden. Wenn sich Schmerzen in den Hand- und Fingergrundgelenken sowie vor allem am Ulnarköpfchen ankündigten, wurden die Steroiddosen vorübergehend erhöht. Die röntgenologischen Veränderungen wiesen nur eine gelenknahe Osteoporose der befallenen Gelenke auf.

Nosologisch mußte die *Diagnose* chronische Polyarthritis gestellt werden. Zwar war das anfängliche Befallsmuster der Gelenke untypisch: Schultern und Sprunggelenk. Jedoch vervollständigte sich innerhalb von 2 Jahren das Gelenkbefallmuster in typischer Weise: Handgelenke, Fingergrundgelenke, Kniegelenke. Der Verlauf war primär chronisch mit schubweisen Verschlechterungen. Die Rheumafaktoren blieben negativ. Die Konstellation signalisierte prognostisch keinen leichten, aber auch keinen wahrscheinlich verkrüppelnden Verlauf. Die Rheumafaktoren-negativen, aber Antinukleärfaktor-positiven Fälle neigen nicht so sehr zu Gelenkzerstörung wie zu Ergußbildung. Andererseits machen Autoantikörper vom Typ der antinukleären Faktoren auf mögliche allergische Nebenwirkungen von Medikamenten aufmerksam. Das gilt im vorliegenden Falle für Gold, D-Penicillamin, später auch für Chloroguin und Azathioprin: Stomatitis, Exantheme, Lichtüberempfindlichkeit der Haut. An der entzündlichen Natur des Leidens bestand kein Zweifel. Die Blutkörperchensenkungsgeschwindigkeit war bei zu niedrigen Antiphlogistikagaben hoch, reagierte aber prompt auf eine Erhöhung vor allen Dingen der Steroiddosen. In der Elektrophorese waren die γ-Globuline immer erhöht, zusätzlich die α-2-Globuline nur bei frisch entzündlichen Schüben.

Mit der Natur ihres Leidens wurde die Kranke von vornherein vertraut gemacht. Durch *Erklärung* des wahrscheinlichen Verlaufs und der möglichen Behandlungen wurde ihr die wahrscheinliche Prognose aber günstig geschildert und betont, daß es nicht zur Verkrüppelung, Gebrauchsunfähigkeit und Abhängigkeit kommen muß. Der Patientin wurde auch angeboten, mich jederzeit telefonisch anzurufen. Davon hat sie oft Gebrauch gemacht.

Im weiteren *Verlauf* setzte sich die chronische Synoviitis in den Kniegelenken so fest, daß intraartikuläre Injektionen von Steroiden und Yttrium nur vorübergehend Wirkungen zeigen konnten. Deswegen wurde der Patientin die beidseitige Synovialektomie der Kniegelenke vorgeschlagen. Eine starke Erschütterung des Selbstvertrauens durch den Tod des Ehemanns 1975 lähmte zunächst den Entschluß, sich operieren zu lassen. Ein - aus Gründen der chronischen Polyarthritis nicht notwendiger - Klinikaufenthalt bereitete die Patientin auf den Eingriff vor. Unmittelbarer Anlaß dazu waren in beiden Kniegelenken aufgetretene Baker-Zysten mit dem Bild von Pseudothrombophlebitiden. Das Operationsergebnis war objektiv gut und hält bis zur Zeit an.

In den folgenden Jahren waren operative Eingriffe an den Zehengrundgelenken und am linken Schultergelenk notwendig. Auch diese Eingriffe hatten den gewünschten und bis zur Zeit anhaltenden Erfolg. Unabhängig davon suchte mich die Patientin im Abstand von 1-2 Monaten regelmäßig auf, weil ihre Beschwerden zugenommen hatten. Sie bezeichnete das als einen „Schub". Dieser Begriff war aus unserem die Krankheit und deren Verlauf erklärenden Besprechungen entnommen. Jedoch fiel bei den klinischen Untersuchungen und der Kontrolle der BKS folgendes auf: Einem objektiven entzündlichen Schub mit vermehrten Gelenkschwellungen und erheblichem Anstieg der BKS entsprach nicht immer ein schmerzhaftes Beschwerdebild; eindrucksvollem Klagen entsprachen oft weder die klinischen Befunde noch die nur mäßig erhöhte BKS.

Inzwischen hatten die Rheumafaktoren einen Titer von 1:128. Jedoch ist diese Methode nicht geeignet, das entzündliche Auf und Ab der chronischen Polyarthritis zu beurteilen. Der Befund zeigt lediglich an, daß sich das Spektrum der Autoantikörper erweitert hat. Das Auftreten von Rheumafaktoren kündet aber auch einen schwereren, zur Gelenkzerstörung neigenden Verlauf an. Dieser trat jedoch bisher nicht ein. Vielmehr gelang es, mit sich der Lage anpassenden Prednisolon- und Indometazingaben die Entzündungsprozesse unter Kontrolle zu halten. Zu der chronischen Polyarthritis trat ein systolisch zwischen 150 und 200 mm Hg schwankender Blutdruck hinzu, der aber nicht einer Dauerbehandlung mit einem Saluretikum und Antihypertensiva bedurfte.

Was die Patientin als *Schub* empfand und bezeichnete, war das eine Mal ein wirklich entzündlicher Schub, das andere Mal eine depressive Phase, die durch Traurigkeit, Weinerlichkeit, erheblichen Schlafstörungen, morgendliche Antriebsarmut bei nachmittäglicher guter Stimmungslage und eben auch durch Senkung der Schmerzschwelle gekennzeichnet war. Es war deswegen notwendig, zeitweise Tofranil, zu anderen Zeiten Saroten zu geben. Erkennbar waren die depressiven Schübe daran, daß die Patientin sich demonstrativ in das Sprechzimmer schleppte, die Haltung zusammengesunken, die Mimik erschlafft und erstarrt, die Gesichtsfarbe fahl-blaß, die Sprache gedrückt war. Nach einem längeren Gespräch, das sich in gleicher Weise auf die krankhaften Körpersymptome wie auf die Lebenslage bezog, hellte sich die Stimmung regelmäßig auf, und die Patientin verließ das Sprechzimmer in völlig anderer Haltung und Gangart als sie hereingekommen war. Da die stark geschilderten Schmerzen mit dem klinischen Untersuchungsbefund häufig nicht übereinstimmten, also eine Erhöhung der Steroid- oder Antiphlogistikadosis nicht angezeigt war, habe ich zusätzlich Schmerzmittel gegeben. Paracetamol reichte nach Einschätzung der Kranken nicht aus. Jedoch half ihr Develin und vor allen Dingen Valoron N.

Leider entwickelte sich eine deutliche Abhängigkeit von Valoron N. Ich habe das mit der Kranken offen besprochen und sie um Mitarbeit bei der Begrenzung der Dosen gebeten. Sie ist einsichtig und diszipliniert und kommt mit einer Dosis von 2 × 15 Tropfen am Tage in der Regel aus.

Besprechung der Krankengeschichte

Seit vielen Jahren habe ich mir angewöhnt, die ersten Sätze, die Kranke im ärztlichen Gespräch zu mir sprechen, wörtlich zu notieren. In der vorliegenden Krankengeschichte lauten solche Sätze mit denen das Gespräch eröffnet wurde: „Mein Rheuma wird schlimmer", „Alle Gelenke sind schlimmer geworden", „Ich habe selten so viel Schmerzen gehabt, wie in den letzten 4 Wochen", „Ich glaube, es ist ein neuer Schub", „Ich habe den schlimmsten Schub gehabt, den ich je hatte", „Es zwickt überall, auch nachts", „Ich bin zerknirscht", „Es war eine schreckliche Woche", „Ich muß leider sagen, daß es immer schlechter ging", „Sehr wechselnd: Ich habe an Füßen und Händen arg ausgehalten", „Ich habe einen tollen Schub; es wütet im ganzen Körper; es ist zum Verzweifeln", „Ich habe ganz schön gelitten unter Schmerzen; ich habe mich sehr zusammengerissen", „Es geht mir schlecht; ich kann kaum noch gehen", „Es geht mir hundeelend", „Ich bin tagelang ohne Grund traurig", „Mir geht es seit Wochen schlecht; beide Schultern tun weh; vor allen Dingen rechts z. B. beim Autofahren", „Ich bin fürchterlich ab; ich kann nicht mehr", „Ich habe das Gefühl eines Dauerschubes", „Ich kann den Arm nicht mehr heben", „Ich habe einen fürchterlichen Schub", „Ich mußte noch einmal kommen", „Ich bin gekommen, weil es mir so schlecht geht", „Ich hatte einen grausamen Schub", „Ich kann nicht mehr; weh tun alle Gelenke", „Ich weiß nicht mehr aus noch ein; irre Schmerzen", „Es ist mir nicht gut gegangen", „Mit Riesenschritten ist es vorwärtsgegangen; ich mag bald nicht mehr", „Dies und jenes kann ich nicht mehr", „Ich habe einen furchtbar hohen Blutdruck", „Es ist mir saumäßig gegangen; ich konnte mich kaum auf den Beinen halten". Dazwischen gibt es aber auch erste Sätze wie „Mit dem Fuß ist es ganz prima", „Meine Knie sind bestens in Ordnung", 3 Wochen danach: „Es geht mir hundeelend", „Es geht mir gut", „Es geht gut", „Es ist von Tag zu Tag besser geworden".

Aus diesen Sätzen lassen sich leicht ganz unterschiedliche Angebote und Appelle herauslesen. Sowohl aus der Wortwahl wie aus der Betonung der Worte: Leidensdruck, Klage über mangelnden Erfolg, Betonung der Selbsthilfe und Selbstbeherrschung, Anklage an den Arzt, daß er einen neuen Schub zugelassen hat, Appell um Hilfe und Zuwendung, Erwartung von Trost, Forderung nach Schmerzlinderung, Verzweiflung und Aussichtslosigkeit.

Die Beziehung des Arztes zum chronisch Kranken ist nicht die eines „Be-Handlers" mit dem Ziel der Heilung – die nicht möglich ist. Vielmehr ist es sachgerechter, von „Be-Treuung" zu sprechen. Dieser Begriff bezeichnet zunächst den Umstand, daß es sich um ein Treueverhältnis handelt, dessen Voraussetzung gegenseitiges Vertrauen ist. Im Unterschied zur Behandlung der akuten Krankheit ist es auf Dauer angelegt. Auch der Umfang der in dieses Vertrauensverhältnis einbezogenen Probleme aus der Lebenswelt des Kranken ist größer als bei der akuten Krankheit. Die Grundstimmung des Kranken ist nicht die der akuten Angst, sondern die der dauerhaften Sorge. Sein Anteil an Selbsthilfe ist größer als bei der akuten Krankheit. Die Aufgabe des Arztes besteht darin, ein Leben mit der Krankheit zu erleichtern und dem Kranken Selbstvertrauen und damit die Möglichkeit zur Selbstverantwortung soweit wie möglich wiederzugeben. Das entspricht dem oben beschriebenen Begriff von bedingtem Gesundsein als Ziel der Betreuung chronisch Kranker. Daß dieses bedingte Gesundsein von Phasen akuten Krankseins jederzeit durchbrochen werden kann, ändert an dem Ziel nichts. Der hier vorgelegte Fall zeigt auch deutlich, daß die Diagnosestellung und die Behandlung der zugrunde liegenden Krankheit nur der geringste und nicht einmal der schwierigste Teil der dem Kranken und seinem Arzt auferlegten Probleme ist.

In der vorliegenden Krankengeschichte greifen 3 Problemkreise ineinander: Die *Krankheitsgeschichte,* d.h. die Zeitgestalt und die Dauer der chronischen Polyarthritis. Diese hat sehr unterschiedliche Verläufe: Einmalige oder mehrfach mit symptomfreien Intervallen auftretende und schließlich abklingende Gelenkentzündungen; ein primär schubweiser Verlauf mit immer schwereren Schüben und immer kürzeren Abständen zwischen diesen; ein schleichender Verlauf mit Stillständen und Wiederfortschreiten; ein langsam beginnender Verlauf mit Besserungsphasen, aber ohne jemals Symptomfreiheit zu erreichen; fast unbemerkt schleichend beginnender Verlauf, der unaufhaltsam bis zur Verkrüppelung fortschreitet. Zur letzten Gruppe zählen aber nur etwa 10% der Kranken. Natürliche Verläufe sind heute kaum noch zu beobachten. Sie sind medikamentös beeinflußbar und durch den operativen Eingriff der Synovialektomie und des Gelenkersatzes modifiziert. Jedoch ist die medikamentöse Beeinflussung im wesentlichen symptomatisch. Am natürlichen Verlauf, wie er sich im Röntgenbild darstellt, vermag die augenblickliche Therapie wenig zu hindern. Aber das Beschwerdebild läßt sich bessern und die Gebrauchsfähigkeit der betroffenen Gelenke länger erhalten. Vor allem auch dann, wenn man die Muskulatur beachtet, kräftigt und entspannt, ergo therapeutisch Gelenkschutz bietet.

Die *Krankengeschichte* der geschilderten Patientin gliedert sich in 2 Problemkreise: Das *Altern* und die *lebensgeschichtlichen Einbrüche*. Mit den beiden Töchtern und deren Familien besteht ein guter Zusammenhalt. Man besucht sich gegenseitig, jedoch sind wegen der Behinderung der Mutter die Kontakte seltener geworden. Sie hat sich bereits einen Platz in einem Altersheim in der Nähe einer der Töchter gekauft, kann sich aber aus ihrer jetzigen Wohnung noch nicht lösen. Problematisch ist eine Beziehung zu einer wesentlich jüngeren, aber trotzdem dominierenden Schwester. Der Plan, mit dieser zusammenzuziehen und sich von ihr helfen zu lassen, wenn dies notwendig werden sollte, zerbrach, als die Schwester an einem Krebs erkrankte. Die zunehmenden Einschränkungen des Lebensraumes sind z.T. durch das Altern bedingt, z.T. durch die Krankheit: Aufgabe der geliebten Gartenarbeit, Einschränkung der häuslichen Tätigkeit, Wechsel in der Fähigkeit, mit dem Rad zu fahren, Aufgabe des Ferienhauses, weil die Patientin dies zunehmend nicht mehr nutzen und die Kinder es nicht übernehmen wollten, Aufgabe des Autofahrens. Damit leitet diese Problematik in den Problemkreis der lebensgeschichtlichen Einbrüche über: Tod des Ehemanns, Erkrankung der Schwester, ein Autounfall, wahrscheinlich durch transitorische zerebrale Ischämie im Rahmen der Hochdruckerkrankung. Schon vorher schwand aber die Lust am Autofahren mit den Schwierigkeiten, den Kopf zu drehen. Grund für diese Schwierigkeit waren jedoch nicht Beteiligungen der Halswirbelsäule und des Atlantodentalgelenks, sondern schmerzhafte Muskelverspannungen der Nacken- und Kopfmuskulatur. Ein Eindruck mit „rheumatischem Schub" war der Tod ihres Hundes.

Die 3 Problemkreise Krankheitsverlauf, Altern und lebensgeschichtliche Einbrüche lassen sich nicht voneinander trennen; und trotzdem mußte bei jedem Krankenbesuch abgewogen werden, wo das jetzt vorgetragene Problem seinen Ursprung hatte, auch wenn es immer in der Form eines „Schubes" der Erkrankung angeboten wurde. Die Daseinsgestalt dieses Krankseins wird von 3 ineinander verschränkten Zeitgestalten geformt.

Allgemeine Ordnung ärztlicher Urteilsbildung

Die ärztliche Erkenntnis vollzieht sich in 3 Schritten. Der 1. Schritt ist *phänomenologisch* und endet mit Vermutungen dessen, was vorliegen könnte. Dazu benutzt der Arzt die Klagen und Selbstbeobachtungen des Kranken, die Wahrnehmungen und Beobachtungen anderer, besonders Familienangehöriger, und das, was er selbst aus dem Bericht des Kranken oder seiner Angehörigen herausgehört hat. Das vereinigt er mit den Ergebnissen der unmittelbaren körperlichen Untersuchung.

Der 2. Schritt der Erkenntnisgewinnung geht von der Frage aus, wie das nunmehr Bekannte zusammengehören könnte. Der Zusammenhang kann pathogenetisch sein; er kann sich in der Zugehörigkeit zu einem Krankheitsbild, einem Symptomkomplex oder einem Syndrom darstellen; er kann schließlich von einer Voraussagestruktur gebildet werden: Wohin tendiert die Entwicklung der bisherigen Beschwerden, Zeichen und Befunde? Konvergieren oder divergieren sie? Dieser 2. Schritt ist *deduktiv-probabilistisch*, denn die Erkenntniselemente werden versuchsweise verschiedenen Möglichkeiten der Zusammengehörigkeit zugeordnet. Dabei spielen Wahrscheinlichkeitserwägungen eine Rolle, die z.T. aus den Lehrbüchern, z.T. aus der eigenen Erfahrung des Arztes stammen.

Der 3. Schritt besteht in der Prüfung der diagnostischen Hypothesen. Dieser Schritt besteht aus einem *deduktiv-induktiven* Wechselspiel. Induktiv sind alle die Erkenntnisschritte, die eine bestimmte Diagnose bestätigen oder ausschließen können. Das beginnt mit speziellen Rückfragen an den Kranken, erneuter Nachuntersuchung und gezielten Datenerhebungen aus dem Bereich der mittelbaren Diagnostik (Labor, Röntgen, Ultraschall usw.). Zu diesem 3. Schritt gehört auch die Hinzuziehung von Spezialisten.

Eine Diagnose ist nicht das einzige Ziel ärztlicher Urteilsbildung. Es gibt eine Mehrzahl von Urteilsformen, von denen die häufigsten Konjekturen (Vermutungen) und Indikationen sind. Man sollte das Wort von Bernhard Naunyn beachten: Der Arzt soll sich nicht einbilden, daß er über die Lage klar ist, wenn er eine Diagnose gestellt hat (Abb. 3).

Die Wahl eines diagnostischen Begriffs zur Kennzeichnung und Einordnung sowie zur Rechtfertigung einer Handlung hängt sowohl von den Bedingungen ab, unter denen das ärztliche Urteil zustande kam, wie von den Zwecken für die es gebildet wird (Abb. 4). Daraus folgt, daß jede Diagnose vorläufig ist und für

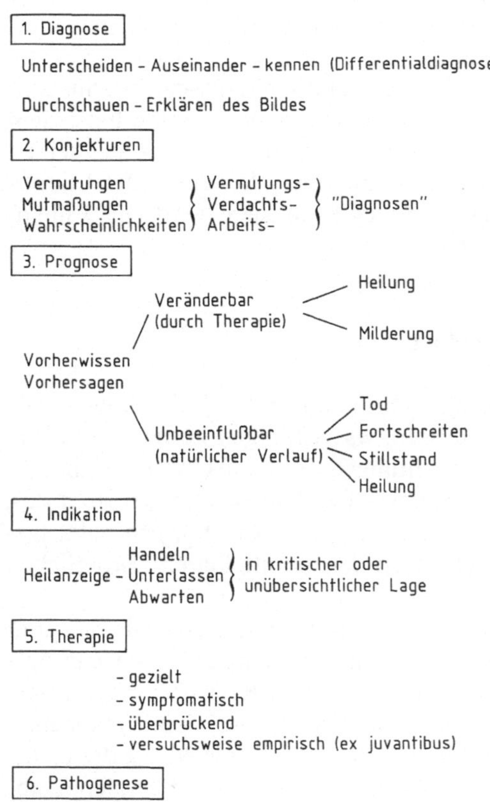

Abb. 3. Formen ärztlicher Urteilsbildung

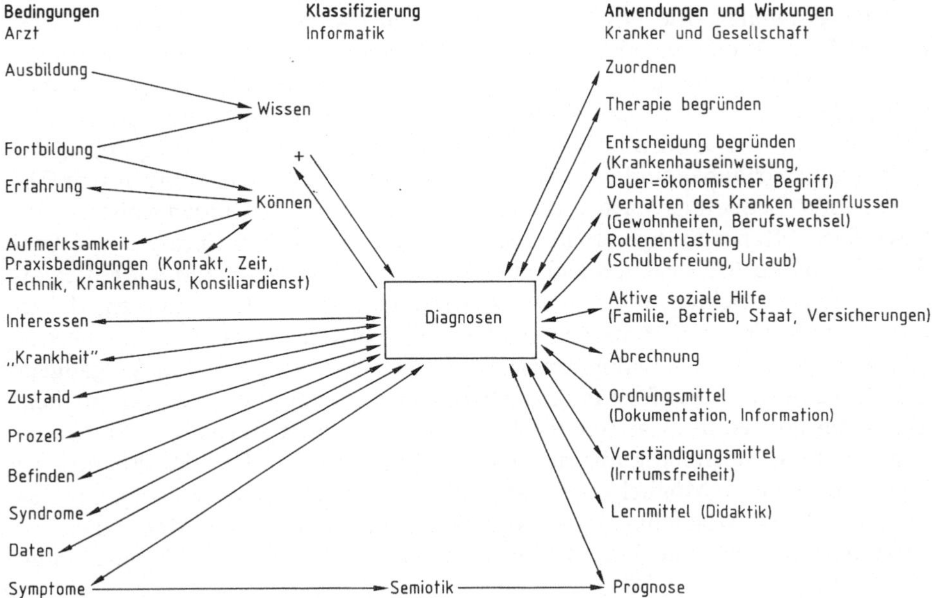

Abb. 4. Einflußgrößen auf die Wahl eines diagnostischen Begriffs

jederzeitige Überprüfung offenbleiben muß. Wenn man sich dem Zwang unterwirft, alle beim ärztlichen Gespräch und im Laufe der Untersuchungen und während der Befundsammlung auftauchenden Probleme in einem diagnostischen Begriff zu kondensieren, so geht dabei zuviel, oft Wesentliches verloren. Es entschwindet dem Gedächtnis des Arztes, auch wenn dieser sich vorgenommen hatte, auf Probleme, die ihm am Anfang aufgefallen sind, noch einmal zurückzukommen. Dem entgeht man, wenn man sich zu Beginn der Betreuung vor allem chronisch Kranker eine Problemliste anlegt. Eine solche offene Haltung ist allen Ärzten zu empfehlen, die Menschen über viele Jahre zu betreuen haben. Legt man sich auf eine im Krankenblatt festgehaltene Diagnose fest, so entgeht einem z. B. zu leicht, daß mit dem Alter die Multimorbidität zunimmt und es immer schwieriger wird, alle auftretenden Krankheitszeichen und Beschwerden einem diagnostischen Begriff zuzuordnen.

Causa efficiens und causa finalis: Hinwendung zur Konditionalität im ärztlichen Denken

Ich möchte am Schluß noch einmal auf die kritischen Worte der Einleitung über Logik und Kausalität in der ärztlichen Praxis zurückkommen. Sie werden von Ärzten in der Regel zur Verteidigung ins Feld geführt, wenn die Wissenschaftlichkeit der Medizin und die wissenschaftsgeleitete Praxis des Arztes in Frage stehen. Logik und Kausalität gehören in diesem Denkmodell insofern zusammen, als beide die Notwendigkeit eines Folgenden aus einem Vorhergehenden nachweisen wollen: die Logik als Aussage, die Kausalität als einzig mögliche Ereignisfolge. Eindeutigkeit ist das Ziel. Die beiden Denkwege sind auch umkehrbar: dieser Schluß hat notwendig jene Voraussetzungen; dieses Ereignis hat notwendig jene Ursache. Die eindimensionale Kausalität scheitert im Lebendigen schon an der Zahl und Unterschiedlichkeit der Anfangsbedingungen, die meist unüberschaubar sind und die, wenn man ihre Zahl auch wüßte, ihrem Gewicht, ihrer Bedeutung nach nicht eindeutig eingeschätzt werden können. Als lebendiges, offenes System erhält sich ein Organismus gegen Entropie und Verfall mit Stoffwechselwegen, die nicht einfach umkehrbar sind, und mit Hilfe von Enzymgleichgewichten, die eine Vorzugsrichtung haben. Instabilitäten, die in das offene System des Menschen aus Umwelt, Mitwelt, Geschichte hineingetragen werden können, schaffen Irreversibilitäten. Das Geschehen in Vergangenheit, Gegenwart, Zukunft ist nur statistisch zu beschreiben: was ist, war möglich, aber nicht notwendig; was sein wird - Entwicklung oder Ausgang einer Krankheit - kann als notwendig nur statistisch vorausgesagt werden; die Prognose ist immer für mehrere Möglichkeiten offen. Die meisten ärztlichen Aussagen folgen nicht den Modi Möglichkeit oder Notwendigkeit, sondern dem Modus Dasein: ist vorhanden, gehört nach der Erfahrung zusammen. Es ist der phänomenologische Modus.

Zur gefährlichen, weil erkenntnisverstellenden Ideologie wird die Kausalität, wenn von *einer* Ursache und *einer* eindimenionalen Folge von Ereignissen ausgegangen wird. Dieses, aus der Physik des 19. Jahrhunderts übernommene Modell übersieht die Vielzahl der Bedingungen und Verzweigungen positiver und negativer Rückkopplungen in pathogenetischen Ereignisfolgen. Dieses Modell zwingt oder verführt zu methodischer Reduktion; die Folgen können Fehler in Prävention, Diagnose, Prognose und Therapie sein.

Das auf Kausalität in der unbelebten Natur eingerichtete Denken kennt und anerkennt nicht eine Causa finalis - eine Zweckursache, nur die causa efficiens. Gerade aber die Zweckursache begründet in lebendigen Systemen das, was wir ihre Funktion nennen. Denn Funktion kann immer nur in Hinsicht auf Zwecke gedacht werden. Will man eine Funktion richtig deuten, so muß man ihren Zweck kennen. Dazu dient der Unterricht in Anatomie, Physiologie und physiologischer Chemie. Es ist ein Kennzeichen von Kranksein, daß diese Zwecke nicht mehr oder nur noch beschränkt erreicht werden können. Will man aber Verhalten von Kranken im Kranksein richtig deuten und verstehen, so muß man nicht nur voraussetzen, daß die Organisation des Menschen ein Gefüge von auf Zwecke gerichtete Funktionen ist, sondern daß der Mensch sich dieser zweckgerichteten Kausalitäten auch bewußt werden kann. Da er aber als ein in besonderer Weise offenes, lebendiges System vorhanden ist, verfügt er über einen Freiraum, der ihm erlaubt, Zwecke als Ziele zu setzen, Sinn zu stiften. Das ist die personale Dimension, die auch jedes Kranksein mitgestaltet. Deswegen kann Ludwik Fleck sagen: „Es gibt keine genaue Grenze zwischen dem, was gesund ist und dem, was krank ist und nirgends trifft man wirklich ein zweites Mal auf dasselbe Krankheitsbild. Aber diese unerhört reiche Vielheit immerfort anderer und anderer Varianten muß gedanklich bezwungen werden, denn dies ist die Erkenntisaufgabe der Medizin. *Auf welche Weise ist ein Gesetz für nichtgesetzmäßige Phänomene zu finden?* - So lautet die grundsätzliche Frage des ärztlichen Denkens. In jeder menschlichen Bewegung stecken Zweck und Ausdruck. Ausdruck heißt aber: Motiv - Darstellung - Intention. Aus Störungen der Bewegung darf man den Ausdrucksgehalt nicht einfach fortlassen. Die - möglichst kausale - Ereignisfolge abbildender logischer Aussagen erhalten die gleiche Zeitrichtung, wie die Vorgänge selbst.

Was aber ist, wenn z. B. vom Unbewußten, das Quelle von Kranksein und der Eisberg des Leidens sein kann, ohne überzeugende Einwände dagegen gesagt werden kann, dort gäbe es keine Zeitordnung und -richtung (S. Freud) und keine Logik, ja dort herrsche sogar Antilogik (V. v. Weizsäcker)?

Eine zweiwertige Logik, deren Urteile nur „wahr" oder „falsch", deren Schlüsse nur „ja" oder „nein" sagen können, kann den Erfahrungs- und Erlebnisbereich des Arztes nur zum kleinsten Teil ordnen, eben um den Preis jener Reduktionismen, ohne die Wissenschaft im experimentellen, zurechtstellenden Sinne nicht auskommt. Klaus Müller hält uns dazu das alltägliche Beispiel vor: „Die fachspezifische Überlegenheit des Arztes beschränkt sich auf jenen Teil der Krankheit, der übrigbleibt, wenn der Arzt das Geschehen soweit abgeblendet hat, daß er es in den traditionellen Kanon medizinischer Krankheitsbilder einzuordnen vermag". Was in der medizinischen Wissenschaft unumgänglich ist, ist damit für die ärztliche Praxis noch lange nicht erlaubt.

Logik lehrt, aus gesicherten Voraussetzungen richtige Schlüsse zu ziehen. Das Problem in der Medizin liegt in der Kenntnis, Setzung, Wahl der Voraussetzungen. Besonders, wenn mehrere Voraussetzungen, die nicht voneinander getrennt werden können vorliegen, stellt sich die Frage, welche Voraussetzung urteilsleitend sein soll. Ärztliche Urteile gehen in der Regel von einem Muster von Voraussetzungen aus, deren innerer Zusammenhang vermutet wird. Deswegen können auch die Schlüsse in der Regel nur Vermutungen, Konjekturen sein. Dieser Einsicht werden die Begriffe Multi- oder Plurikausalität (oder besser -konditionalität) gerecht: am Anfang einer pathogenetischen Ereignisfolge steht in der Regel ein Gefüge von begünstigenden (dispositionellen) und auslösenden (präzipitierenden) Bedingungen.

Die Logik ärztlicher Urteile läßt sich umfassender nach dem Schema: Wenn→Dann beschreiben. Die Folge Wenn→Dann kann inhaltlich oder zeitlich sein: liegt vor oder ging voraus. Dieser Ansatz läßt auch Aussagen wie „sowohl - als auch ", „mehr oder weniger", „weder - noch", „einerseits - andererseits" als logisch zu. Aus den hypothetischen Anfangsvoraussetzungen folgen offenlassende, problematische, vorläufige Urteile. Will der Arzt sie präzisieren, so muß er mehr Klarheit in die Voraussetzungen bringen, entweder durch Vermehrung oder Gewichtung oder Überprüfung der Annahmen über ihre Zusammengehörigkeit: das ist die Logik der Differentialdiagnostik. Sie ist die Antwort auf die Mehrdeutigkeit von Beschwerden, Zeichen und deren Mustern.

In der Prüfung und Setzung der Voraussetzungen besteht eine besondere Schwierigkeit darin, eine Fülle heterogener Daten, wie sie oben für die Rheumadiagnostik skizziert wurde, zu einem einheitlichen „Wenn" als Aussagebasis für einen logischen Schluß zusammenzufügen. Was ungleichzeitig erkannt wurde, muß als gleichzeitig in das Wenn der Voraussetzung eingehen. Die Erkenntnislage des Arztes, der das Phänomen „Dieser Kranke" angemessen wahrnehmen will, ist vergleichbar der des Atomphysikers. Er kann nicht in gleicher Schärfe gleichzeitig den Inhalt und die Form, die Krankheit und das Leiden, das Detail und die Szene wahrnehmen; denn er kann nicht gleichzeitig seine alalytische und seine synthetische Aufmerksamkeit und Denkkraft, sein Erfahren und sein Erleben einbringen, Nah- und Fernsicht verlangen, einzelnes und Gestalten wahrnehmen. In einem Schema habe ich diese ärztliche „Unschärferelation" auf Grund der Analysen Argelanders zum ärztlichen Erstgespräch darzustellen versucht (Abb. 5).

Was A. Argelander aus den Erfahrungen im psychotherapeutischen Erstgespräch herausgearbeitet hat, gilt im Prinzip für jedes ärztliche Erstgespräch, aber auch für jede spätere Begegnung, sofern sie auf den Versuch ausgerichtet ist, Erkenntnisse zu erweitern oder neue Erkenntnisse zu gewinnen. Als Erkenntnisinstrumente stehen dem Arzt sein Wissen und sein z.T. instrumentell vermitteltes Können zu Verfügung. Andere Erkenntnisse gewinnt er auf der Ebene seiner Gefühle, die er z.T. kennen, beherrschen und empathisch einsetzen kann. Die 3. Ebene ist seine persönliche Erlebensfähigkeit, die ihm nicht verfügbar und deswegen auch nicht voll einsehbar ist. Unter dem Gesichtspunkt der Wiederholbarkeit, die in der Wissenschaft immer ein Mittel der Überprüfbarkeit ist, sind Wissen und Können verläßlicher als Gefühl und Erleben. Gefühlswahrnehmungen sind begrenzt, Erlebnisse sind überhaupt nicht wiederholbar. Die Wissenschaftlichkeit der Erfahrungen und Erkenntnisse auf den 3 Ebenen nimmt also vom Wissen über das Gefühl zum Erleben ab. Umgekehrt nimmt aber die individuelle Gültigkeit für den einzelnen Fall zu. Dieser einzelne Fall ist immer ein Kranker - ein Arzt - eine Kranker-Arzt-Beziehung. Wissen und Können führen zu unpersönlichen Datenansammlungen. Der gekonnte Umgang des Arztes mit seinen Gefühlen im Sinne von „Instrument der Erkenntnisgewinnung" erschließt viel von der Person des Kranken; die Ergebnisse von Erkenntnissen auf der gegenseitigen Erlebnisebene haben nur Gültigkeit für die beteiligten Personen und deren Beziehung zueinander. Das Komplementaritätsgeschehen in der linken Hälfte des Schemas soll also sagen: Der ärztliche Erkenntnisvorgang ist dynamisch, d.h. er hat eine zeitliche Dimension; denn der Arzt kann nicht zu gleicher Zeit sein Wissen und Können, seine Gefühle und seine Erlebnisse anwenden, auswerten und reflektieren.

Die rechte Seite des Schemas geht von der in allen Wissenschaften, die mit Menschen zu tun haben, üblichen Unterscheidung von „objektiv" und „subjektiv" als Quellen von Information aus. Argelander hat es ergänzt durch „unbewußtes Beziehungsfeld". Was der Arzt in einer Begegnung mit einem Kranken an sich und an seiner Beziehung zu dem Kranken erlebt, ist im traditionellen Sinne deswegen nicht objektivierbar, weil es nicht rekonstruierbar ist, d.h. der Arzt kann das Erkenntnisgeschehen nicht logisch aufarbeiten und anderen vermitteln. Das gelingt nur teilweise, z.B. durch ausführliche *Beschreibung* einer Kranker-Arzt-Beziehung. Andere Ärzte können aus vergleichbaren Erlebnissen ana-logisch die Erlebnisschilderung des mitteilenden Kollegen nachvollziehen, dafür werden auch häufig die Begriffe „plausibel" oder „an-

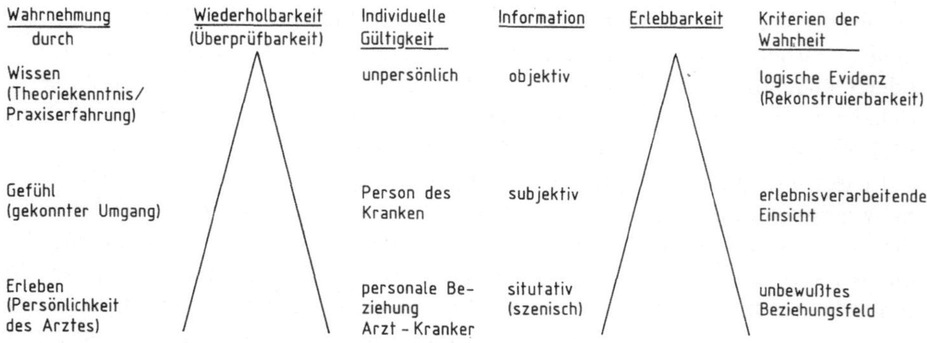

Abb. 5. Wege und Formen der Erkenntnis in der Psychotherapie

nehmbar" oder „einsehbar" oder „nachvollziehbar" benutzt. Soweit Erlebnisse auf dem Wege von wahrnehmbaren Gefühlen für die Arbeit des Verstandes erreichbar sind, sind sie auch in dessen Begrifflichkeit zu fassen, sie lassen sich begrenzt verallgemeinern. Trotzdem nennt man sie wegen der Art ihrer Quelle in Erleben und Gefühl des einzelnen Arztes „subjektiv". Die Bedenklichkeit der Unterscheidungen objektiv/subjektiv soll hier nicht näher erörtert werden. Die 3. Informationsquelle ist durch die Beziehung Kranker-Arzt gegeben. Argelander nennt sie situativ oder auch szenisch. Sie wird durch das nonverbale Geschehen bestimmt. Sie läßt sich nur für den einzelnen Fall und für die einzelne Begegnung beschreiben. Das Komplementaritätsprinzip besteht hier darin, daß objektive, subjektive und unbewußt kommunikative Erkenntnisquellen nicht gleichzeitig gleich tiefgehend genutzt werden können. Das kann in der Erarbeitung und später auch in der Aufarbeitung nur konsekutiv geschehen. Auch die Mittel der Auswertung logischer Evidenz - erlebnisverarbeitende Einsicht, szenische Beschreibung - können nicht zu gleicher Zeit mit gleicher Tiefenschärfe angewandt werden. Die Methoden und Inhalte der 3 Informationsbereiche ergänzen einander nicht statisch, sondern dynamisch. Dem Komplementaritätsprinzip liegt hinsichtlich ärztlicher Erkenntnis eine Erkenntnisbewegung zugrunde. Sie ist durch den von V. von Weizsäcker geprägten Begriff „Umgang" zutreffend und anschaulich erfaßt.

Wenn die ärztlichen Urteile der Verständigung und Rechtfertigung dienen sollen, so müssen sie in die Ordnung einer Art von Beweis der Richtigkeit gebracht werden. Das einfache Denkschema: Ursache→Krankheitsentwicklung→Symptome→Krankheit→Diagnose→Therapie→Prognose ist unzureichend. An seiner Stelle wird das folgende Schema vorgeschlagen. Es soll die Verschränkung und gegenseitige Sicherung der elementaren Wenn-dann-Schlüsse des Arztes veranschaulichen (Abb. 6).

Die Beziehung Kranker - Arzt

Die Eröffnungszüge sind in der Erst- und Wiederholungsbegegnung im Grundsatz gleichartig zu erkennen, zu bedenken und zu behandeln. Die Erstbegegnung mit der Patientin des geschilderten Falles fand am Krankenbett ihres Mannes statt. Ihr Vertrauen gründet sich auf das Miterleben eines würdigen Sterbens an einer Massenblutung des Gehirns. Diese Vertrauensgrundlage veranlaßte sie, von der sie bisher behandelnden Fachärztin für innere Medizin und Rheumatologie zum Arzt ihres verstorbenen Mannes zu wechseln. Vor der Erstbegegnung mit einem Kranken, der sich für die Sprechstunde angemeldet hat, stelle ich mir Fragen: Warum kommt dieser Mensch jetzt mit diesem Beschwerdebild zu mir? Die Antwort ist: Weil ich den Mann befriedigend betreut habe und weil mein Spezialgebiet die Rheumatologie ist. Die Antwort auf die Frage „Wer kommt?"

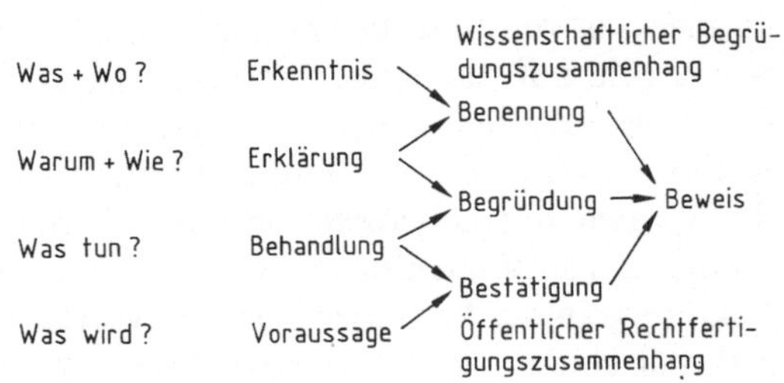

Abb. 6. Ärztliche Urteilsbildung als Beweisverfahren

ergibt sich aus Geschlecht, Alter, Ehefrau eines mir bekannten Mannes, also gewisse Vertrautheit mit Biographie, sozialen Rollen, sozialem Status, Identität, Witwentum, Zahl von Geschwistern, Kindern, Enkeln und Beziehungen zu diesen, also mit dem sozialen Netzwerk, dem Sachverhalt, daß ich für ihre „Krankheit“ „zuständig“ bin.

Die Eröffnungszüge der Wiederbegegnungen ziehen die Frage „Warum jetzt?“ in den Vordergrund. Hier sollte auch bei einem geprägten Krankheitsbild der Arzt die größtmögliche Offenheit der Möglichkeiten bewahren. Die Anfangsszene der Begegnung gibt das Programm der Beratung vor: Das Vorwissen und -erleben beider, die gegenseitigen Erwartungen zum jetzigen Zeitpunkt; dann die Selbstdarstellung der Kranken: Mimik, Haltung, Händedruck, Blickkontakt, Seufzen und der erste Satz, mit dem die Kranke ihren Arzt in ungeahnter Weise vorprogrammiert. Hinhören leitet auf die Antwort des Beratungsanlasses. Weil mir in Laufe der mir zuwachsenden ärztlichen Erfahrungen Inhalt, Bedeutung und prospektive Potenz erster Sätze immer wichtiger geworden ist, habe ich alle ersten Sätze der Wiederholungsbegegnungen wörtlich aufgeschrieben.

Die Frage „Warum diese Beschwerden?“ sollte immer über das Krankheitsbild hinausgehen, auch wenn dieses bekannt ist. Die Gefahr der Verengung des ärztlichen Blicks und Gehörs lauert in der Benennung im Sinne der Etikettierung. In Erstgespräch und Erstuntersuchung bezieht die Offenheit des Arztes organische Erkrankungen und funktionelle Störung gleichwertig ein. Beide sind im Zusammenhang von Lebensgeschichte, sozialer Lage und Zukunftsplänen zu werten, d.h. unter Abwägen der Bedingungen von Krankwerden und Kranksein, der Diagnostik und der Prognostik. All dies ist wegweisend für eine anpassungsfähige Therapeutik im Verlauf der Behandlung.

Die Eröffnungszüge der Begegnungen können auch – am besten gleichzeitig – dann, wenn nach der Eröffnungsszenerie die Initiative an den Arzt übergeht, mit Hilfe der 4 Fragen Brauns geleitet werden:

1. „Welches ist der Anlaß oder warum kommen Sie zu mir oder wie kann ich Ihnen helfen?“
2. „Was ist die Ursache?“
3. „Welches ist die Diagnose?“
4. „Was befürchten Sie?“

Der Arzt sollte diese Fragen zunächst sich selbst stellen und dann entscheiden, wann, in welcher Reihenfolge und mit welchen Worten er sie dem Kranken stellt. Die Antwort auf die 1. Frage legt mit Beschreibung, Beobachtung und Benennung die Sicht auf die Selbstwahrnehmung des Kranken, seine Symptomaufmerksamkeit und -bewertung frei, aber auch auf Einflüsse des sog. Laiensystems, d.h. auf die Selbstgestaltung: Erfahrungen im mitmenschlichen Umfeld, Gehörtes, Geratenes, Beobachtetes, im Fernsehen und in Zeitschriften Gesehenes und Gelesenes, in Gesundheitsbüchern und -lexika Nachgeschlagenes, mit der Sprache der Lebenswelt in Worte Gefaßtes. Die 2. Frage ermöglicht es dem Kranken, von Vorstellungen, die er sich oft im Gespräch mit anderen und durch Lektüre gebildet hat, auch von Vorwürfen des Selbstverschuldens zu entlasten, z.B. mit einem oft zu hörenden Satz: „*Natürlich* habe ich auch geraucht“. Von hier aus bietet sich ein zwangloser Übergang zu der Frage „Was befürchten Sie?“ an. Diese Frage wird zu wenig und oft zu spät gestellt. Es sollte dem Arzt bewußt sein, daß der Kranke sich zu allererst für die Prognose interessiert („Was wird aus mir?“) und nicht - wie i. allg. der Arzt - für die Diagnose. Der Arzt darf nicht voraussetzen, daß der Kranke die gleichen Prioritäten des Wissenwollens hat wie der Arzt. Akute, ungerichtete Angst, Furcht vor ganz Bestimmt-unbestimmt-Unheimlichem (Krebs) oder Sorge vor Chronifizierung, Verlust, Defekt, Sterben aussprechen zu können, ist eine hilfreiche Entlastung. Sie entspannt und ebnet auch das diagnostische Feld. Gerade im Falle einer chronischen Krankheit wie chronische Polyarthritis, belastet den Kranken die Frage von Verkrüppelung - Krücken - Rollstuhl - Abhängigkeit. Aber das Aussprechen der Frage stößt beim Patienten - wie z. B. bei Krebsfurcht - an Hemmungen, Erwartungsangst vor einer schlechten Auskunft.

Die 3. Frage Brauns „Was ist die Diagnose?“ mutet dem Kranken oft Unvorbereitetes und möglicherweise Verlegenheit, Irreführendes zu und erledigt sich besser, unverstellter, vorurteilsfreier im Rahmen der 1. Frage „Was führt Sie zu mir?“ In der Regel nennt er dann auch den oder die Namen, die er dem von ihm beobachteten Muster von Beschwerden und Zeichen gegeben hat.

Mit dem *Übergang von akutem zu chronischem Kranksein* oder bei der Entwicklung eines primär chronischen Krankseins ändert sich das Verhältnis Kranker - Arzt in dem Sinne, daß die Verteilung von Vertrauen und Verantwortung verändert werden soll. Bei akuter Krankheit und auch bei jeder Erstbegegnung bei chronischem Kranksein überträgt der Kranke sehr viel Vertrauen und Verantwortung auf seinen Arzt. Dieser sollte aber schon im Erstgespräch soviel Selbstvertrauen wie möglich beim Kranken aufsuchen, bestätigen und fördern und somit die Voraussetzungen schaffen, daß der Kranke, soweit ihm dieses möglich ist, auch Selbstverantwortung bei sich behält. Je chronischer ein Leiden sich entwickelt, um so wichtiger ist es, daß der Arzt beständig darauf drängt,

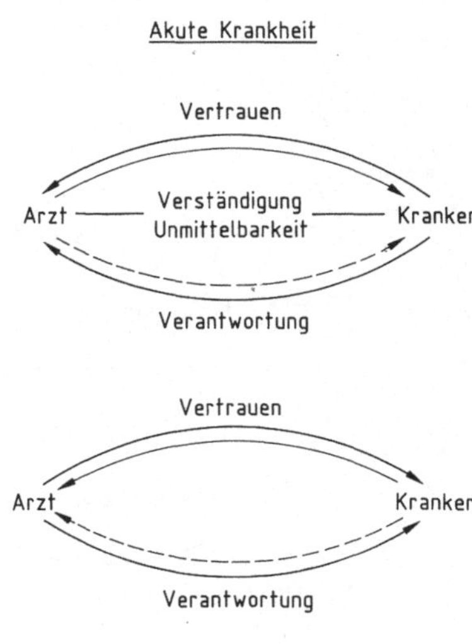

Abb. 7. Das Verteilungsverhältnis von Vertrauen und Verantwortung zwischen Krankem und Arzt bei akuter Krankheit und chronischem Kranksein

dem Kranken Selbstvertrauen im Umgang mit seinem chronischem Kranksein, v. a. mit der Brauchbarkeit und Ausbaufähigkeit der ihm verbleibenden Möglichkeiten zurückzugeben und ihm in dem Maße, in dem das gelingt, auch Selbstverantwortung zurückzuübertragen (Abb. 7). Man kann es auch so ausdrücken: Das *Behandlungsverhältnis* geht in ein *Betreuungsverhältnis* über. Das greift auch tief in die Zeitgestaltung und die Zeitstimmung des Arztes ein. Denn Chronizität ist auf Dauer, Unabsehbarkeit angelegt. Das ist der Unterschied des chronischen Krankseins zur Zeitgestaltung akuter Krankheit, mit deren akutem Beginn und der Krise, die entweder zum Tod oder zum Überleben führt. Trotzdem hat auch chronisches Kranksein seine auf Dauer überlagernden Zeitgestalten mit Krisen. Diese sind aber vielgestaltiger als die oft einfache und einmalige Krise akuter Krankheit. Mit jedem seiner chronisch Kranken ist auch der Arzt „chronisch Arzt". Das heißt, er ist dauernd mit dem chronisch Kranksein seiner chronisch Kranken emotional beschäftigt. Beide haben sich im Sinne des psychoanalytischen „Objekt"-Verhältnisses nicht voneinander gelöst. Dafür sorgt das Kranksein. Nicht nur die zur Sorge chronifizierte Angst des Kranken bestimmt das Kranker-Arzt-Verhältnis, sondern auch die ununterbrochene und beständige Sorge des Arztes um seinen chronisch Kranken. Dem Bewußtsein ist das weitgehend entzogen. Aber die beständige Bereitschaft des Arztes tritt zutage, wenn er sich sofort an den gesamten lebensgeschichtlichen Zusammenhang des Krankseins eines chronisch Kranken erinnert, wenn dieser ihn anruft, in die Sprechstunde kommt oder wenn der Arzt durch Angehörige vom gegenwärtigen Stand des Krankseins oder Schwierigkeiten der Bewältigungsarbeit des Kranken erfährt. Der Arzt selbst ist ein Teil dieser *Bewältigungsarbeit* (Coping). Copingmechanismen sind die Voraussetzung für Selbstverantwortlichkeit des chronisch Kranken. Dazu gehören nicht nur die Normen, in denen ein Kranker großge-

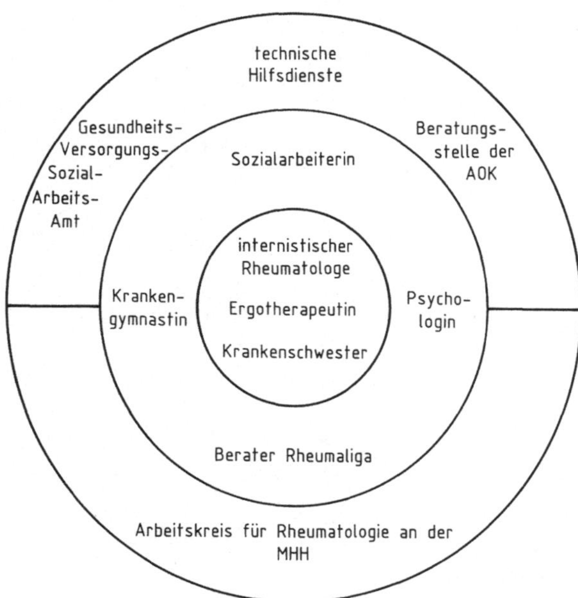

Abb. 8. Organisationsplan „Mobile Rheumahilfe" als einer umfassenden, langfristigen, wohnortnahen Betreuungsordnung

worden und erzogen worden ist, nicht nur sein Wissen und Fühlen von seiner Krankheit und auch nicht nur seine Persönlichkeitsmerkmale, die ihn zu einem Macher oder Leider, einem Optimisten oder einem Pessimisten prägen, sondern auch der Arzt als Helfer, als Vermittler, als Zuhörer und Berater. Mehr als in der akuten Krankheit gehört das Verhältnis Kranker-Arzt bei chronischem Kranksein zu Rahmen und Inhalt der Copingmechanismen.

Das Gesagte darf aber nicht dazu verleiten, das Verhältnis Kranker – Arzt aus seinen umfassenderen Bezügen der Hilfen, deren der chronisch Kranke bedarf, herauszulösen. Am Beispiel der chronischen Polyarthritis zeigt das der Organisationsplan der „Mobilen Rheumahilfe“, die von Prof. Zeidler, Priv. Doz. Dr. Raspe und mir in Hannover seit einigen Jahren aufgebaut wurde und praktiziert wird (Abb. 8). Wenn man in diesem Organisationsplan überhaupt noch von Hierarchie statt von Ordnung im Sinne eines 3dimensionalen Netzwerks reden will, so steht an der Spitze der chronisch Kranke. Eine Dimension dieses Geflechtes ist die Zeit.

Regeln für die Behandlung chronischer Polyarthritiker

Die *medikamentöse Führung* der hier vorgestellten Kranken ist ebenso der jeweiligen Situation anzupassen wie die Gesprächsführung. Wenn die Gruppe der langfristig wirksamen, v.a. neue entzündliche Schübe verhindernden oder mildernden Medikamente wie Gold, D-Penicillamin oder Resochin nicht angewandt werden können, weil sie entweder unverträglich oder wirkungslos blieben, ist in schweren Fällen ein Kortisonpräparat unverzichtbar. Jedoch wird wegen der langfristig zu befürchtenden Nebenwirkungen v.a. der Osteoporose die Dosis so niedrig wie möglich zu halten sein. Bei einwandfrei nachweisbaren Exazerbationen, sog. entzündlichen Schüben, darf man sich dann aber nicht scheuen, vorübergehend höhere Dosen zu geben und diese mit dem Ansprechen des Schubs schnell stufenweise herabzusetzen, z.B. 4 Tage 36–48 mg, dann 4 Tage 24–36 mg, in der 3. Viertagesperiode 18–24 mg usw. Eine Monotherapie mit Steroiden sollte nicht vorkommen. Vielmehr werden Steroide immer mit nichtsteroidalen Antiphlogistika kombiniert. Die Dosis der nichtsteroidalen Antiphlogistika sollte immer maximal sein, solange Steroide zusätzlich notwendig sind, um die Steroiddosis so niedrig wie möglich zu halten. Die Auswahl der nichtsteroidalen Antiphlogistika richtet sich nach deren Verhältnis von Verträglichkeit und Wirksamkeit. Im Vordergrund stehen z.Z. Indometacin-, Diclofenac- und Piroxicampräparate. Die primäre Wahl des Arztes richtet sich nach der publizierten und von ihm selbst gemachten Erfahrung, sie wird korrigiert durch die Erfahrung am einzelnen Kranken. Bei der Wahl der nichtsteroidalen Antiphlogistika ist deren gleichzeitige Wirksamkeit als Analgetika zu beachten. Überwiegt in einem bestimmten Fall oder in einer Phase der Krankheit der Schmerz die objektiven Entzündungszeichen (Rötung, Schwellung, Überwärmung, BKS), so ist ein Antiphlogistikum mit stärkerer analgetischer Wirkung zu wählen. Oder das Antiphlogistikum muß wenigstens vorübergehend durch ein Analgetikum verstärkt werden, z.Z. kann man empfehlen, es zunächst mit Paracetamol zu versuchen, dann mit einem Acetylsalicylsäurepräparat; danach trotz der gegenwärtig gülti-

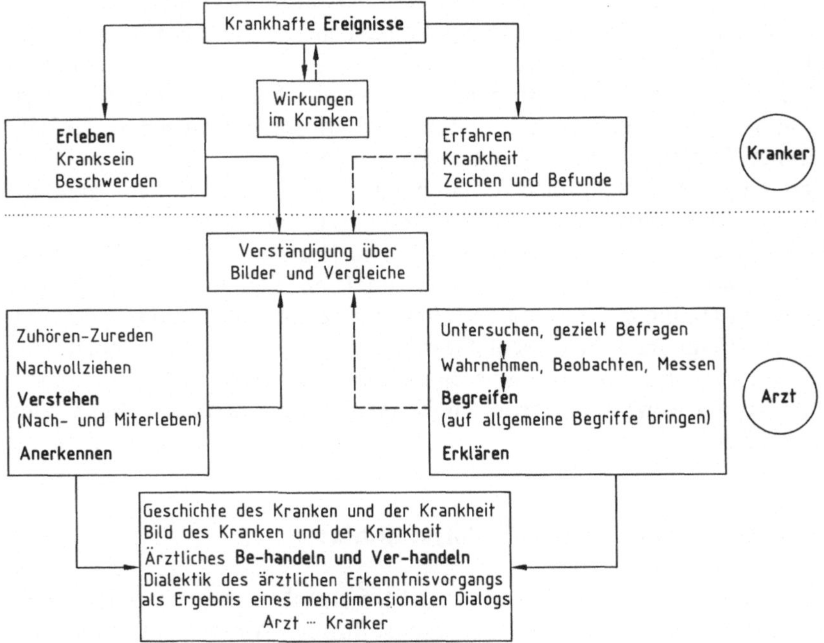

Abb. 9. Verständigung als ärztlicher Zentralbegriff

gen Einschränkungen Metamizol versucht werden, das zugleich einen antiphlogistischen Effekt und eine muskelentspannende Wirkung hat. Erst nach diesen Versuchen ist ein ausgesprochenes Schmerzpräparat wie Valoron N oder sogar Temgesic erlaubt.

Schmerzhafte Muskelverspannungen begleiten chronische Polyarthritiden und Arthrosen in um so höherem Maße, je stärker die körperliche Krankheit von einer ängstlichen Grundstimmung überlagert wird. In dem Falle sind außer im Vordergrund stehenden krankengymnastischen Lockerungsübungen und isometrischen Entspannungsübungen als unterstützende Medikamente Muskelrelaxanzien wie Sanoma oder Muskeltrancopal angezeigt. Sie haben gleichzeitig eine angstlösende Wirkung. Ist die Angst offen und hindert z.B. das Einschlafen, kann man Kombinationspräparate wie Limbatril wählen.

Eine Besonderheit im vorliegenden Falle ist die Anwendung von Antidepressiva. Sie wurden nur vorübergehend in folgender Absicht gebraucht: Tofranil wurde in den Phasen gegeben, in denen eine starke morgendliche Antriebshemmung das Selbstvertrauen der Kranken so weit herabsetzte, daß sie sich nichts mehr zutraute, sich unnütz und überflüssig, ja anderen als hinderlich, als antriebsarm und entschlußunfähig vorkam. Das stimmungsaufhellende Psychopharmakon ist also lediglich eine Hilfe, Selbstverantwortung auf dem Umweg über Selbstvertrauen wiederherzustellen. Saroten wurde in solchen Phasen eingesetzt, in denen die Einschlafstörung bedingt durch ständiges Grübeln über die aussichtslose Lage überwunden werden sollte, um nicht nur den kreisenden Gedanken Ruhe zu verschaffen, sondern auch der Muskulatur die nächtliche Entspannung.

Das erste Wort dieses Beitrags sollte auch das letzte sein: Verständigung (Abb. 9). Ohne sie ist der angesichts von Chronisch-Kranksein notwendige Übergang von Behandlungsverhältnis zu Arbeitsbündnis nicht zu meistern, das reduktionistische Denken von Arzt und Krankem nicht zu öffnen für die Vieldimensionalität menschlichen Krankseins.

Patient, Arzt und Krankenhaus

P. Novak

Zugang zur Fallgeschichte

Die „Fallgeschichte", die hier dargestellt und „aufgearbeitet" wird, geht nicht auf einen unmittelbaren Kontakt des Autors mit der Hauptperson dieser Geschichte, einer Patientin, zurück. Sie ist vielmehr „vermittelt" über 2 Personen, zu denen die Patientin während eines langen Klinikaufenthalts als den einzigen ein tiefes und nicht enttäuschtes Vertrauensverhältnis aufbauen und erhalten konnte: über einen Sozialarbeiter und einen Seelsorger. Diese waren von der Patientin ausdrücklich darum gebeten worden, mit dem Autor als Medizinsoziologen ihren Fall durchzusprechen, den sie manchmal in täglichem Kontakt mit ihr im Krankenhaus miterlebten. Dies geschah in mehreren intensiven Gesprächen.

Die Bereitschaft, das Ergebnis dieser Gespräche niederzulegen, basiert trotz des Bemühens um größtmögliche Authentizität nicht auf der Absicht, den Fall, um den es geht, als punktgetreues Abbild darzustellen. Dies wäre ohnehin nicht möglich, da selbst die Darstellung eines unmittelbar Erlebten an die Sichtweise oder Perspektive des noch so kritisch Erlebenden und Betrachtenden gebunden bleibt. Eben darauf kam es aber auch der Patientin und ihren beiden Vertrauenspersonen an: auf den persönlich eingenommenen Gesichtspunkt des Medizinsoziologen. Davon versprachen sie sich, diese Geschichte „besser" zu verstehen und sich zu verständigen, in der Hoffnung, das Geschehene eher bewältigen zu können. In bescheidenem Maße scheint das auch zu gelingen.

Darüber hinaus ist dieser Beitrag nicht geschrieben, um konkrete Personen anzuschuldigen oder zu glorifizieren. Perspektivisches Verstehen des einzelnen und besonderen Geschehens soll vielmehr etwas daran Typisches und insofern Allgemeines erschließen, um Bedingungen problematischer Praxis wie auch diese selbst verändern zu helfen.

Die Geschichte des „Falles“

Ein „Eingriff“ wird nötig

Eine Hausfrau und Mutter von 4 noch versorgungsbedürftigen Kindern, die mit ihrer Familie in einer kleinen Stadt lebt, verspürte seit längerem Schmerzen im Unterleib, die aber immer wieder abklangen. Als sie auch ungewöhnliche Genitalblutungen bemerkte, wandte sie sich an einen Gynäkologen am Orte, den sie lange kannte. Sie betrachtete ihn als „ihren“ Arzt. Dieser stellte nach genauer Untersuchung fest, daß ein kleinerer operativer Eingriff notwendig sein würde. Er besprach das Problem mit der Frau. Sie wollte für die wenigen Tage, die sie in dem kleinen Krankenhaus ihrer Gemeinde zubringen müßte - ihr Gynäkologe verfügte dort über einige Belegbetten - ihren Haushalt organisieren, d.h. vor allem die Versorgung der Kinder in der Zeit, da ihr Mann von seiner Arbeit unabkömmlich sein würde.

Ein Termin für den Krankenhausaufenthalt konnte schließlich festgelegt werden.

Ein weiterer „Eingriff“ wird nötig

Während des Eingriffs stellte der Gynäkologe fest, daß außer dem gynäkologischen auch ein noch schwerer wiegendes urologisches Problem vorlag, das ohne eine weitere Operation nicht zu lösen sein würde. Diese Problementwicklung hatte er nicht erwartet. Er beschloß, mit der Frau und ihrem Mann die Lage zu besprechen. Da er eine gynäkologische Konsultation während des urologischen Eingriffs für sinnvoll hielt, legte er sich einen Plan zurecht, der es möglich machte, daß er selbst weiterhin an der Verantwortung und an der Versorgung hätte beteiligt bleiben können. Er war sich sicher, seiner Patientin die neue und für sie zunächst sicher sehr enttäuschende und ängstigende Situation auf diese Weise erleichtern zu können.

Eine situationsgerechte Problemlösung und ihr Scheitern

Sein Plan sah folgendes vor: Die nächstgelegene Kreisstadt verfügt über ein größeres Krankenhaus mit urologischer Abteilung, die ein befreundeter Kollege leitet. Dieser könnte mit seiner Mithilfe die neuerliche Operation durchführen. Der Kollege stimmte auch gern diesem Vorhaben zu. Es hätte nur noch der Zustimmung des ärztlichen Direktors der Klinik, eines Gynäkologen und der Einwilligung des Landratsamts bedurft.

Der Patientin und ihrem Mann erklärt er die neue Problemlage und stellt ihnen die von ihm ins Auge gefaßte Problemlösungsstrategie dar. Nachdem die Frau ihre erste Enttäuschung überwunden hat, ist sie überzeugt, ihr Arzt habe die bestmögliche Lösung gefunden und stellt sich darauf ein, daß diese auch verwirklicht werden kann. Sie lernt den Urologen kennen. Ihr Arzt bemüht sich um Zustimmung des ärztlichen Direktors. Als letzterer sich eher ablehnend zeigt, interpretiert er dies als Scheu vor den verwaltungsrechtlichen Regelungen und erklärt, mit dem Landratsamt verhandeln zu wollen.

Das Landratsamt gibt seine Einwilligung, aber nun versagt der ärztliche Direktor dem Arzt der Patientin die Beteiligung an einer Operation in „seiner" Klinik. Die Betroffenen sind zutiefst enttäuscht. Sie erkennen als Alternative nur die Durchführung des Eingriffs in einem relativ weit entfernten Universitätsklinikum, das sowohl über eine gynäkologische wie über eine urologische Klinik verfügt.

Hausarzt und Klinik

Die Patientin wird schließlich in die urologische Klinik aufgenommen. Einer der Oberärzte nimmt sich ihrer an.

Die Patientin ist eine Woche lang in der Klinik und versteht nicht mehr, was mit ihr geschehen soll. Ihrer Wahrnehmung nach war es so: „Herr Oberarzt X. hat eine Woche lang Anweisungen gegeben, was gemacht werden sollte, hat auch selber eine Blasenspiegelung vorgenommen." Sie denkt an ihre häusliche Situation, an die Versorgung der Kinder im besonderen. Sie wird ängstlich und unsicher. Sie vermag nicht zu verstehen, warum man sich nicht mit ihrem Arzt in Verbindung setzt, der sie operiert hat und der einen operationsbedürftigen, pathologischen urologischen Befund bei ihr erhoben hat. Den Anforderungen an ihre Geduld vermag sie nicht länger zu entsprechen.

Endlich leistet sie offenen Widerstand und erklärt, sie lasse nichts mehr mit sich machen. Nun wird ihr Arzt konsultiert, und anschließend bestätigt der Oberarzt den Befund ihres Arztes. Er selbst habe daran nicht geglaubt und habe ihr am 1. Tag des Klinikaufenthalts gesagt, er gäbe einen aus, wenn die Einweisungsdiagnose stimme.

Operationsvorbereitung und Operation in der Klinik

Die Operation wird nun auf den nächstmöglichen Termin festgelegt. Es wird auch ein Gynäkologe daran teilnehmen, den die Patientin kennenlernt. Sie ist nun wieder etwas beruhigt.

Am Tag des Eingriffs ist sie anästhesiologisch vorbereitet. Im Operationssaal fragt der Narkosearzt, ob sie schon wisse, daß der Oberarzt, der sie während ihres bisherigen Klinikaufenthalts betreut habe und der auch die Operation durchführen wollte, auf einem Kongreß sei und ein anderer Operateur seine Stelle einnehmen werde. Diese Nachricht trifft sie wie ein Schlag. Doch nun erfährt sie, daß auch der ihr inzwischen bekannte Gynäkologe nicht anwesend sein werde, aber ein anderer Arzt aus der Urologie sei lange in der Gynäkologie gewesen und dieser werde an der Operation teilnehmen. Die Patientin berichtet über ihre Reaktion auf diese überraschenden Mitteilungen: „Das hat mich so geschockt, daß ich nur noch heulte und sagte, sie sollen machen, was sie wollen; es muß nur in Ordnung sein."

Postoperativer Verlauf

Der postoperative Verlauf ist zunächst problemlos. Nach 8 Tagen muß ein Drain gezogen werden. Dieses hat - womit niemand rechnete - einen Knoten gebildet, und bei dem wohl etwas energischen Versuch es zu entfernen, erlebt die Patientin nicht nur heftige Schmerzen, sondern es reißt auch eine der inneren Nähte. Die Patientin erhält eine Spritze gegen die Schmerzen. Diese stellen sich wieder ein, nachdem die Wirkung des applizierten Medikaments nachläßt. Über diese Schmerzen hat sie nun ständig zu klagen und gewinnt den Eindruck, daß man diese Klagen für übertrieben, wenn nicht für Simulation hält. Auch ihr Argument, sie habe keinen Anlaß zu übertriebenem Klagen, da sie so schnell wie möglich zu ihren Kindern nach Hause wolle, findet kein Gehör.

Nach 4wöchigem Klinikaufenthalt fragt sie nach dem Entlassungstermin und begründet ihr Interesse mit der schwierigen Situation zu Hause. Auf ihr Anliegen geht der befragte Arzt nicht ein, sondern hält ihr entgegen, sie sei eine ungeduldige Patientin.

Es verunsichert sie und steigert ihre Gefühle der Ohnmacht und des Unmuts, daß sie den Arzt, der sie operiert hatte, nur einmal sieht. Er kommt auch nicht, als sie ausdrücklich nach ihm verlangt. Zufällig begegnet sie dessen Ehefrau, die ebenfalls in der Klinik arbeitet. „Zu ihr sagte ich dann, was ich alles auf dem Herzen hatte und entlud so bei ihr meinen Groll." Das tut ihr hinterher leid. Aber sie erreicht damit, daß der Arzt sich am Tag der Entlassung bei ihr entschuldigt. Es beeindruckt sie schwer, daß ihr ein Arzt einmal sagte, daß Menschlichkeit an letzter Stelle in der Medizin stehe.

Ärztliche Fehler?

Was lehrt dieser Fall? Warum haben ihn die erwähnten Personen gerade dem Autor dieses Beitrags vorgetragen?

Zunächst natürlich, um zu erfahren, was hier für Fehler aus seiner Sicht begangen wurden und dann, um zu erfahren, wie die Entwicklung dieses Falls aus eben derselben Sicht erklärbar sei.

Der Erwartung entsprechend sollen zuerst die „Fehler" dargestellt werden, welche Personen machen, die in dieser Geschichte auftreten. Die Fehler beginnen im 3. Abschnitt der Geschichte mit dem Scheitern einer „situationsgerechten Problemlösung".

Woran scheitert eine „situationsgerechte Problemlösung"?

Fehler 1. Der Gynäkologe, ärztlicher Direktor des Kreiskrankenhauses, handelt im Bezugsschema interkollegialer Konkurrenz und amtlicher Autorität (Weber 1922), nicht dagegen patientenorientiert. Er vermag nicht, die Problematik der Patientin situations- und personspezifisch zu erkennen (Gerhardt 1976, 1981; Novak u. Zipp 1981) bzw. er sperrt sich, solche Gesichtspunkte sein Handeln beeinflussen zu lassen. Der Hausarzt dagegen möchte im Interesse seiner Patientin diese Barrieren patientenzentrierten ärztlichen Handelns überwinden.

Fehler 2. Die strukturellen und institutionellen Bedingungen ärztlichen Handelns werden hier von einem Klinikdirektor genutzt, seine eigenen Interessen gegen den Kollegen und gegen die Patientin durchzusetzen.

Die Beziehung zwischen Hausarzt und Klinik

Fehler 3. Der Oberarzt der Universitätsklinik handelt ebenfalls nicht situations- und personspezifisch, also insofern nicht patientenorientiert, obwohl er deutliche Hinweise auf die Bedürfnisse der Patientin durch diese selbst erhält und Möglichkeiten hätte zu versuchen, diesen Bedürfnissen entgegenzukommen.

Fehler 4. Er beachtet nicht einmal Regeln zeitlicher und ökonomischer Rationalität des Krankenhauses als „Produktionsbetrieb", wenn er die durch Befunde begründete Diagnose des einweisenden Kollegen über längere Zeit hinweg nicht beachtet und nicht überprüft.

Fehler 5. Dabei mißachtet er zugleich berufsständische Gebote kollegialer Achtung.

Fehler 6. Dieses ärztliche Fehlverhalten wiegt um so schwerer, als der Patientin der - außerdem nicht begründete - Zweifel an der fachlichen Kompetenz ihres Hausarztes vermittelt wird. Damit begeht der Oberarzt den „Doppelfehler", nicht nur den Aufbau eines vertrauensvollen Arbeitsbündnisses zwischen der Patientin und sich selbst zu verhindern, sondern auch in ein solches Bündnis störend einzugreifen, das zwischen ihr und ihrem Hausarzt seit langem besteht.

Operationsvorbereitung und Operation in der Klinik

In besonderem Maße der Oberarzt in der Urologie - aber auch der Kollege aus der Gynäkologie, der ihm bei der Operation der Patientin assistieren sollte - wissen und erkennen offenbar nicht, wie „strapazierfähig" selbst ein erheblich gestörtes Vertrauens- und Arbeitsbündnis ist, wenn sich der Patient - wie im Falle der notwendigen Operation - in einem zuhöchst verunsichernden, aber unvermeidlichen Abhängigkeitsverhältnis zum Arzt befindet, so daß es dem Patienten auf keinen Fall gleichgültig ist, ob ihn jemand operiert, den er kennt oder den er nicht kennt.

Fehler 7. Daher ist es ein schwerer Fehler, daß beide Ärzte es unterließen, der Patientin zu sagen, sie könnten nicht - wie vorgesehen und besprochen - persönlich die Operation durchführen. Denn diese Unterlassung - bzw. als deren Folge die überraschende Nachricht während der Narkosevorbereitung, daß die Operation von Ärzten vorgenommen würde, die der Patientin persönlich noch nicht bekannt waren - treibt die Patientin in ein passives Sichgehenlassen, dessen Gefahren für den postoperativen Verlauf Inhalte alten und sich täglich erneuernden Erfahrungsguts stationärer Betreuung und Pflege sind.

Postoperativer Verlauf

Fehler 8. Aufgrund der Vorgeschichte der Patientin zu erwartende postoperative Komplikationen - wenngleich nicht in der speziellen Form zu erwartende, in der sie tatsächlich auftraten - werden ärztlicherseits einer querulatorischen Überempfindlichkeit der Patientin angelastet, obwohl jeder Hinweis auf ihre Motivation zu sekundärem Krankheitsgewinn in Gestalt verlängerten Krankenhausaufenthalts fehlt.

Sozialer Kontext des Verlaufs der Geschichte

Es kann kein Zweifel daran bestehen, daß „Fehler" von Personen begangen werden und auch kein Zweifel daran, daß Fehler von Personen zu verantworten sind. Gleichwohl, da der Mensch - wie Aristoteles sah - ein zoon politikon ist, werden seine Fehler in einem seine Person umfassenden sozialen Kontext möglich und wahrscheinlich. Unsere Fall-Geschichte wäre im Hinblick auf das, was sie uns lehren kann, ein Torso, würde sie nicht auch in diesen Kontext sozialwissenschaftlich gestellt (vgl. Lennard u. Bernstein 1969). Beginnen wir daher noch einmal:

Ein Eingriff wird nötig

Primärärztliche Versorgung wird auch durch Gebietsärzte geleistet, denn es ist ja ein Gynäkologe und nicht ein Allgemeinarzt, den die Patientin als ersten mit ihrem Problem aufsucht, und diesen betrachtet sie als „ihren" Arzt - er sie als „seine" Patientin. Hier werden Prinzipien wirksam, die das Handeln eines Hausarztes leiten sollten und in unserem Fall tatsächlich leiten: Vertrautheit und primär bestehendes Vertrauen zwischen Arzt und Patient, Alltagsnähe ärztlichen Handelns, Chancen für psychosoziale Belange.

Der Arzt ist sich offensichtlich darüber im klaren - das ist sozusagen ein Inhalt seines Bewußtseins -, daß sein Handeln nicht nur die Leiblichkeit der Patientin berührt, auch nicht nur sie als isoliertes leib-seelisches Individuum, sondern daß es auch in für sie wesentliche soziale Bezüge eingreift, u.a. in Familienleben und Haushalt. Der Arzt akzeptiert in unserem Fall ärztliche Praxis wie selbstverständlich als soziales Handeln. Aber nicht er allein bedenkt und steuert gleichsam monologisch sein Handeln, das in höchst komplexer Weise in das Leben eines anderen Menschen eingreift und dieses verändert, sondern er bezieht den anderen - also hier die Patientin - als aktiven Partner in sein eigenes Handeln ein, denn es ist ja die Patientin selbst, die ihren Haushalt usw. in bezug auf die bevorstehende Operation organisiert. Ärztliche Aktion zeigt sich in dieser Wirklichkeit als Interaktion; es ist kommunikatives Handeln (Habermas 1971, 1981). Hier ist die Zentralproblematik ärztlicher Spezialisierung offenbar nicht existent oder relativ aufgehoben: die Fragmentierung von Versorgung und Verantwortung. Beides liegt in einer Hand, aber gleichwohl bleibt der Patient aktiv beteiligter Partner. Primärärztliche Versorgung ist in unserem Beispiel patientenzentriert und nichts anderes.

Ein weiterer „Eingriff" wird nötig

Der Arzt ist sich der Grenzen seiner Möglichkeiten bewußt und er ist sich auch dessen bewußt, daß er eine Erwartung der Patientin hinsichtlich endgültiger Problemlösung unvorhergesehen enttäuschen wird. Das nimmt er in der Weise ernst, daß er nicht überzeugt ist, er könne mit dieser auch für ihn unerwarteten Schwierigkeit allein fertig werden. Vielmehr bemüht er sich um eine Lösung des neuen Problems, wobei die Vertrauensbeziehung zur Patientin und seine Verantwortung für sie erhalten bleiben. Ihm ist offenbar klar, daß die Beziehung zwischen ihm und der Patientin von einem gegenseitigen Vorschuß an Vertrauen lebt, und diesen Vorschuß nimmt er in Anspruch, wenn ihre Beziehung aufgrund der Unwägbarkeiten der ärztlichen diagnostischen Erkenntnisprozesse auf die Probe gestellt wird.

In besonderer Gestalt begegnet hier die Endlichkeit menschlichen Erkennens (Gadamer 1972) im diagnostischen Prozeß. Eine diagnostische Erkenntnis kann feststehen, hier die Definition des gynäkologischen Problems. Aber in dem Augenblick, da sie feststeht, erweist sie sich insofern als nicht endgültig und als über sich hinausweisend, als nun ein weiteres Problem auftaucht, in unserem Fall ein urologisches, welches weitere diagnostische Prozesse auslöst und auch den Rahmen der zunächst ins Auge gefaßten ärztlichen Interventionen stückweise erweitert. Die Patientin erlebte ihre Gesundheitsstörung als *ein* Problem, doch den ärztlichen Möglichkeiten der Diagnostik und Therapie überlassen, werden daraus mehrere Probleme mit unterschiedlichen Handlungs- und Erlebenskonsequenzen, die prozeßhaft nacheinander hervortreten.

Damit birgt die Arzt-Patient-Beziehung ein unabwendbares Risiko. Problemerkenntnis und darauf aufbauend Problemlösung können sich angesichts dieser Lage in der Interaktion zwischen Arzt und Patient im Interesse beider nur auf einer gemeinsamen Handlungsbasis vollziehen, nämlich auf der des persönlichen gegenseitigen Vertrauens. Dieses Vertrauen erhöht bei beiden die Bereitschaft, Risiken einzugehen (Luhmann 1968; Novak 1978): beim Arzt die Bereitschaft, der Patientin etwas zuzumuten, dessen Folgen nicht mit Gewißheit vorauszusehen sind; bei der Patientin die Bereitschaft, etwas auf sich zu nehmen, das der Arzt ihr meint zumuten zu müssen. Um die Vertrauensbasis der Arzt-Patient-Beziehung und damit die Risikobereitschaft beider Interaktionspartner zu sichern, hält es der Arzt in unserem Fall für notwendig, die veränderte, d.h. erweiterte Problemsituation, die sich aufgrund der ersten diagnostischen und therapeutischen Handlungen ergab, sofort mit der Patientin und mit einem für sie wichtigen anderen - ihrem Mann - zu diskutieren. Beide befinden sich in einem veränderlichen zweckrationalen Handlungsrahmen, aber um darin bleiben zu können und die damit verbundenen Risiken zu ertragen und zu bewältigen, bietet der Arzt einen umfassenden kommunikativen Handlungsrahmen an. Zweckrational instrumantales Problemlösen hängt damit in der Arzt-Patient-Beziehung von diskursiven Problemlösungen ab (Weber 1922; Habermas 1971, 1981). Dies bildet auch die Grundlage der weiteren Planung.

Eine situationsgerechte Problemlösung und ihr Scheitern

Die Entwicklung der medizinischen Problematik eines Patienten kann die Fragmentierung seiner Versorgung und der ärztlichen Verantwortung notwendig machen. Daher droht das kunstvolle Ineinandergreifen instrumentaler und diskursiver Problemlösungen, das in unserem Fall besonders durch die Bemühungen des Arztes eingespielt war, auseinander zu fallen.

Auch administrativ bedingte Organisationsformen ärztlicher Tätigkeit stehen der weiteren Versorgung und Verantwortung „in einer Hand" und damit Bedürfnissen der Patientin entgegen. Vertrauensvolle Kommunikation zwischen Arzt und Patient sowie verständnisvolle interkollegiale Aushandlungsprozesse im Zusammenhang mit bedürfnis- wie zweckorientierten, sich insofern als „weich" erweisenden administrativen Regelungen ärztlichen Handelns können diesen Fragmentierungsprozessen allerdings in bestimmtem Rahmen entgegenwirken und „holistische" (Popper 1965) ärztliche Handlungskonzepte unterstützen. Darauf baut die „neue Strategie" des Arztes. Offenbar hält er die Rigidität administrativer Brechungen interpersonaler Arzt-Patient-Beziehungen für wahrscheinlicher als das Scheitern kollegialer Aushandlungsprozesse zur Überwindung dieser Brechungen. Diese Erwartung wird allerdings enttäuscht: Die Administration ist aufgrund seines Einschreitens in der Lage, situations-, person- und bedürfnisbezogen, also „bürgernah" zu handeln, der ärztliche Kollege dagegen nicht. Gegen das Interesse der Patientin, das „ihr" Arzt vertritt, läßt er diesen nicht in „seiner" Klinik für sie und mit ihr arbeiten.

Der ärztliche Klinikleiter geht dabei nicht nur von einem objektiv falschen Besitzverständnis aus. Vielmehr verletzt er eklatant die wichtigste Zweckbestimmung der Einrichtung, welche er leitet. Johann Jürgen Rohde, der 1962 ein bedeutendes Werk zur Krankenhaussoziologie publizierte, formulierte diese Zweckbestimmung traditionsgemäß als „salus aegroti suprema lex esto" und begründete sie (Rohde 1975). Zugleich verstößt der Klinikleiter im Sinne von Talcott Parsons gegen eine der wichtigsten Normen der sozialen Rolle ärztlichen Handelns: er orientiert sein Handeln an seinen privaten Bedürfnissen und nicht an den objektivierten Bedürfnissen seiner bedeutendsten Handlungspartner, der Patienten („self orientation" vs. „collectivity orientation"). Er läßt der Objektivierung dieser Bedürfnisse durch einen Kollegen, den Arzt der Patientin, keine Chance (Parsons 1951).

Das Scheitern des interkollegialen Aushandlungsprozesses zuungunsten der Patientin begründet für sie - und ihren Arzt - ein erneutes nicht berechenbares Risiko, nämlich eine „Karriere" als Patientin einer großen Universitätsklinik, ein

Risiko, das voraussichtlich zu vermeiden gewesen wäre. Noch einmal kann die Vertrauensbasis zwischen ihr und ihrem Arzt genutzt werden, um ihr die Überweisung in die Klinik akzeptabel zu machen (Gerhardt 1976).

Hausarzt und Klinik

Mit dem Eintritt in die Klinik ist aber „ihr" Arzt „aus dem Spiel", jedenfalls in den Augen der Ärzte, die sie nun betreuen. Der Betrieb dieser Klinik folgt offenbar zweckrationalen und versorgungsorganisatorischen Regeln. Die Chance für Kommunikationsprozesse zwischen Arzt und Patient, in denen die psychische und soziale Lage des Patienten sowie die entsprechenden Bedürfnisse zur Geltung kommen könnten, sind erheblich schlechter als im Rahmen der primärärztlichen Versorgung. Im Vergleich zur primärärztlichen Praxis hat der Patient hier nicht die zentrale, sondern ganz deutlich eine „exzentrische" Position. Der Patient wird entmutigt, seine Bedürfnisse darzustellen. Er kann Anforderungen an Vertrauen und Geduld in geringerem Maße entsprechen. Sein Verhalten wird zu einer unberechenbaren Störgröße, welche die zweckrationalen Zielsetzungen des Klinikbetriebs gefährdet.

Es existieren keine funktional zweckmäßigen und patientenorientierten Kooperationsformen zwischen stationärer und ambulanter Krankenversorgung. Aus der Sicht der Klinik scheint primärärztliches Handeln mindere Qualität im Vergleich zum hochspezialisierten Handeln in der Klinik zu haben. Eine Diagnosestellung beispielsweise erscheint nicht im einzelnen Fall als kritischer Prüfung bedürftig, sondern als prinzipiell vernachlässigenswert. Nicht eine gegebene funktionelle Differenzierung zwischen klinischer und primärärztlicher Versorgung wird akzeptiert und reflektiert, sondern eine einseitig und ohne empirische Prüfung hypostasierte Wertdifferenz zwischen beiden Versorgungstypen bestimmt hier ein Vorurteil. Dieses Vorurteil gefährdet sogar die zweckrationalen Zielsetzungen klinischer Versorgung und zugleich eine Orientierung medizinischen Handelns an den Bedürfnissen und Möglichkeiten des Patienten.

Erfahrbar wird hier an unserem Beispiel eine formal zwar nicht existente, informell dagegen in der konkreten Praxis um so wirksamere Hierarchie unter den Ärzten, der zufolge der hochspezialisierte Arzt einer Universitätsklinik gegenüber dem Primärarzt erheblich mehr Expertise und Handlungskompetenz beansprucht. Dieses interkollegiale und interinstitutionelle Dominanz- und Konkurrenzverhalten erweist sich hier exemplarisch auch in bezug auf erfolgreiches diagnostisches und therapeutisches Handeln als dysfunktional.

Gleichwohl versucht die Patientin, ihren Anspruch auf kommunikative Verständigung bei der Konfrontation mit neuen Risiken auch in der neuen, offensichtlich als unsicher und bedrohlich erlebten Umgebung durchzusetzen. Ihre Durchsetzungskraft hängt dabei von ihrer psychophysischen Verfassung ab. Entsprechend ihrer „guten" Verfassung ist ihre Durchsetzungskraft noch relativ groß, denn es gelingt ihr, eine Konsultation „ihres" Arztes zu erreichen. Daran anschließend kann der diagnostische Prozeß in der Klinik begonnen und die Behandlung eingeleitet werden.

Operationsvorbereitung und Operation in der Klinik

Die Klinikärzte behandeln die Patientin unter dem Gesichtspunkt, daß in einem hochqualifizierten Klinikum bei vergleichbarem Stand der Weiterbildung und der beruflichen Erfahrung jeder Arzt den anderen ersetzen könne. Diese Auffassung ist prinzipiell richtig, denn als erfahrungs- und wissenschaftsgeleitetes, zweckrationales und instrumentales Handeln muß ärztliches Handeln generelle Maßstäbe verwenden - am Beispiel der Unfallchirurgie wird dies besonders einleuchtend. Individuelle Bedürfnisse, Ansprüche und Emotionen von Patienten wie von Ärzten stehen aber prinzipiell außerhalb dieser Handlungsnormen.

Mit Hinblick auf die Merkmale der Rolle des Arztes, die Parsons empirisch untersuchte und theoretisch begründete, haben sich die Ärzte affektiv neutral verhalten, d.h. sie haben keine positiven oder negativen Gefühle der Patientin gegenüber ihr Handeln leiten lassen. Ebensowenig haben sie Gefühle, Sorgen, Bedürfnisse der Patientin berücksichtigt. Sie haben sich ferner funktional spezifisch verhalten, d.h. allein im Rahmen ihrer fachlichen Kompetenz. Auch diese Haltung ist zweckmäßig, verständlich und sinnvoll. Sie sichert, daß der Arzt nichts anderes mit und an dem Patienten tut als das, wozu er aufgrund der geltenden Standards seiner Ausbildung, seiner spezifischen beruflichen Weiterbildung und Fortbildung befähigt und berechtigt ist und was er demgemäß kann. Dazu gehört z.B., daß der Arzt in die Privatsphäre des Patienten nur in dem Maße eindringt oder körperliche Untersuchungen nur in dem Rahmen durchführt, wie dies zur Diagnosestellung und Behandlung aufgrund festliegender Regeln notwendig ist. Zugleich ist er gegen Zumutungen des Patienten hinsichtlich Emotionalität und Privatheit ihrer Beziehung abgeschirmt, so daß diese Beziehung ausschließlich an den Zwecken des Erkennens und Behandelns gesundheitlicher Probleme orientiert bleibt. Damit ist im Sinne von Pareto, auf den sich Parsons an dieser Stelle beruft, die „Unverletzlichkeit des Leibes" ebenso wie die „Integrität des Individuums" in jeder Arzt-Patient-Beziehung geschützt (Parsons 1951). Prozesse der Übertragung und Gegenübertragung können innerhalb der Arzt-Patient-Beziehung nur dort wirksam werden, wo sie diagnostische und therapeutische Funktion haben, nämlich in der Psychotherapie (Parsons 1951).

Die Ärzte, denen die Patientin in der Universitätsklinik begegnet, verhalten sich entsprechend den Normen der affektiven Neutralität und der funktionalen Spezifität ihres Handelns durchaus rollenkonform. In diesem Rahmen verstehen sie ihr Handeln ausschließlich als zweckrationales Handeln, das auf universal gültigem Wissenbestand und technologischen Mitteln basiert. Über kommunikative Kompetenz verfügen sie nicht oder sie sind der Ansicht, sie nicht einsetzen zu müssen. Die Patientin wird ausschließlich als „Fall" behandelt, nicht dagegen als Person.

Eindrücklich demonstrieren diese Ärzte ein Verständnis medizinischer Praxis, das Parsons so charakterisierte: „Moderne medizinische Praxis ist organisiert für die Anwendung wissenschaftlichen Wissens auf Probleme der Gesundheit und Krankheit, um Krankheit zu kontrollieren" (Parsons 1951). Die Dominanz dieser Organisationsform ärztlichen Handelns im Klinikbetrieb führt zu der schon erwähnten exzentrischen Position, die der Patientin zugewiesen wird. Ihre Reaktion auf die Lage, in die sie damit versetzt ist, läßt sich als Hospitalisierungsdepression beschreiben.

Nun ist es aber nach Parsons' Überzeugung keineswegs so, daß medizinisches und besonders ärztliches Handeln entsprechend dem Technologiemodell zureichend zu charakterisieren wäre. - Die Fixierung auf das Technologiemodell wird Parsons übrigens zumeist unterstellt. - Vielmehr vertritt er hinsichtlich dessen, was der Arzt kontrollieren kann: „Die exakte Beziehung zwischen den bekannten und unbekannten Elementen kann nicht bestimmt werden; das Unbekannte kann jederzeit wirksam sein, Erwartungen außer Geltung zu setzen, die auf die Analyse des Bekannten gebaut sind" (Parsons 1951). Und im Zusammenhang damit fährt er fort: „Der Ingenieur z.B. geht grundsätzlich mit nichtmenschlichen, nichtpersonalen Materialien um, welche keine ‚emotionalen Reaktionen' darauf haben, was er mit ihnen tut. Der Arzt aber geht mit menschlichen Wesen um" (Parsons 1951). Die Patientin in unserem Fallbeispiel wird mithin technologisch reduzierten und begründeten Erwartungen ausgesetzt. Wie reagiert sie darauf?

Angesichts ihrer Notlage und ihrer Wehrlosigkeit gibt sie jeden Anspruch auf Berücksichtigung ihrer persönlichen Betroffenheit und ihrer Bedürfnisse auf. Sie wähnt sich in die Hoffnung retten zu können, daß auch die rein technologische Lösung ihres „Falles" zum Erfolg führen wird, d.h. sie vertraut weiterhin auf die wissenschaftlich-technologischen Möglichkeiten eines hochspezialisierten medizinischen Handlungssettings.

Ihr Vertrauen in dieser Situation auf medizinische Technologie und dieser verpflichtete ärztliche Expertise wird als Phänomen psychosozialer Regression interpretierbar. Sie gibt ihren Anspruch auf, weiterhin die Verwendung von Techniken und Technologien im ärztlichen Handeln nur als Instrumente einer auf empathische und dialogische Kommunikation gegründeten Arzt-Patient-Beziehung verstehen zu dürfen. Es bleibt ihr nichts anderes, als sich auf die Verdinglichung ihrer Person zum Objekt technischer Verrichtungen absolut einzulassen, weil dieser Rückzug immerhin physisches Überleben zu sichern verspricht. Die „klinische" Ausblendung einer individuellen Rationalität, welche in einer interpersonalen Arzt-Patient-Beziehung wirksam zu werden und ärztliches Handeln zu leiten vermag, führt hier dazu, daß sich die Zweckrationalität instrumentalen Handelns im klinischen ärztlichen Handeln absolut durchsetzt.

Postoperativer Verlauf

In der absoluten Durchsetzung des instrumentalen Handelns tritt in unserem Fall jedoch der - falsche - Schein der Zweckrationalität dieses Handelns zutage, d.h. der angestrebte Zweck erfolgreicher operativer Behandlung wird nicht erreicht. Damit wird jenes Vertrauen der Patientin enttäuscht, das wir gerade als regressives Phänomen gekennzeichnet haben. Enttäuscht wird ein Vertrauen, das in einem verbreiteten, unkritischen Glauben an unbegrenzte Machbarkeit unter dem Einsatz wissenschaftlicher und technologischer Mittel wurzelt. Denn im postoperativen Verlauf stellen sich Komplikationen ein, die nicht berechnet waren. Doch nicht die prinzipielle Endlichkeit medizinischen und ärztlichen „Machenkönnens" wird dem Patienten von ärztlicher Seite kommunikativ vermittelt. Die Schwäche eines auf zweckrational technologische Prinzipien fixierten Handlungssystems, seine Endlichkeit zu reflektieren und mit dem betroffenen Handlungspartner zu bearbeiten, führt hier zur Verleugnung des Problems. Der Patient wird beim Auftreten von Komplikationen ärztlicher Eingriffe gemieden.

Darüber hinaus führt die Unfähigkeit zur Reflexion der prinzipiell nicht erreichbaren Perfektion zweckrational technologischen Handelns in der Medizin zu einem Anthropomorphismus, demzufolge es zu unbegründeten Schuldzuweisungen kommt: Der Patient trägt aus der Sicht des Arztes durch Ungeduld und Überempfindlichkeit zu Erfolg gefährdenden Komplikationen ärztlichen Handelns bei. Oder: aus der Sicht des Patienten ist fachliches Versagen des Arztes die Ursache von Komplikationen. Im dargestellten Fall hatte die Patientin wohl mit psychischen und sozialen Risiken einer scheinbar rein somatischen Behandlung gerechnet, nicht jedoch, daß die Bearbeitung dieser Risiken so vollständig außerhalb klinisch ärztlicher Behandlung stehen würde. Das durch Enttäuschung verletzte Vertrauen ist nicht mehr reparabel.

Ganz und gar gibt die Patientin allerdings immer noch ihren Anspruch auf kommunikatives Handeln in der Klinik nicht auf. Um diesen Anspruch zu behaupten, nutzt sie einen Zufall: die Begegnung mit der ebenfalls in der Klinik arbeitenden Frau eines der Ärzte. Diese wählt sie zum Vermittler ihrer Beschwerden über die Ärzte, nicht zum Beispiel eine Krankenschwester. Setzt sie voraus, daß auch die Interaktion zwischen ärztlichem und Pflegepersonal ausschließlich vom Typ des instrumentalen zweckrationalen Handelns bestimmt ist, und daß sie daher eine Krankenschwester mit ihren kommunikativen Ansprüchen nicht erreichen kann? Nimmt sie demgegenüber an, die Beziehung zwischen Ehepartnern könne auch dann nicht nur Regeln zweckrationalen Handelns folgen, wenn diese im medizinischen Beruf in derselben Klinik arbeiten, und daß sie daher die Arztfrau als verständigen Vermittler wird gewinnen können? Immerhin, der Arzt entschuldigt sich bei ihr, und ihr Anliegen kommt ironisch durch eine Hintertür bei ihm an.

Konsequenzen

Das dargestellte Beispiel macht deutlich, daß es unerläßlich ist, jede ärztliche Handlung am Patienten - und besonders auch den operativen Eingriff - als kommunikativen Prozeß zu verstehen und zu leben. In diesem kommunikativen Prozeß muß es zentral um die Verständigung zwischen Arzt und Patient über die prinzipiellen Risiken ärztlicher Interventionen gehen, v.a. auch darum, daß es eine u.U. verhängnisvolle Fehlinterpretation wäre, ärztliches Handeln auf die perfekte Anwendung technologischer Regeln reduzieren zu wollen. Im Prozeß der Kommunikation zwischen Arzt und Patient sind gegenseitig Risikobereitschaft, Risikobewältigung und Risikobegrenzung zu klären und zu bearbeiten. Arzt und Patient sind dann eine Solidargemeinschaft.

Einen Zugang zu Gesundheitsproblemen, der den Patienten als Person in bestimmter somatisch-psychisch-sozialer Verfassung und Situation zuläßt, d.h. einen „holistischen" Zugang, suchen und finden offenbar Ärzte der primärmedizinischen Versorgung eher als hochspezialisierte Ärzte, die häufig in großen Kliniken arbeiten. Ein solcher Problemzugang scheint besser geeignet, eine notwendigerweise riskante Vertrauensbeziehung zwischen Arzt und Patient aufzubauen und zu erhalten, die ihrerseits erfolgreiche Problemlösungen begünstigt. Kommt eine solche Beziehung zustande, ist es offenbar eher vermeidlich, die Versorgung und damit die Verantwortung für den Patienten zu fragmentieren. Doch auch wo die Gesamtproblematik hier in ein urologisches, dort in ein gynäkologisches oder in ein internistisches Fragment mit Notwendigkeit zerfällt, bleibt die Aufgabe der Reintegration durch ärztliche Bemühung auf der Ebene der persönlichen Kommunikation mit dem Patienten. Daran kann durch den hohen Grad der Vermittlung ärztlicher Tätigkeit in der Spezialklinik über diagnostische und therapeutische Mittel und Apparate sowie über zeitliche und organisatorische Regelungen im Prinzip nichts geändert werden.

Ausbildung, Fortbildung und Weiterbildung, welche die kommunikative Kompetenz des hochspezialisierten Arztes und Klinikers in besonderem Maße zu schulen hätten, müßten verstärkt werden. Hierzu sind Bereitschaft und Möglichkeiten zu entwickeln. Es reicht nicht, in der Ausbildungsordnung für Ärzte entsprechende Inhalte festzuschreiben, wenn sie nicht entsprechend ihrer Bedeutung Platz in den Unterrichtsplänen der medizinischen Fakultäten erhalten, und wenn sie nicht hinreichend so vermittelt werden können, daß sie nicht nur kognitiven Erwerb, sondern auch Bildung von Persönlichkeit darstellen in jenem Sinne, den Schiller, Fichte, Humboldt, Schleiermacher u. a. gemeint hatten, als sie durch die tätige Begegnung des Studenten mit wissenschaftlicher Praxis die Universitätsausbildung zum Medium der Bildung verantwortungsvoller, kritischer, vernunftgeleiteter Persönlichkeiten machen wollten (Novak 1983). Ähnliches gilt für Aus- und Weiterbildung des Pflegepersonals.

Ebenso notwendig aber sind Aufbau und Ausbau personeller und organisatorischer Voraussetzungen zur Realisierung erworbener kommunikativer Kompetenz im klinischen und außerklinischen Arbeitsalltag. Dazu gehört z. B. die inhaltliche und strukturelle Orientierung von Visiten, Krankenhaus- und Stationskonferenzen an den kommunikativ feststellbaren Bedürfnissen der Patienten unter Berücksichtigung der unterschiedlichen Perspektiven von Ärzten, Pflegepersonal und Patienten, die Einrichtung von Balintgruppen, an denen sich zu beteiligen auch niedergelassene Ärzte Möglichkeiten haben sollten, schließlich auch die Einrichtung eines Patientenrats (Fehlenberg u. Köhle 1984; Gück et al. 1983; Köhle u. Raspe 1982).

Nur der Standpunkt des Autors?

Die Darstellung der Geschichte einer Kranken als Verlauf ihrer ärztlichen Behandlung wie auch die damit verbundenen Interpretationen, Erklärungen und Schlußfolgerungen für ärztliche Praxis lassen gewiß den erfahrungs- und wissensbestimmten persönlichen Stand- und Gesichtspunkt des Autors hervorscheinen. Hier nun, am Ende der Geschichte, soll dieser persönliche Standpunkt ausdrücklich gekennzeichnet werden; nicht, um einen möglichst tauglichen Versuch zu unternehmen, den Leser in dogamatischer Absicht zur Einnahme dieses

Standpunkts zu bringen, sondern um ihn zu der Prüfung anzuregen, ob dies auch sein Standpunkt ist oder sein könnte. Mit anderen Worten: Der Leser soll aufgefordert sein, in seinem insbesondere ärztlichen Denken und Handeln einen eigenen Standpunkt zu erkennen, kritisch zu reflektieren und zu beziehen. Der von mir vertretene Standpunkt mit Bezug auf die heutige Medizin ist die persönliche Überzeugung von praktischer Vernunft als Leitlinie ärztlichen Handelns, welche wissenschaftlich-technische Rationalität nicht ausschließt, sondern sich ihrer zum Nutzen jeweils für diesen Patienten, mit dieser Biographie, in dieser Situation bedient oder sie sich instrumentell zu eigen macht. Das ist Entschiedenheit für die Vernunft einer Praxis, die wissenschaftlich-technische Rationalität dialektisch aufhebt.

Bewährt sich dieser Standpunkt in unserer Geschichte, d.h. in dem Geschehen, das in diesem Beitrag „aufgearbeitet" wurde? Lassen wir uns noch einmal darauf ein, wie diese „Geschichte" gespielt wird.

Es gibt 3 Hauptpersonen: die Patientin, ihren Hausarzt und den Oberarzt einer hochspezialisierten Universitätsklinik. Der Hausarzt versetzt sich immer wieder in die sich verändernde Situation der Patientin. Dementsprechend erkennt er, was jeweils „wirklich tunlich" für seine Patientin ist und sucht dies praktisch zu erreichen. Darauf stimmt er den Einsatz „fachlichen" ärztlichen Könnens, d.h. den Einsatz spezieller wissenschaftlich-technischer Rationalität ab. Er verwirklicht damit die gemeinte praktische Vernünftigkeit und hebt in ihr die wissenschaftlich-technische Rationalität tatsächlich auf, über die er verfügt - über die er damit in der Tat „verfügt". Die „Vernünftigkeit" dieses Handelns zu verstehen führt zu den Inhalten des aristotelischen Begriffs „phronesis" (Gadamer 1965, 1966).

Zu einem Gegensatz kommt es im Verlauf der Geschichte erst, als die Mitwirkung der anderen Hauptpersonen in Gestalt des Klinikoberarztes unvermeidlich wird. Auch sein Handeln ist auf die Situation der Patientin bezogen, aber in einer ganz anderen Weise: generalisierend, nicht individualisierend (Novak 1983a). Er versetzt nicht sich in ihre Situation, sondern er verbleibt im bloßen Gegenüber und verweist auch die Patientin in diese Position des Gegenüber. Nicht an Kenntnissen über die Patientin als Person und über ihre besondere Situation ist er interessiert, sondern an Informationen über objektive, universell feststellbare Gegebenheiten, welche die problematische Lage der Patientin bestimmen. Sein Handeln verkörpert wissenschaftlich-technische Rationalität, und nichts anderes ist zugelassen. Die praktische Vernünftigkeit, die ihm als Zumutung durch Hinweise der Patientin auf ihren Hausarzt begegnet, wird hinsichtlich ihres Sinns und ihrer Zweckbezogenheit verkannt und zurückgewiesen. Bescheid wissen, was hier und jetzt für diese Person zu tun ist, reduziert sich auf die Anwendung von „Sachwissen" und den Gebrauch von Instrumenten, die im Rahmen spezieller Ausbildungsgänge für jedermann erlernbar und lehrbar sind. In unserer Geschichte sind praktische Vernünftigkeit und wissenschaftlich-technische Rationalität durch den Klinikoberarzt in Gegensatz geraten. Ohne Frage behauptet die wissenschaftlich-technische Rationalität ein ausschließliches Recht, als Richtschnur ärztlichen Handelns zu gelten. Es ist jene Rationalität, in der das aristotelische Verständnis von „techne" seine heutige Aktualität behauptet (Gadamer 1965, 1966).

Der Anspruch wissenschaftlich-technischer Rationalität auf Herrschaft „über die konkrete Situation des Menschen und die in ihr betätigte Vernünftigkeit" (Gadamer 1965) scheint eine dialektisch versöhnende Aufhebung des Gegensatzes zu praktischer Vernünftigkeit auszuschließen.

Dies wird an der 3. Hauptperson unserer Geschichte, der Patientin, deutlich: Sie wird zur Unterwerfung unter die „techne" gezwungen, und sie gibt auch endlich nach - aber eigentlich nur scheinbar. Denn die Komplikationen ihres postoperativen Krankheitsverlaufs, die sie „produziert", gehen auch für den Klinikoberarzt im Erkenntnismodell wissenschaftlich-technischer Rationalität nicht auf. Er greift zu Erklärungen, die nicht in dieses Erkenntnismodell passen und zudem widersprüchlich sind. Schließlich erreicht sie seine Bitte um Entschuldigung. Es ist die Patientin, die in dieser - ihrer - Geschichte verlustreich zwar, aber doch nicht erfolglos, den Herrschaftsanspruch des Erkenntnis- und Handlungsmodells purer wissenschaftlich-technischer Rationalität zurückweist und den falschen Schein seiner omnipotenten Problemlösungsfähigkeiten bloßlegt. Durch ihr letzten Endes nicht überwundenes Bestehen auf einer person- und situationsbezogenen Arzt-Patient-Kommunikation, in der das Potential der medizinischen „techne" erst zu wirklicher, d.h. wirksamer Entfaltung kommt, vermittelt sie die Aufhebung wissenschaftlich-technischer Rationalität in der praktischen Vernünftigkeit ärztlichen Handelns.

Das ist eine ernüchternde, aber zugleich hoffnungsvolle und gründliche Lehre, welche diese Geschichte erteilt: Der Patient, der als Person in jeweils besonderen und sich ändernden Situtationen vom Arzt ernst genommen wird, ist das konstitutive Element erfolgreichen Einsatzes medizinischer „techne" in der praktischen Vernünftigkeit ärztlichen Handelns.

Literatur

Fehlenberg D, Köhle K (1984) Das ärztliche Gespräch während der klinischen Visite und in der Sprechstunde. Internist 25:682-693

Gadamer H-G (1965) Über die Planung der Zukunft. In: Gadamer H-G (1967) Kleine Schriften I: Philosophie, Hermeneutik. Mohr (Paul Siebeck), Tübingen, S 161-178

Gadamer H-G (1966) Apologie der Heilkunst. In: Gadamer H-G (1967) Kleine Schriften I: Philosphie, Hermeneutik. Mohr (Paul Siebeck), Tübingen, S 211-219

Gadamer H-G (1972) Hermeneutik als praktische Philosophie. In: Riedel M (Hrsg) Rehabilitierung der praktischen Philosophie. Rombach, Freiburg, S 325-344

Gerhardt U (1976) Krankenkarriere und Existenzbelastung. Z Soziol 5:215-236

Gerhardt U (1981) Der Krankheitsbegriff im symbolischen Interaktionismus. In: Deppe H-U, Gerhardt U, Novak P (Hrsg) Medizinische Soziologie, Jahrbuch 1. Campus, Frankfurt New York, S 11-52

Gück J, Matt E, Weingarten E (1983) Zur interaktiven Ausgestaltung der Arzt-Patient-Beziehung in der Visite. In: Deppe H-U, Gerhardt U, Novak P (Hrsg) Medizinische Soziologie, Jahrbuch 3. Campus, Frankfurt New York, S 158-214

Habermas J (1971) Vorbereitungen zu einer Theorie der kommunikativen Kompetenz. In: Habermas J, Luhmann N (Hrsg) Theorie der Gesellschaft oder Sozialtechnologie. Suhrkamp, Frankfurt am Main, S 101-141

Habermas J (1981) Theorie des kommunikativen Handelns, Bd I und II. Suhrkamp, Frankfurt am Main

Köhle K, Raspe H-H (Hrsg) (1982) Das Gespräch während der ärztlichen Visite. Urban & Schwarzenberg, München Wien Baltimore

Lennard HL, Bernstein A (1969) Patterns in human interaction. An introduction to clinical sociology. Jossey-Bass, San Francisco
Luhmann N (1968) Vertrauen. Ein Mechanismus der Reduktion sozialer Komplexität. 2. Aufl. Enke, Stuttgart
Novak P (1978) Die Vermittlungsfunktion von „Vertrauen“ in der Arzt-Patient-Interaktion. Medizinsoziolog Mitteil 4:5–26
Novak P (1983a) Individualisierter oder sozialer Krankheitsbegriff in der Gruppenpsychotherapie. Gruppenpsychother Gruppendyn 19:133–141
Novak P (1983b) Approbationsordnung und Reform ärztlicher Ausbildung. In: Deppe H-U, Gerhardt U, Novak P (Hrsg) Medizinische Soziologie, Jahrbuch 3. Campus, Frankfurt New York, S 28–53
Novak P, Zipp W (1981) Professionalisierungs- und Deprofessionalisierungstendenzen in der psychosozialen Versorgung. In: Deppe H-U, Gerhardt U, Novak P (Hrsg) Medizinische Soziologie, Jahrbuch 1. Campus, Frankfurt New York, S 89–126
Parsons T (1968, [1]1951) The social system, chapt X. 4th edn. Free Press, New York
Popper KR (1960) The poverty of historicism. Routledge & Kegan Paul, London. Dt: (1965) Das Elend des Historizismus. Mohr (Paul Siebeck), Tübingen
Rohde JJ (1962) Soziologie des Krankenhauses. Enke, Stuttgart
Rohde JJ (1975) Der Patient im sozialen System des Krankenhauses. In: Ritter-Röhr D (Hrsg) Der Arzt, sein Patient und die Gesellschaft. Suhrkamp, Frankfurt am Main, S 167–210
Siegrist J (1978) Arbeit und Interaktion im Krankenhaus. Enke, Stuttgart
Weber M (1922) Wirtschaft und Gesellschaft. Mohr (Paul Siebeck), Tübingen

Beziehungen im Krankenhaus erkennen – ein lebensgefährdender Vorgang?

W. Schüffel

Vorbemerkung

In dieser Arbeit soll beschrieben werden, wie eine junge, 1955 geborene Frau wegen ihrer Asthmabronchiale-Krankheit behandelt wird, die erstmals im 21. Lebensjahr auftritt. Trotz großer Bemühungen verschiedener Ärzte verschlechtert sich ihr Zustand ab dem 24. Lebensjahr. Im 28. Lebensjahr erfolgt im Akutkrankenhaus eine intensive Behandlungsphase. Sie schließt psychotherapeutische Maßnahmen ein, in denen die Patientin ihren Behandlern menschlich näher kommt. Eingehende Teamabsprachen werden erforderlich. Den Teamabsprachen stehen klinikinterne Arbeitsabläufe und Strukturen entgegen, die aber nicht unüberwindlich erscheinen. Zunächst wird es möglich, die Teamabsprachen einzuhalten. Ärzte und Schwestern tragen die psychotherapeutischen Maßnahmen mit. Die Patientin fühlt sich aufgehoben und beginnt über Atem-Beraubendes zu sprechen. In einer schwierigen Belastungssituation bricht die Teamarbeit jedoch zusammen. Erneut spaltet die Patientin in „gute" und in „böse" Versorgende auf und zieht sich zurück. Sie stirbt im 29. Lebensjahr.

Wir wissen heute, daß bei vielen Patienten mit Asthma bronchiale eine systemisch orientierte Behandlung zwingend ist. Die Lebensgeschichte der Patientin zeigt hingegen paradigmatisch, daß die arbeitsteiligen Organisationsformen unserer Krankenhäuser einer systemisch orientierten Behandlung entgegenstehen, geradezu den Bedürfnissen vieler Patienten widersprechen. Eine Krankenhausbehandlung wird dann lebensgefährlich. Bewußte Versuche, zwischenmenschliche Nähe durch persönliche Fortbildung, patientenbezogene Kommunikation und teamorientierte Strukturierung von Arbeitsabläufen herzustellen, die zudem auf moderne kognitive Verfahren der Psychologie zurückgreifen (hier: „repertory grid"), könnte vielen Krankenhauspatienten helfen – möglicherweise ihr Leben entscheidend verändern.

Die Krankengeschichte von Gerlinde K. bis zu ihrem 28. Lebensjahr

Die Patientin und ihre Beschwerden

Erstmals sah ich Gerlinde K. im November 1981 während des Konsiliardienstes. Im Jahre 1955 geboren, war sie damals 26 Jahre alt. Gerlinde antwortete auf meine Frage, bis wann sie sich in ihrem Leben gesund gefühlt habe, daß dies bis 1979, also bis zum 24. Lebensjahr der Fall gewesen sei. Damals, im November 1979 hatte sie erstmals akute Atembeschwerden verspürt. Allerdings seien Vorläufer dieser Atembeschwerden vorübergehend im Jahre 1976, d.h. in ihrem 21. Lebensjahr, aufgetreten.

Erst in einem 3. Gespräch erfuhr ich, daß sie seit dem 15. Lebensjahr „Schwierigkeiten mit der Figur" hatte: Zu diesem Zeitpunkt begann sie, Appetitzügler einzunehmen. Wegen bald auftretender Unruhe und Schlaflosigkeit gewöhnte sie sich an die regelmäßige Einnahme von Schlafmitteln und Tranquilizern. Sie wurde von diesen Medikamenten abhängig und führte 1975 eine stationäre Entwöhnungstherapie durch.

Nach November 1979 häuften sich die Anfälle akuter Atemnot. Gerlinde wurde mehrfach kurzfristig stationär in der Inneren Medizin der Universität Marburg aufgenommen, um dann aber auf schnelle Entlassung zu drängen. Angeboten, eine längerfristige Behandlung einzugehen, wich sie aus. Statt dessen versuchte sie, selbst ihre Behandlung in die Hand zu nehmen und geriet erneut in die Abhängigkeit von Medikamenten. Im Schnitt nahm sie folgende Tagesmengen ein: 50 mg Decortin, 8–10 Hübe Berotec, 3 mal 1 Euphyllin ret., zusätzlich Perphyllon Supp. und bis zu 50 mg Valium.

Beängstigend war, daß die Ärzte hiervon in der Regel nichts wußten. Als ich Gerlinde erstmals im November 1981 sah, wirkte sie auf mich zunächst nicht krank. Die leichten Anflüge eines Cushing hatte sie mit einem geschmackvollen Make-up überdeckt. Sie war 1,62 m groß, schlank, bunt aber geschmackvoll gekleidet. Sie schaute mich offen an, hatte etwas Herausforderndes in ihrem Blick. Diese Verhaltensweisen und ihr gepflegtes Äußeres vermittelten zunächst den Eindruck von Sicherheit, fast Überlegenheit. Später sah ich, daß sie auf diese Weise vor allem männliche Ärzte und die Pfleger für sich einzunehmen wußte. Sehr viel schneller sahen in der Regel die Ärztinnen und die Schwestern, daß es sich um eine oberflächliche Selbstsicherheit handelte, hinter der ein größerer Leidensdruck stand.

Beschwerden und Lebensereignisse

Die Atemnot im Herbst 1979 trat zu einem Zeitpunkt auf, als ein von ihr sehr geschätzter Mitarbeiter im Kaufhaus im benachbarten Gießen (sie war gelernte Verkäuferin) eine Verabredung absagte. Sie empfand diese Absage als eine Brüskierung, nachdem sie begonnen hatte, sich diesem Manne gegenüber zu öffnen. Sie brachte es nicht fertig, die mehrfachen Entschuldigungen des jungen Mannes anzunehmen und lehnte weitere Beziehungen zu ihm ab. Zum Zeitpunkt unseres Erstgesprächs im November 1981 hatte sie sexuelle Beziehungen zu einem anderen jungen Mann aufgenommen, der kurz vor seiner Auswanderung nach Australien stand. Sie empfand diese Verbindung als in einer bisher nie gekannten Weise beglückend. Sie hatte sich aber fest darauf eingestellt, diesem Mann nicht nach Australien nachzufolgen. Ihre ersten sexuellen Kontakte hatte sie 1976 gehabt; der damalige Freund hatte Selbstmord begangen. Obwohl Gerlinde hierin nicht verwickelt war, machte sie sich Vorwürfe, für den Selbstmord verantwortlich zu sein. Einen Tag, nachdem sie die Nachricht vom Tod des Freundes bekommen hatte, waren die obengenannten Atembeschwerden erstmals - allerdings vorübergehend - aufgetreten.

Skizze der Lebensgeschichte

Von jeher habe sie Schwierigkeiten gehabt, sich mit anderen Menschen enger einzulassen. Dies führe sie darauf zurück, daß sie sich selbst weniger schützen könne: „Wenn ich anderen den kleinen Finger gebe, gebe ich dann auch sehr schnell die ganze Hand." Erläuternd meinte sie dazu: „Wenn ich nicht die ganze Hand gebe, dann habe ich das Gefühl, die ganze Beziehung geht in die Brüche, und ich stehe dann allein." Immer wieder habe sie daher versucht, ihr Gegenüber zu kontrollieren.

In der Tat war herauszuarbeiten, daß sie es meisterhaft verstand, die engsten Angehörigen daheim zu kontrollieren. Dies geschah im Elternhaus in der Regel so, daß sie sich mit dem Vater gegen die Mutter verbündete, dann ihren Willen durchsetzte. So wurde ein Teppich nach dem Willen des 10jährigen Mädchens, nicht nach dem der Mutter gekauft. Den Teppichkauf entschied sie dadurch für sich, daß sie zum Vater ging und diesem drohte, für Tage nicht mehr mit ihm zu sprechen. Daraufhin sprach der Vater mit der Mutter. Es wurde der Teppich gekauft, den das 10jährige Mädchen hatte haben wollen. Die Mutter hatte das Nachsehen.

Gerlinde konnte beschreiben, daß sie sich am Tag des Teppichkaufs schlecht gefühlt hatte. Andererseits hatte sie das Gefühl, eine ihr vermeintlich zustehende Wiedergutmachung zu erhalten. Die Mutter, so war Gerlindes Eindruck, habe sich nämlich nicht um sie gekümmert. Vielmehr sei die Mutter immer nur zu ihren eigenen Eltern auf deren Landwirtschaft gerannt. Gerlinde konnte sich an Berichte im Dorf erinnern, daß sie häufiger als schreiendes kleines Mädchen im Kinderwagen am Feldrain gelegen habe, während die Mutter auf dem Feld arbeitete. Einmal sei der Kinderwagen von alleine losgefahren und habe sie unter sich begraben, so daß sie kaum noch Luft bekam. Die Mutter sei ihr, so Gerlinde, immer fremd geblieben; andererseits habe sie sich die Mutter immer sehnlichst herbeigewünscht.

Vater und Mutter kamen beide von kleineren Bauernhöfen aus der Umgebung Marburgs. Der Vater war Maurer, die Mutter war ungelernte Schreibkraft. Gerlinde hatte 2 Brüder, die 8 bzw. 10 Jahre älter waren. Sie beneidete beide wegen ihrer Unkompliziertheit. Gleichzeitig befürchtete sie von beiden, sie könnten sich mit zunehmender Krankheitsdauer von ihr zurückziehen, weil sie ihnen zur unerträglichen Belastung werde.

Körperlicher Untersuchungsbefund

Auffallend waren für mich während der konsiliarischen Untersuchung neben dem erwähnten leichten M. Cushing ihre Uhrglasnägel und Trommelschlegelfinger. Diese waren schon 1980 festgestellt worden. Sie hatten zur Verdachtsdiagnose von Bronchiektasen oder von pulmonaler Hypertonie geführt. Doch fanden sich hierfür keine Beweise, weder in Form eines auffälligen Sputums noch aufgrund der Bronchiographie; der Einschwemmkatheter vom August 1980 hatte normale Rechtsherzverhältnisse gezeigt. Von einzelnen bronchitischen Schüben abgesehen, bei denen Senkung und Leukozyten vorübergehend pathologisch verändert waren, fanden sich keine auffälligen Laborwerte, einschließlich der Immunglobuline. Eine einzige Ausnahme bildete der Kaliumwert. Dieser verringerte sich zunehmend über die Jahre, aber diese Entwicklung war durch die chronische Einnahme von Kortison und Laxanzien zu erklären (s. unten). Exemplarisch für ihre sonst gut eingestellte asthmatische Grunderkrankung waren die Werte aus dem Lungenfunktionslabor (Tabelle 1).

Diese ausgesprochen günstigen Lungenfunktionswerte konnten sich, wie bei Asthma bronchiale typisch, innerhalb kürzester Zeit verändern. Am 23. 12. 82 (kennzeichnenderweise ein Tag vor Weihnachten) wußte sie nicht, wie sie Weihnachten verbringen sollte. Jetzt fanden sich verschlechterte Werte mit einer Vitalkapazität, die nur noch 60% der Norm und ein forciertes Atemvolumen, das lediglich 44% der Norm betrugen. Dementsprechend wurde eine hochgradige Bronchialobstruktion mit Lungenüberblähung im 3. Stadium diagnostiziert. Das Kalium war zu dieser Zeit auf 2,9 mmol/l abgefallen.

Aus der Poliklinik schrieb der besorgte Kollege dem Hausarzt:

Die Problematik ist Ihnen bekannt. Das Wesentliche jetzt: Mangelnde Disziplin, Cortisonabusus, Eigenwilligkeit der Patientin in der Medikamenteneinnahme. Darüber hinaus besteht ein psychosoziales Problem, daß die Patientin seit längerer Zeit keiner Beschäftigung nachgeht.

Tabelle 1. Lungenfunktionswerte Gerlinde K., November 1982

		[Ist]	[Soll]	[%]
Inspirationskapazität	[l]	2,75		
Vitalkapazität	[l]	3,5	3,13	112
Sekundenkapazität	[l]	2,5	2,46	102
$FEV_{1\,rel.}$	[%]	71		
Atemgrenzwert, err.	[l]	75		
Residualvolumen	[l]	1,15	1,13	
Totale Lungenkapazität	[l]	4,65	4,46	104
RV/TLC × 100	[%]	25		
Rt		3,4 (max. 3,5)		
pO_2	[mm Hg]	78,0		
pCO_2	[mm Hg]	36,3		
pH		7,445		

Beurteilung: Im Vergleich zum 12. 12. 82 statische und dynamische Parameter im Normbereich. Keine Obstruktion, kein Anhalt für Restriktion. Blutgase im Normbereich. - Therapeutisch gut eingestellte obstruktive Ventilationsstörung bei Asthma bronchiale.

Verlauf der konsiliarischen Behandlung bis zur intensiven Behandlungsphase auf der Station

Als Konsiliarius hatte ich Gerlinde K. im November 1981 kennengelernt. Ihren Wunsch, selbständig zu sein, wollte und mußte ich respektieren. Andererseits war zu sehen, daß sie erneut einer Medikamentenabhängigkeit zutrieb. Besonders beängstigend erschien die Abhängigkeit von Kortison: Sie gestand mir, daß sie sich pro forma in der Inneren Medizin während eines 8wöchigen stationären Aufenthalts von ihrer täglichen Kortisondosis hatte „entwöhnen" lassen: Während die Station der Meinung war, das Kortison von 50 auf 7,5 mg in der letzten Aufenthaltswoche zurückgeführt zu haben, nahm sie weiterhin 50 mg/Tag aus einem von ihr mitgeführten Vorrat ein.

Gerlinde konnte sehen, daß sie zu Zeiten bedrängender Lebensentwicklungen gehäuft unter Atemnot litt. Ich vereinbarte mit ihr, so zu arbeiten, daß derartige Situationen besser bewältigt werden können. Die medikamentöse und physikalische Behandlung des Asthma bliebe dabei weiter in der Hand des Kollegen in der Poliklinik bzw. in der des Hausarztes.

Am 12. 1. 83, in ihrem 28. Lebensjahr, kam Gerlinde vorwurfsvoll in meine Sprechstunde. Niemand könne sie verstehen. Verschiedene therapeutische Versuche, einschließlich einer fachklinischen Behandlung seien ergebnislos geblieben. Sie erinnere sich jetzt an eine Formel, die sie während ihrer Suchtbehandlung vor 8 Jahren 1975 lernte, wenn sie an ihre Mutter dachte:

„Ich danke Dir für das, was Du mir gesagt hast; aber ich bin nicht auf der Welt, um so zu sein, wie Du mich gern haben möchtest."

Sie habe nach diesem Satz jahrelang zu leben gesucht. Jetzt erleide sie Schiffbruch, nachdem das Asthma immer bedrohlicher werde. Sie möchte einen neuen Bekanntenkreis aufbauen, wisse aber, daß dieser Aufbau immer wieder an ihr selbst scheitere.

Ich besprach mit Gerlinde, daß ihr damals offensichtlich die Behandlung in einer Fachklinik geholfen habe. Wir kamen zu dem Ergebnis, daß diesmal vielleicht wiederum eine Fachklinik hilfreich sein könne. In Absprache mit dem sehr erfahrenen Kollegen der pneumologischen Ambulanz wie mit dem Hausarzt wurde es möglich, die Patientin in eine gut geführte psychosomatische Fachklinik zu verlegen. Nach anfänglichen therapeutischen Fortschritten verliebte sie sich aber in einen Mitpatienten, brachte sich dadurch erneut in die verschiedensten Zwänge und hiermit einhergehend in Luftnot und fühlte sich wiederum bedroht. Sie nahm vermehrt Medikamente ein, fühlte sich noch abhängiger von Ärzten und betonte noch stärker ihre Selbständigkeit. Der Zirkel war damit geschlossen. Mitte Juli 1983 wurde sie erneut wegen ausgeprägter Atemnot in die Marburger Medizinische Universitätsklinik aufgenommen.

Zum Aufbau der Arbeit

Der Ablauf dieses Aufenthalts, der den Kern der Arbeit darstellt, wird auf S. 148–152 beschrieben. Zum Verständnis der Geschehnisse während dieses Aufenthalts werden in den beiden nächsten Abschnitten konzeptionelle Überlegungen zur Therapie des Asthmapatienten und zu Strukturproblemen stationärer Behandlung gebracht.

Stand der konzeptionellen Entwicklung einer psychosomatischen Behandlung des Asthmabronchiale-Patienten

Entsprechend heute gültiger psychosomatischer Konzeptbildung ist bei jedem Asthmapatienten abzuwägen, inwieweit einer der folgenden ätiologischen Hauptfaktoren in Frage kommt:

Der allergische, der infektiöse, der psychogene, der chemisch-irritative Faktor (Weiner 1977; Fuchs 1981; Jores 1982). Es ist zu erwarten, daß Diagnostik und Therapie unter den Bedingungen der Simultanbehandlung (Hahn 1975) bzw. denjenigen einer integriert internistisch-psychosomatischen Therapie (Köhle et al. 1980) am günstigsten verlaufen werden. Eine eingehende Diskussion dieses Krankheitsbildes unter psychosomatischen Aspekten erfolgt anderenorts (Schüffel et al. 1986).

Psychische Faktoren bei Asthma

Es ist unerläßlich, gleichermaßen bei sogenannten „endogenen" wie „exogenen" Asthmaformen die psychischen Einflußgrößen abzuschätzen (Weiner 1977). Wesentlich sind hierbei:

Der Ambivalenzkonflikt des Asthmatikers. Er drückt sich darin aus, daß der Asthmatiker einerseits eine zu große Nähe von Bezugspersonen als erdrückend, andererseits zu große Distanz von diesen Menschen wieder als bedrohendes Verlusterlebnis empfindet. In einem Fall handelt es sich um Angst vor Überwältigung, im anderen Falle geht es um das Isoliertsein. Dieser Konflikt wurde aufgrund psychoanalytischer Arbeit beschrieben (Alexander 1950).

Ängste. Diese sind in zweierlei Form gut belegt, nämlich in einer chronischen, zeitüberdauernden Angstneigung sowie in akuter Angstanfälligkeit. Die erste scheint weitgehend unabhängig von der Asthmaerkrankung, die zweite scheint eher Folge der asthmatischen Erkrankung zu sein (Dirks et al. 1977, 1979, 1981).

Kombinierte medikamentös-physikalisch-psychotherapeutische Behandlung. Erstmals wurde in einer kontrollierten und prospektiven Studie von Groen u. Pelser nachgewiesen, daß die kombinierte psychotherapeutische und medikamentöse Therapie einer medikamentösen Therapie allein überlegen ist (1960). Diese Arbeitsergebnisse wurden in eindeutiger Weise zu Beginn der 80er Jahre in Japan (Ago et al. 1976, 1980) sowie in der Bundesrepublik durch Deter (1986) bestätigt. Deter konnte darüber hinaus nachweisen, daß eine psychotherapeutisch orientierte Arbeit wesentlich ökonomischer ist (1986). Heute heißt nicht mehr die Frage, *ob* eine psychotherapeutische Intervention bei Asthma bronchiale angebracht ist, sondern *wie* diese auszusehen hat. Eine Unterlassung dieser Frage erscheint ethisch nicht mehr vertretbar.

Die therapeutische Intervention

Abschnitte der Therapie. Nahezu übereinstimmend beschreiben sowohl Ago et al. (1976, 1980) sowie Deter (1986) unterschiedliche Abschnitte, die zunächst mit einer Motivierung des Patienten beginnen, sich mit Wahrnehmung von Zusammenhängen zwischen psychischen Situationen und körperlichem Empfinden fortsetzen, zu einer Wahrnehmung und Beeinflußbarkeit von psychischen Situationen und Körperempfindungen führen, zur Übernahme der angebotenen Einflußmöglichkeiten einschließlich einer Konfliktbearbeitung und schließlich zur Beendigung der Therapie. Ago konnte zeigen, daß die therapeutischen Ergebnisse in Abhängigkeit vom erreichten Stadium ausfielen.

Organisatorische Abläufe. In jedem einzelnen Stadium der Therapie machen sich die psychologischen Probleme des Patienten dergestalt bemerkbar, daß der Patient seinen Ambivalenzkonflikt auslebt und sich starken Ängsten ausgesetzt sieht. Es besteht dann Gefahr, daß die Therapierenden je nach Empfänglichkeit entweder die Position einer zu großen Nähe oder die einer zu großen Ferne einnehmen (vgl. auch Kinsman et al. 1981) Die Folge ist, daß die lang anhaltenden, chronischen Ängste des Patienten reaktiviert und durch die akute Atemnotsituation sekundär erhebliche Ängste neu entwickelt werden. Unerläßlich wird nun, daß sich der behandelnde Arzt über diese Situation im klaren ist, daß sich die Pflegegruppe der betreffenden Station regelmäßig hierüber bespricht und konfliktzentriert resultierende Probleme bearbeitet. Dies bedeutet, daß der behandelnde Arzt im Konsiliardienst eine Form spezieller Supervision findet, die Pflegegruppen sich problemzentriert bei den Schichtübergaben mitteilen und es insgesamt zwischen den beteiligten Ärzten und Pflegern zu Stationsbesprechungen kommt. Eine derartige Behandlung erfordert also eine erhöhte stationsinterne Kommunikation. - Eine intensivierte Kommunikation mit der äußeren Umgebung wird ebenfalls erforderlich: So wird während der Nacht im ärztlichen wie häufig auch im pflegerischen Bereich eine Kraft zuständig sein, die an der Kommunikation während des Tages nicht teilgenommen hat. Abgestuft sind Oberarzt, Oberschwester und Chefarzt in diese Kommunikation einbezogen. Gerade an den Oberarzt, der Vermittlerfunktion zwischen direkt Behandelnden und dem Chefarzt zu übernehmen hat, werden hier besondere Anforderungen gestellt (vgl. Kubanek 1981).

Konzeptbildung und Realität

Die Diskrepanz zwischen Arbeits- und Behandlungssituation einerseits, wie sie in den heutigen Akutkrankenhäusern vorliegt, und der Konzeptbildung andererseits, wie sie in den Lehrbüchern beschrieben wird, ist offensichtlich. Gleichzeitig, das soll zugestanden werden, eilen Konzepte in der Regel der Realität voran, und es gibt immer Diskrepanzen zwischen Realität und Theorie. So verhielt es sich in Gerlindes Fall. Wir wußten, daß wir uns im Spannungsfeld zwischen der Realität unseres Arbeitsplatzes und dem Konzept einer integrierten Asthmatikerbehandlung bewegten. Indem wir bewußt diese Spannung auf uns nahmen, glaubten wir, die besten Chancen zu haben.

Arbeitsabläufe, Strukturen der Klinik und Gerlindes Bedürfnisse

Die Zeit vor der Departmentstruktur

Zum Zeitpunkt des konsiliarischen Erstgesprächs im November 1981 wurde Gerlinde in organisatorisch getrennten Einheiten behandelt: Hier war die Medizinische Poliklinik mit ihrer pneumologischen Ambulanz, dort die Medizinische Universitätsklinik mit ihren gemischt belegten Bettenstationen und schließlich die Abteilung Psychosomatik mit einem eigenständigen poliklinischen und Liaisondienst[1], die formell keiner klinischen Versorgungseinrichtung eingegliedert war. Auch besaß die Psychosomatik zu diesem Zeitpunkt keine eigenen Betten, eine eigene Versorgunseinheit wurde erst mit dem Umzug in ein neues Großklinikum im Sommer 1984 eingerichtet. Ende 1981/Anfang 1982 kam es zur Bildung des Zentrums für innere Medizin, in dem die beiden Kliniken für Innere Medizin und die Psychosomatik zusammengeschlossen wurden.

Hiermit waren die äußeren Voraussetzungen zur Entwicklung eines Zentrums für Innere Medizin gegeben. Dieses umfaßt nunmehr 220 Betten und ist departmentartig in 7 unterschiedlich große Abteilungen aufgeteilt. Ihm gehören 80 Ärzte an, von denen ca. 35 in Rotation, d.h. in Weiterbildung befindliche Assistenzärzte sind. Sie gehören verschiedenen Abteilungen an, sind jedoch mit allen diagnostischen und therapeutischen Problemen der inneren Medizin konfrontiert, da die einzelnen Stationen gemischt belegt sind. Etwa 20% der Assistentenschaft setzt sich aktiv mit psychosozialen Problemen der Versorgung körperlich Kranker auseinander, indem sie an einer extern angebotenen Balintgruppe teilnehmen bzw. teilgenommen haben oder sonstige Fort- und Weiterbildungsmöglichkeiten im psychosomatisch-psychotherapeutischen Bereich suchen.

Seit Gründung der Abteilung Psychosomatik im Jahre 1976 war es, wenngleich mit unterschiedlichen Erfolgen möglich, auf einer der 15 Stationen der medizinischen Universitätsklinik ein dem amerikanischen Modell des Liaisondienstes nahestehendes stationäres Untersuchungs- und Behandlungskonzept zu entwickeln[2]. Das hatte wiederum zur Folge, daß die Mehrzahl der interessierten Kollegen der Inneren Medizin während ihrer Weiterbildung über diese Station rotierten und deren Bemühungen unterstützten.

---

[1] Form des heute angestrebten psychosomatischen Konsiliardienstes, der dem Behandelnden ermöglichen soll, gezielter mit dem Patienten arbeiten zu können, statt diesen an einen außenstehenden Behandler im Sinne des traditionellen Konsiliardienstes zu überweisen.

[2] An dieser Stelle möchte ich Herrn Prof. Dr. G. A. Martini, dem damaligen Leiter der Marburger Medizinischen Universitätsklinik für seine abwägende freundliche Unterstützung über die Jahre danken.

Konsequenzen der Departmentstrukturierung

Die psychosomatische Arbeit innerhalb der Klinik geriet in eine tiefgreifende Krise, als es 1981/1982 zur Umformung der direktorial geführten Klinik in das erwähnte Zentrum mit Departmentstruktur kam. Zu diesem Zeitpunkt setzten erhebliche Auseinandersetzungen ein, die den patientenzentrierten Ansatz gegenüber einem rein krankheits- oder fachzentrierten Ansatz in Frage stellten. Sie waren zum einen rivalitätsbedingt, zum anderen bedingt durch die Bemühungen der sich neu formierenden Spezialfächer, von denen jedes mit großer bzw. größter Anstrengung seine eigene diagnostische bzw. therapeutische Methode einzurichten suchte. Im Zuge dieser Neustrukturierung wurden auch Neuberufungen erforderlich, die den Prozeß der Selbstfindung einer medizinischen Universitätsinstitution zusätzlich erschwerten. Dennoch wurde versucht, die spezielle Arbeitsform einer integrierten Psychomatik im internistischen Bereich zu verfolgen (Schüffel 1982).

Zwei Grundprobleme

Zwei Grundprobleme schälten sich heraus:

Das Problem der Kommunikation mit dem Patienten. Für Gerlinde K. hatte die gemischte Belegung der Klinik zur Folge, daß sie während ihrer mehrfachen Krankenhausaufenthalte nicht nur die verschiedensten Stationen, sondern alle 35 Assistenzärzte des Zentrums für Innere Medizin bzw. der beiden zuvor konsultierten Kliniken kennenlernte. Diese Kolleginnen und Kollegen hatten einen unterschiedlichen Weiterbildungsstand. Demzufolge konnten sie sich in unterschiedlicher Weise auf organische und/oder psychosoziale Bedürfnisse der Patientin einlassen. Es gab nicht nur die Kollegen, die sich mit Hilfe der Balintgruppe fortbildeten. Es gab auch Kollegen, die einen solchen Ansatz nachhaltig ablehnten. Besonders offendeutig wurde dies in Äußerungen wie derjenigen, man wolle sich um „saubere, naturwissenschaftliche Medizin kümmern, sonst um nichts“. Ein anderer Kollege meinte zu einem ebenfalls asthmatischen Patienten, als dieser von sich aus um ein psychosomatisches Konsil nachsuchte und unter Dyspnoe litt: „Mit Prof. Schüffel reden Sie am besten erst dann, wenn Sie Luft haben.“

In krasser Weise wurde diese Ablehnung eines patientenbezogenen Vorgehens im folgenden Falle deutlich: Auf einer Station hatten sich Mitglieder einer studentischen Anamnesegruppe (Schüffel 1983) intensiv um Patienten bemüht und ihre Untersuchungsergebnisse in verschlossenen Kuverts dem Stationsarzt zukommen lassen. Sie waren der Meinung, diese Befunde würden, wie auf anderen Stationen, als wertvolle Beiträge zur Diagnostik und Therapie verwendet. Nach einem Jahr kamen diese Befunde in den ungeöffneten Kuverts als gesammelter Stapel an mich zurück. Er, der Stationsarzt, habe sich um wichtigere Dinge als derartige „psychosoziale Ergüsse“ zu kümmern.

Besondere, sehr viel verdecktere Probleme boten Kollegen, die in Weiterbildung zum Zusatztitel „Psychotherapeut“ waren und jetzt ihre psychotherapeutischen Bemühungen an Normen maßen, die außerhalb einer Organklinik entwikkelt worden waren. Diese betonten dann, daß die jeweiligen psychotherapeutisch-psychosomatisch zu versorgenden Patienten „fehl am Platze" seien, da man ihnen nicht die notwendige Aufmerksamkeit zukommen lassen könne. Derartige Kollegen waren und sind in der Regel am schwersten davon zu überzeugen, in kleinen Schritten die Ziele einer integrierten Psychotherapie zu verfolgen, die schließlich ein personenbezogenes psychosomatisches Vorgehen ermöglicht.

Die Kommunikation zwischen den Spezialisten. Die Kommunikation zwischen den Ärzten und insbesondere zwischen den dienstälteren erwies sich als Hauptproblem. Während der Austausch in der direktorial geführten alten Klinik zwischen den jüngeren Assistenten informell, z. T. über die Balintgruppe noch recht befriedigend ablief, wurde der Austausch zum Zeitpunkt der Gründung des Zentrums gravierend dadurch behindert oder sogar unterbunden, daß die Meinungsbildung abteilungsintern durchgeführt wurde. Gerade die dienstälteren Ärzte der Abteilungen sahen jetzt stärker die Abteilungsinteressen vor Augen als die Assistenten der ehemals direktorial geführten Gesamtklinik. Kennzeichnenderweise brach zu diesem Zeitpunkt auch die Balint-Gruppe zusammen, um sich erst nach 1 1/2 Jahren erneut zu konstituieren. Geradezu appellartig äußerte auch zu dieser Zeit ein jüngerer Assistent in einer Klinikbesprechung, als Gerlinde K. erneut in der Klinik war und sich ihr Zustand trotz mehrwöchiger Behandlung nicht besserte: Man möge doch eine Besprechung der Ärzte herbeiführen, um einer „schleichenden Intoxikation durch Antiasthmatika" bei der Patientin entgegenzuwirken.

Die einjährige Behandlung von Gerlinde K. in deren 28. Lebensjahr

Stationärer Routineaufenthalt

Den geschilderten Appell formulierte der jüngere Kollege an seine Mitkollegen Mitte Juli 1983. Zum damaligen Zeitpunkt war Gerlinde erneut wegen ausgeprägter Atemnot stationär aufgenommen worden. Sie hatte zu diesem Zeitpunkt den fachklinischen Aufenthalt hinter sich, in dessen Verlauf sich die oben genannte unglückliche Liebesbeziehung entwickelt hatte.

Auch nach einer nahezu 3wöchigen Behandlung hatten sich keine wesentlichen Änderungen in Gerlindes Befinden ergeben: Die Atemnot trat in Ausprägung und Häufigkeit nahezu unverändert auf, der Medikamentenverbrauch hatte eher zugenommen und eine Basismedikation war kaum einzuhalten.

Wiederholte Konsile, denen ich als psychotherapeutisch-psychosomatischer Konsiliarius nachkam, änderten nichts an der Situation. Jedoch war aufzuzeigen, daß die Patientin wiederum um ihre Selbstbehauptung kämpfte. Je stärker sie nach Medikamenten verlangte, um so beschämender empfand sie ihre Lage und kämpfte um Selbstbeherrrschung, anstatt sich auf eine allmählich zur Entspannung führende Mitarbeit einzulassen. Gravierend verschärft wurde die Lage dadurch, daß ihre Eltern sie regelmäßig besuchten und insbesondere der Vater seine Enttäuschung nicht darüber verbergen konnte, daß es der Tochter noch immer nicht besser ginge.

Mit Ärzten und Schwestern der Station wurde besprochen, ein abgestuftes Therapieprogramm festzulegen, das in der Stationsgruppe eine Art therapeutischer Gemeinschaft sieht. Diese Gemeinschaft erlaubt dem Patienten, Bedürfnisse und hieraus resultierende Konflikte gleichsam neu zu inszenieren und neue Lösungswege zu verfolgen. Entscheidend hierbei ist, daß die Teilnehmer des Dramas bereit sind, ihren Part des Schauspiels zu übernehmen und hierbei nicht von der Außenwelt gestört werden. In detaillierter Weise ist die Arbeit eines solchen Stationsteams von Köhle et al. (1976) beschrieben worden: problem- statt krankheitszentrierte Arbeit, die biographisch bzw. psychodynamisch fundiert ist; Zimmer- statt funktioneller Pflege, also ganzheitliche Pflege innerhalb eines Teamansatzes; problemzentrierte Dokumentation; Supervision der interaktionell-psychotherapeutischen Abläufe; begleitende Fortbildung für alle Beteiligten.

Die Phase der intensiven stationären Behandlung

Auf der Station rege ich eine Besprechung der Angehörigen beider Schichten, des Stationsarztes und des Studenten im Praktischen Jahr an. Das Ziel soll sein, mit der Patientin gemeinsam herauszufinden, unter welchen Umständen sie am freiesten atmen und gleichzeitig den Medikamentenverbrauch einschränken kann. Das wird zur Folge haben, daß sich Gerlinde zunächst eingeengt fühlen wird. Es werden Konflikte entstehen, die durchzuarbeiten sind. Wir einigen uns darauf, daß ein solches Vorhaben die größten Erfolgschancen hat, wenn sich die Patientin zunächst ausschließlich auf das Behandlungsfeld konzentriert, d.h. keinen Besuch erhält. Am 10. 08. 1983 kommt es zur Besprechung zwischen Gerlinde, ihren Eltern, der Stationsschwester, dem Stationsarzt und mir. Unser Vorgehen hatten wir zunächst mit Gerlinde abgesprochen. Die Notiz (aus meinen damaligen Aufzeichnungen) lautet:

Beim Betreten des Stationszimmers gedämpfte Stimmung. Stationsschwester: Die Patientin habe noch einmal alle Verwandten und Freunde zu Gesprächen eingeladen. Sie bereite sich auf eine Trennung vor. Sie habe gesagt, daß diese 3-4 Wochen dauere. - Gang ins Patientenzimmer: Gerlinde teilt gepreßt ihren Eltern mit, daß sie sich ganz auf eine Arbeit im Krankenhaus mit den Schwestern und Ärzten konzentrieren wolle. Sie wolle sich nicht ablenken lassen von äußeren Einflüssen. Die Eltern möchten daher verstehen, wenn sie diese nicht sehen wolle. Sie, wie auch alle anderen Besucher, können also nicht mehr hineingelassen werden. - Gerlinde steht sichtlich unter großer Anstrengung. Sie schwitzt. Sie sagt sinngemäß alles, was wir vorher miteinander vereinbart hatten. Die Eltern nehmen die Mitteilung schweigend zur Kenntnis; die Mutter wohl z.T. mit Erleichterung, der Vater wirkt eher zwiespältig. Es sei schon hart, was hier verlangt werde. - Die Stationsschwester in der Nachbesprechung im Stationszimmer: „Oh, das ging mir an die Nieren, es war schon eine Art Seelenbeerdigung."

In den folgenden Tagen muß sich Gerlinde vergegenwärtigen, daß aller Besuch tatsächlich weggeblieben ist. Die Nahestehenden kommen nicht mehr. Notiz vom 15./16. 08. 83:

Patientin schreit empört auf, atmet gepreßt: Es sei nicht Bestandteil der Abmachung gewesen, daß sie auf den Besuch der Cousine (von der sie bisher selten gesprochen hatte) verzichten mußte. Hätte sie das gewußt, wäre sie mit unserem Therapievorschlag überhaupt nicht einverstanden gewesen. Erst allmählich beginnt sie ruhiger zu atmen, Bauchatmung setzt ein. Die folgende Nacht ist für den Außenstehenden ruhig.

Während hier die Ambivalenz zum Vorschein kommt, zum einen tatsächlich in die Vereinbarungen einwilligen zu wollen, zum anderen damit aber nicht einverstanden sein zu können, wächst auch Gerlindes Angst. Sie äußert sich darin, daß sich die Patientin in gefährlichen Situationen allein sieht. Notiz vom 17. 08. 83:

Sie sei in der vorangegangenen Nacht immer wieder aufgewacht. Dann stellte sie fest, daß auf der Station alle unzuverlässig sind. Die Infusion bleibe immer wieder stehen und selbst das rote Licht vor dem Zimmer vermöge niemanden vom Pflegepersonal aus der Ruhe zu bringen.

Ich selbst führe tägliche Gespräche zwischen 10 und 20 min Dauer mit der Patientin. Die Themen werden in der Stationsbesprechung eingebracht. Ärztliches wie pflegerisches Personal reagieren äußerst empfindlich auf Schuldvorwürfe. Daher bevorzuge ich eine Arbeit zu diesem Thema. Ich betone, daß die Patientin sehr schnell die Themen herausspüre, die in der Umgebung Schuld erzeugten. So werde z.B. die Feststellung große Schuld erzeugen, daß niemand vom roten Licht gestört werde. Es könne zu Rechtfertigungsversuchen kommen und möglicherweise bildeten sich dann verschiedene Parteien. Wichtig sei es unter diesen Umständen, die Vorwürfe als eine Mitteilung von Unsicherheit und Angst zu bewerten, die Patientin die Vorwürfe aussprechen zu lassen, ohne ins Argumentieren zu kommen.

Die Angst der Patientin wird in der Folgezeit dadurch verstärkt, daß der vertraute Stationsarzt in den Urlaub geht und der Patientin dies erst spät mitteilt. Die Patientin träumt darauhin; Notiz vom 22. 08. 83:

Sie ist mit der 1. Volksschulklasse schwimmen gegangen. Der Lehrer hatte die Kinder aufgefordert, von der Rutsche ins Wasser zu rutschen. Er würde unten stehen und sie auffangen. Der Lehrer habe sie, Gerlinde, aber nicht aufgefangen und sie kam bis auf den Grund des Schwimmbeckens.

Während des Gesprächs versucht Gerlinde, bewußt zu atmen. Ich sage ihr, daß sie sich ähnlich beim Weggang des Stationsarztes gefühlt habe. Im Gegensatz zu damals könne sie aber ihre Atemnot nun auffangen und beim Durchleben dieser Erfahrung bewußt ruhiger atmen. Die Patientin stimmt mir zu. In der folgenden Zeit bis zum 7. 09. 83 lernt sie den neuen Stationsarzt als Nachfolger des alten akzeptieren. Sie kann sich gegenüber der Stationsschwester öffnen und dieser zunächst mitteilen, daß sie die Schwester an deren freien Tagen schmerzlich vermisse; daß sie sich in der Umgebung von der Zweitschwester unerträglich fühle: „Sie ist wie meine Mutter“. Diese Zweitschwester umarme sie und das sei erdrückend. Sie wolle das aber der Zweitschwester nicht sagen, um sie nicht zu verletzen.

Wir verabreden, daß sie in einer ihr günstig erscheinenden Situation auf die Zweitschwester zugeht und ihr sagt, daß diese Nähe für sie unangenehm sei. Sie wolle nicht von ihr umarmt werden. Notiz vom 26. 08. 83:

Die Zweitschwester ist bei Gerlinde; diese lag zum Fenster gewendet, Schweiß im Gesicht, händeringend. Die Zweitschwester forderte sie auf, es „endlich loszuwerden". Gerlinde sagt der Zweitschwester, daß ihr deren Umarmungen unangenehm seien. Sie möge dies aber nicht als Beleidigung sehen und sie deswegen nicht ablehnen. Die Zweitschwester versichert ihr, dies verstehen zu können und ihr nicht die Arme um die Schultern legen zu wollen.

Nach ca. 14 Tagen sprechen wir häufiger über Personen außerhalb der Station. Dies sind in erster Linie die Ärzte der Wochenenddienste. Gerlinde schildert sie sehr kritisch, aber auch gleichzeitig zunehmend differenzierter. Notiz über das Wochenende 26.-28. 08. 83:

Dr. B.*[3], junger Arzt, habe sie ständig warten lassen. Er habe ihr nicht zugestanden, über die Medikamente zu entscheiden. Habe ihr vielmehr gesagt, er könne den Abusus nicht verantworten und wolle nicht vor Gericht. Sie beschreibt ihn als einen frisch aus der Kaserne entlassenen „Dr. Groll". Hatte während seines Dienstes ständig Luftnot. Nach Dr. B. kam Dr. N.*. Er spritzte ihr Valium und schaute nochmal nach ihr, was gut tat; dann konnte sie schlafen. Morgens (Samstag) wieder Atemnot. Dr. Z.* kam erst nach 1 1/2 h. Vermittelt ihr das Gefühl, daß sie alle Ärzte tyrannisiere und das ganze Haus schon über sie spreche. Habe während des Dienstes von Dr. Z.* ihr eigenes Kortison nehmen müssen, obwohl sie doch hiervon habe herunterkommen wollen. Sie fühle sich bei ihm hilflos und allein gelassen. Überlegte, ob sie nicht freiwillig auf die Intensivstation gehen soll (!). Äußerte dies auch gegenüber dem Stationspfleger. Dieser zog auch Dr. N.* ins Gespräch. Gerlinde entschied daraufhin, doch auf der Station zu bleiben. Sie versuchte, ihre Atemnot mit Übungen zu überwinden. - Sonntag hatte endlich Dr. H. Dienst. Als überaus zuverlässig empfunden. Er sagte, er käme in einer halben Stunde noch einmal vorbei und „nach 30 Minuten stand er wieder im Zimmer". Er sei auch verläßlich in Bezug auf Medikamente. Er käme beim Euphyllin-spritzen nicht ins Zittern und er helfe ihr, mit Valium zu schlafen. Er wisse, daß „eine halbe Stunde 30 Minuten hat."

Nach 20 Tagen zeigen sich Erfolge. Die Zustände der Atemnot werden weniger bedrohlich, die Nachtdienste werden weniger gerufen. Gerlinde spricht nun weniger über das Personal, sondern setzt sich mit mir auseinander. Notiz vom 01. 09. 83:

Am Vormittag habe sie sich während des sehr schwierigen und durch lange Schweigepausen unterbrochenen Gesprächs mir gegenüber so verhalten, wie sie es sonst nur gegenüber ihren Eltern tue. Sie habe Zorn, Ärger, schlechte Laune verspürt und habe den Ursachen einfach nicht nachgehen wollen. Glaube, daß der Ärger ihrem Vater gelte, der in ihr das Mißtrauen gegenüber Männern gesät habe. Sie glaube sich jezt kräftig genug zu fühlen, ihre Eltern wieder kurzfristig sprechen zu können.

Gerlinde sieht die Eltern am 04. 09. 83. Häufiger spricht sie jetzt über Ärger und über Zweifel, ob sie den Ärger herauskommen lassen solle. Dann könne passieren, daß die anderen nichts mehr von ihr wissen wollten. Insbesondere schwache Menschen könnten sich so verhalten, dazu zähle sie die Zweitschwester, auch ihre Mutter.

[3] Mit * gekennzeichnete Personen bzw. die mit ihnen eingegangenen Beziehungen sind im Grid (s. S. 157) graphisch wiedergegeben.

Die Stationsschwester sei sicherlich stärker. Dennoch wisse sie nicht, ob sie ihr gegenüber den ganzen Ärger äußern solle. Notiz vom 15. 09. 83:

Immer sei Zurückhaltung angebracht gewesen, wenn sie sich geärgert habe. Erinnert sich an Kindheitsepisode: Im Alter von 5 Jahren wurde sie von einem Vetter besucht, den die Mutter überfürsorglich betreute. Er habe in Gerlindes Bett schlafen dürfen, während sie selbst in die Küche gehen mußte. Sie habe daraufhin eine Tasse durch die Gegend geschleudert. Von der Mutter habe sie eine schallende Ohrfeige bekommen. Am liebsten möchte sie jetzt auch eine Tasse durch die Station schleudern. Ich ermutige Gerlinde, diesen Ärger der Stationsschwester mitzuteilen.

Der Abbruch der intensiven Behandlungsphase

Zum darauffolgenden Wochenende kommt es zum Eklat: Gerlinde hat sich über einen jungen, sachlich vorgehenden und offensichtlich nicht einfühlenden Arzt, Herrn Dr. A. geärgert. Sie steigert sich in Atemnot hinein, aus der sie auch der nachfolgende und recht einfühlsam arbeitende Dr. D. nicht wieder herausholen kann. Die Stationsschwester wird immer häufiger in immer intensivere Gespräche verwickelt und beendet schließlich ihren Sonntagsdienst statt der üblichen 19.00 Uhr um 22.00 Uhr.

Als ich Gerlinde am Montag, den 20. 09. 83 sehe, faucht sie mich ohne die geringste Atemnot an: Sie habe kein Vertrauen in mich, da ich alle Informationen an die Station weitergebe. Hierbei beruft sie sich auf die Besprechungen mit der Stationsgruppe, eine Praxis, die ihr von vornherein mitgeteilt worden war. Aber, so fügt sie an: Es bleibe ihr gar nicht anderes übrig, als mit mir weiterzureden.

Ich gewinne den Eindruck, daß wir jetzt die Basis geschaffen haben, erstmals über Ärger reden zu können, ohne daß Gerlinde Angst haben muß, das Gegenüber zu verlieren. Wichtiger noch: Sie erlebt hierbei, keine Atemnot zu haben.

Am selben Montag kommt gegen Mittag, 12.00 Uhr, die Hiobsbotschaft: Der Oberarzt habe der Patientin gesagt, sie könne hier nicht mehr behandelt werden. Er schlage eine neue Klinik vor. Daraufhin sei Gerlinde wütend aufgestanden und habe die Entlassung verlangt. In dieser Situation bleibt mir nichts anderes übrig, als mich mit dem zuständigen Chefarzt in Verbindung zu setzen.

Es stellt sich heraus, daß die Oberschwester fürchtete, die Pflege könne der Belastung durch Gerlinde nicht mehr standhalten. Die Oberschwester war daraufhin zum Oberarzt gegangen; der Oberarzt hatte sich entsprechend mit dem Chefarzt abgesprochen. Der Chefarzt wirft mir zunächst vor, einen Keil zwischen Personal und Patientin treiben zu wollen. Im Gespräch läßt sich der Irrtum ausräumen. Gemeinsam gehen wir als Chefärzte verschiedener Bereiche auf die Station und besprechen die Situation mit dem Personal und hiernach mit der Patientin. Dieser legen wir nahe, die Behandlung hier fortzusetzen.

Natürlich sind die grundlegenden Konflikte nicht ausgeräumt; Gerlinde spürt dies. Nach 4 Tagen, d.h. am 24.09. 1983, entschließt sie sich unwiderruflich, die Station zu verlassen.

Die Schlußphase der Behandlung nach Juli 1983

Zu meiner Freude erhalte ich am 04. 10. 83 eine Ansichtskarte: „Urlaubsgrüße aus Cuxhafen sendet Ihnen und der Selbsthilfegruppe Ihre Gerlinde K." – Die therapeutische Beziehung war also nicht abgebrochen.

Was jedoch nicht gelungen war, das war der Vorsatz, vor der Patientin Vertreter zweier therapeutischer Ansätze als die Vertreter einer Klinik erscheinen zu lassen, die sich nicht gegenseitig ausspielen lassen sondern sich wechselseitig ergänzen. Gerlinde war es möglich geworden, innerhalb des therapeutischen Teams ihren tiefsten Konflikt neu zu erleben und ihn neu zu inszenieren: In der Zweitschwester hatte sie eine „böse" Mutter vorgefunden, in der Stationsschwester eine „gute" Mutter. Beide hatte sie jedoch im Gegensatz zu bisherigen Erfahrungen als Mitglied derselben (umsorgenden) Gruppierung „therapeutisches Team" erlebt.

Dieses Erlebnis war nun aufgehoben. Erneut mußte gespalten werden: In der Folgezeit liefen Besuche bei mir und kurzfristige Klinikaufnahmen nahezu völlig unkoordiniert ab. Häufig kam die Patientin dann in die Klinik, wenn ich im Urlaub oder aus sonstigen Gründen abwesend war. Dies war auch im Juli 1984 der Fall. Wiederum war die Patientin mit Atemnot in die Klinik aufgenommen worden. Man entschloß sich nach wenigen Tagen, Gerlinde zu einer langfristigen Behandlung in eine Lungenfachklinik zu verlegen. Ich selbst bzw. mein Vertreter waren nicht hiervon informiert.

Ende Juli 1984 kam aus der Fachklinik die Mitteilung, daß Gerlinde verstorben sei. Am Morgen ihres Sterbetages sei die Patientin unruhig gewesen, habe aber keine akute Atemnot angegeben. Gegen 7.10 Uhr habe die Schwester sie zyanotisch im Atemstillstand vorgefunden.

„Sofort begonnene extrathorakale Herzmassage, Ambu-Beutelbeatmung mit Intubation sowie intensive medizinische medikamentöse Therapie bewirkten – nachdem anfangs im Monitorbild eine Nullinie zu sehen war – einzelne elektrische Kammeraktionen, die aber mechanisch keine Wirkung zeigten."

Als Diagnosen wurden formuliert:

1. „Exitus letalis bei akutem Herzversagen und hypoxischem Atemstillstand infolge eines schweren Asthmaanfalls – langfristiges steroidpflichtiges Asthma bronchiale."
2. „Hypokaliämie ungeklärter Genese."

Erkennen und Handeln in ihren Wechselwirkungen

Gerlinde wie ihre behandelnden Ärzte erkannten die vorliegenden Probleme je nach Behandlungsabschnitt unterschiedlich. Das therapeutische Handeln änderte sich je nach Erkenntnisstand und erforderte die Einsicht in weitere Zusammenhänge. Drei Behandlungsabschnitte sind zu unterscheiden, in denen sich die Einsichten erweiterten und vertieften.

Ambulante Behandlungsphase bis Juli 1983: Kleiner Finger – ganze Hand

Gerlinde lebte unter dem Druck, sich entweder zurückziehen oder sich ganz hingeben zu müssen. Sie glaubte, dies wiederhole sich in jeder Begegnung. Ihre Beziehung zu Männern waren eine Kette unglücklicher Abbrüche, die sie zumeist selbst herbeiführte. Die biographisch orientierte Exploration ließ annehmen, daß Gerlinde vom Vater, und später von Männern allgemein, unbewußt jene versorgenden und vielleicht auch haltenden Qualitäten erwartete, die üblicherweise der Mutter zugeordnet werden. Gerlinde wußte unbewußt, daß die Mutter nicht ersetzt werden konnte, d.h. daß die Enttäuschungen auf dem Fuße folgen mußten. Sie war auf der Suche nach einem neuen Mutterbild, erlitt aber, wie sie im Januar 1983 selbst sagte, aufgrund ihrer inneren Haltung Schiffbruch.

Es ist anzunehmen, daß zu dieser Einsicht der Patientin das abgestimmte Vorgehen der Ärzte in der Pneumologie (hier der später im Grid zitierte Amulanzarzt*) und der Autor als Vertreter der Psychosomatik (der ebenfalls im Grid zitierte Prof. Sch.*) beigetragen hatten. Beide Ärzte erkannten, daß eine intensive stationäre Behandlung erforderlich wurde.

Stationäre Intensivbehandlung: Seelenbeerdigung – eine halbe Stunde sind 30 Minuten – die Ohrfeige

Die vereinbarte vorübergehende Trennung von ihren Besuchern, besonders von Vater und Mutter, verwies Gerlinde auf ihre aktuellen Beziehungen im Krankenhaus. Angst entstand, die Anklänge an einen psychischen Untergang beinhaltete und zum Ausdruck der Stationsschwester von der „Seelenbeerdigung" führte. Mit großen Anstrengungen fingen Gerlindes beide Stationsärzte sowie die Stationsschwester und die Zweitschwester die Ängste auf; Gerlinde fühlte sich behandelt und gehalten. Sie konnte das Moment des verläßlichen Behandelns an anderen Ärzten erkennen und schätzen: Die beiden Ärzte Dr. N.* und Dr. M.* waren ausgesprochen beruhigend, beide kamen meist ohne Euphyllin oder Kortison aus. Der im Sonntagsdienst vom 28. 08. 83 erwähnte Arzt Dr. H. (s. oben) war aufgrund seiner Verläßlichkeit ihnen vergleichbar. Seine Gewissenhaftigkeit brachte Gerlinde zu dem Ausspruch: „Dr. H. weiß, daß die halbe Stunde 30 min hat." Dazu kontrastierten die Ärzte Y.F*, I.*, K.*, Z.* (ebenfalls im Wochenenddienst vom 28. 08. 83 aufgeführt, s. oben) und in geringerem Umfange L.* Es ist auffallend, daß sich bei diesen Ärzten zweierlei Eigenschaften häuften: Sie waren (zumindest nach Angaben der Patientin) überaus unpünktlich, was besonders für den Arzt Y. galt, und sie waren zumeist weiblichen Geschlechts (I.*, K.*, L.*); zum damaligen Zeitpunkt waren dagegen nur 10% der Assistenzärzte, die ja für den Stations- bzw. Nachdienst zuständig waren, weiblichen Geschlechts, d.h. die weiblichen Ärzte wären überdurchschnittlich ungünstig eingeschätzt). Zur Frage Pünktlichkeit und Unpünktlichkeit sagte Gerlinde über Dr. Z.*: „Bei ihm dauert, anders als bei Dr. H., die halbe Stunde nicht 30 Minuten sondern 30–90 min – das macht Angst!" Gerlinde wurde, in einer Kurzformel gesagt, von den Ärzten „ihr Selbst von außen vorgegeben" (v. Uexküll, pers. Mitt. 1983).

Auf der Ebene des Haltens und des Angenommenseins differenzierte Gerlinde zwischen den Schwestern. Die Stationsschwester wurde als haltend und annehmend empfunden: Sie konnte ihr sagen, daß sie sie vermißte, sich von ihr ermutigen lassen konnte, über ihre Zweifel zu sprechen. Fast elementare Ausmaße nahm die Auseinandersetzung mit der Zweitschwester an. Gerlinde stand auch diese Auseinandersetzung durch und sagte sinngemäß selbst, wie eine Mutter zu umarmen sei. Wir wagten dann den nächsten Schritt: der Stationsschwester zu sagen, daß sie, Gerlinde, ärgerlich-wütend war. Die Stationsschwester konnte dies ertragen - ohne Ohrfeigen zu verteilen, wie dies Gerlinde von daheim kannte. Die Ohrfeige kam dann unerwarteterweise, über die Oberschwester weitergeleitet, durch den Oberarzt.

Eine stationäre internistisch-psychosomatische Intensivbehandlung hatte zur Einsicht geführt, daß Gerlinde zwar in der Gestaltung ihrer zwischenmenschlichen Beziehungen schwer behindert war; sie konnte sich jedoch in neuartige Beziehungen hineinfinden und sie mit Hilfe anderer gestalten. Die gleiche Intensivbehandlung hatte aber auch die Grenzen derzeitiger Behandlungsmöglichkeiten gezeigt; sie lagen darin begründet, daß Gerlinde zuviele Beziehungen mit zuwenig Unterstützung in kurzer Zeit aufnehmen mußte und gleichzeitig die Stationsgruppe nicht in ausreichender Weise in ihrer Zielsetzung abgesichert war.

Poststationäre Phase: die Spaltung

Gerlinde hatte gelernt, zwischen Behandlern zu differenzieren und den Kontakt zu ihnen aufrecht zu erhalten. Eines fehlte jedoch: im Krankenhaus die Sicherheit zu erlernen, auch dann angenommen zu sein, wenn sie im übertragenen Sinne Porzellantassen durch das Haus schleudert (vgl. Notiz vom 15. 09. 83). Die Mutter war ihr zwar im Krankenhaus näher gekommen; sie war ihr aber kurzer Zeit dadurch wieder entzogen worden, daß ihr durch den Verweis des Oberarztes bedeutet wurde, daß sie sich in diesem Hause nicht weiter aufhalten könne.

Die verbleibende Zeit bis zu ihrem Tode war zu kurz, um die erfahrene Enttäuschung aufzugreifen und diese mit ihr durchzuarbeiten. Wir hatten, das galt insbesondere für die Schwestern, immer deutlicher die Tiefe der Störung, aber auch die Bereitschaft zur Änderung erkannt. Das Tragische war, daß wir zwar die bevorstehende Entwicklungsrichtung angeben konnten, aber keine Möglichkeit ihrer Beeinflussung sahen.

Stationär-klinische Behandlung und psychosomatische - genauer psychotherapeutische - Sprechstunden verliefen nun *getrennt*. Das war im Sinne derjenigen intrapsychischen Trennung oder Aufspaltung zu verstehen, die Gerlinde seit frühesten Kindheitsjahren geläufig war: Sie ging nur dann zur Mutter - diese war hier, vereinfachend gesagt, die Klinik - wenn es unerläßlich war; ansonsten suchte sie den Vater auf; dies war die psychosomatische Sprechstunde. Da, wie im Elternhaus, die Eltern schwer aufeinander abstimmbar waren, wurde dies auch von den Krankenhausleitern angenommen. In der Tat wurde jetzt ein Austausch zwischen den Behandlern im Krankenhaus zunehmend erschwert. Wie schon zuvor die Mitglieder der Station mußten jetzt die Beteiligten in den Ambulanzen sich schmerzlich eingestehen, daß sie die Entwicklung nicht nachhaltig beeinflussen konnten. Sie mußten auch akzeptieren, daß sich die Qualität der Therapie verschlechterte.

Ein Mehr an Erkennen hatte in Gerlindes Einzelfall kein günstigeres Handeln zur Folge.

Versuch einer systemischen Betrachtung von Gerlindes Krankengeschichte

Wir hatten festgestellt, daß die Beurteilung von Gerlindes Situation sehr stark von den Konzepten abhängig war, mit denen Ärzte und Schwestern arbeiteten. Jedes dieser Konzepte war weder falsch noch richtig; vielmehr erfaßte es bestimmte *Ausschnitte* aus der Wirklichkeit Gerlindes.

Da gab es Gerlindes Sicht von ihrer eigenen Wirklichkeit und hier besonders die Wirklichkeit „ich als Gesunde". Dann gab es die verschiedenen Wirklichkeiten ihrer Interaktion als Kranke mit ihrer Umwelt außerhalb und mit der Umwelt innerhalb des Krankenhauses. Diesen sozialen und intrapsychischen Wirklichkeiten war schließlich eingebettet, oder stand hier diametral gegenüber, die biologisch definierte Wirklichkeit ihres Atemwegssystems und ihrer Atemluft mit ihren Stimuli.

Wir hatten uns bemüht, Gerlindes Sicht von diesen verschiedenen Wirklichkeiten nachzuvollziehen, um dann zu sehen, wie die verschiedenen Betrachtungsweisen zusammenhängen mochten. Wir benutzten hierzu zunächst unsere natürliche Alltagssprache, in der wir die Anamnese und die Krankheitsverläufe erhoben. Wir versuchten dann ein kognitiv fundiertes Instrument, den sog. Repertory Grid heranzuziehen, um die soziale Situation besser zu verstehen. Zur Beurteilung intrapsychischer Abläufe stützten wir uns auf analytische Modellvorstellungen. Zur Beurteilung biologischer Abläufe dienten die herkömmlichen medizinischen Vorgehensweisen. Zur Einschätzung der Weschselbeziehungen dieser verschiedenen Betrachtungsweisen werden wir uns nachfolgend auf die von v. Uexküll u. Wesiack (1986) vorgelegten systemischen Modellvorstellungen beziehen.

Gerlindes Einschätzung ihrer Umwelt im Krankenhaus: der Repertory Grid[4]

Ende August (1. Durchgang) und Mitte September (2. Durchgang) hatten wir Gerlinde gebeten, mit Hilfe der „repertory grid technique" (Fransella u. Bannister 1977) ihre Beziehungen zu Personen des Krankenhauses zu beurteilen.

Das Verfahren basiert auf der „personal construct theory" (Kelly 1955) und erlaubt die mathematische Analyse der subjektiven Personenwahrnehmung eines

[4] Herrn Ingo Gerlach, Dipl.-Psych. (Abteilung Psychosomatik der Philipps-Universität Marburg) möchte ich für die Berechnung, Darstellung und Interpretation der Griddaten herzlich danken.

Menschen. Dieser wird aufgefordert, ihm wichtige Menschen oder Beziehungen (sog. Elemente) zu benennen, die für ihn Schlüsselfunktionen einnehmen; er wird darüber hinaus aufgefordert, Eigenschaften (Konstrukte) zu benennen, welche diese Menschen oder Situationen kennzeichnen.

Gerlinde schätzte zunächst ihre Beziehungen zu ca. 12 Personen und deren Beurteilung ihrer eigenen Beziehung zu ihr (sog. reziproker Dyadengrid nach Ryle 1975) ein; Mitte September beurteilte sie die Beziehungen zu insgesamt 40 Personen hinsichtlich dieser Eigenschaften. Die Einschätzungen erfolgten auf einer 7teiligen Ratingskala; 1 entsprechend „minimal“ ausgeprägter Eigenschaft, 7 entsprechend „maximal“ ausgeprägter Eigenschaft oder Konstrukt. Es entstanden 2 große Matrices in einer Größe von 25·25 bzw. 40·25. Aus der 1. Matrix ist nachfolgend ein Auszug von 10 Elementen · 10 Konstrukten mit den größten Varianzen zur Illustration wiedergegeben (Tabelle 2).

Mit Hilfe eines mathematischen Verfahrens, der sog. Hauptkomponentenanalyse, basierend auf der Matrix der absoluten Abweichungen (Slater 1977) wurden die Repertory Grids berechnet.

Nachfolgend beziehen wir uns auf die Ergebnisse des 1. Durchgangs.

Zur Methodik des Verfahrens und seiner Anwendung im klinischen Bereich wird hier auf andere Stellen verwiesen (Gerlach 1984; Slater 1977).

Zunächst ist auffällig, daß wir mühelos 40 (!) Personen zusammentragen konnten, die Gerlinde für ihren Therapieverlauf deswegen als wichtig ansah, weil sie sich von ihnen im Krankenhaus abhängig fühlte. Allein dieser Sachver-

Tabelle 2. Auszug aus dem 1. Grid. Dargestellt werden die 10 Elemente und Konstrukte mit den jeweils größten Varianzen

Elemente	Ich zu Dr. B	Ich unter venösem Zugang	Ich zu Dr. N.	Ich zu Prof. S.	Dr. N. zu mir	Ich zu Dr. Z.	Ich zum Ambulanzarzt	Dr. B. zu mir	Ich zu Dr. K.	Ich zu Dr. Y.
Konstrukte										
Mißtrauen auslösend	7	1	1	2	2	6	2	4	6	6
Vertrauen erregend	1	7	6	6	4	1	6	1	1	3
Allein lassend	7	1	1	3	1	6	1	2	4	5
Zum Abschieben neigend	4	1	1	7	1	4	7	4	4	3
Unmündig erklärend	7	1	1	5	1	4	2	7	4	4
Hilfreich helfend	1	6	6	5	6	2	6	6	1	4
Ist auf Dauer angelegt	1	1	1	7	1	1	7	1	4	1
Eingehend helfend	1	1	1	1	1	5	3	4	6	5
Angst erregend	7	1	2	2	1	5	2	2	4	5
Im Notfall greifbar	1	7	7	6	6	4	7	4	4	4

halt verdiente eine soziologische Arbeit, verweist er doch auf die ungeheuren Probleme, denen wir uns aufgrund der Arbeitsteilung in der Medizin und dem hieraus resultierenden Rollenverhalten (vgl. Novak in diesem Band; vgl. auch Kohlmann et al. 1986, aus der Arbeitsgruppe um Siegrist) ungeheuren Problemen gegenübersehen. Um die Diskussion nicht unnötig zu komplizieren, konzentrieren wir uns hier auf den Grid des 1. Durchgangs, in dem immerhin noch 25 Personen oder Elemente aufgezählt wurden, die Gerlinde als wichtig erachtete.

Die Analyse mit der Hauptkomponentenmethode ergab eine Varianzaufklärung von 44% durch die 1. bzw. 14,5% durch die 2. Hauptkomponente, d.h. obwohl wir die ursprünglich 24dimensionale Ausgangsmatrix auf eine zweidimensionale Komponentenmatrix reduzieren, behalten wir knapp 60% der ursprünglichen Varianz. Wir können sagen, daß das Rechenprogramm die Welt von Gerlinde auf 2 Hauptachsen reduziert. Diese Hauptachsen sind nachfolgend wiedergegeben (Abb. 1). Die 1. im folgenden als Ost-West-Achse bezeichnet, kann inhaltlich durch die Konstrukte „hilfreich helfend, nicht angsterregend, im Notfall greifbar" in der einen Richtung interpretiert werden, mit Hilfe des Konstruktes „einengend helfend" in der anderen. Es handelt sich um eine Achse, die Kampf und Angst in der Auseinandersetzung um Autonomie beinhaltet. Die Pole der 2., der Nord-Süd-Achse, sind durch die Konstrukte „auf Dauer angelegt" bzw. konträr hierzu „zum Abschieben neigend" zu charakterisieren. Dadurch, daß die 1. Komponente 3mal so viel Information enthält wie die 2., verteilen sich die einzelnen Personen bzw. die Beziehungen zu ihnen hauptsächlich entlang der Ost-

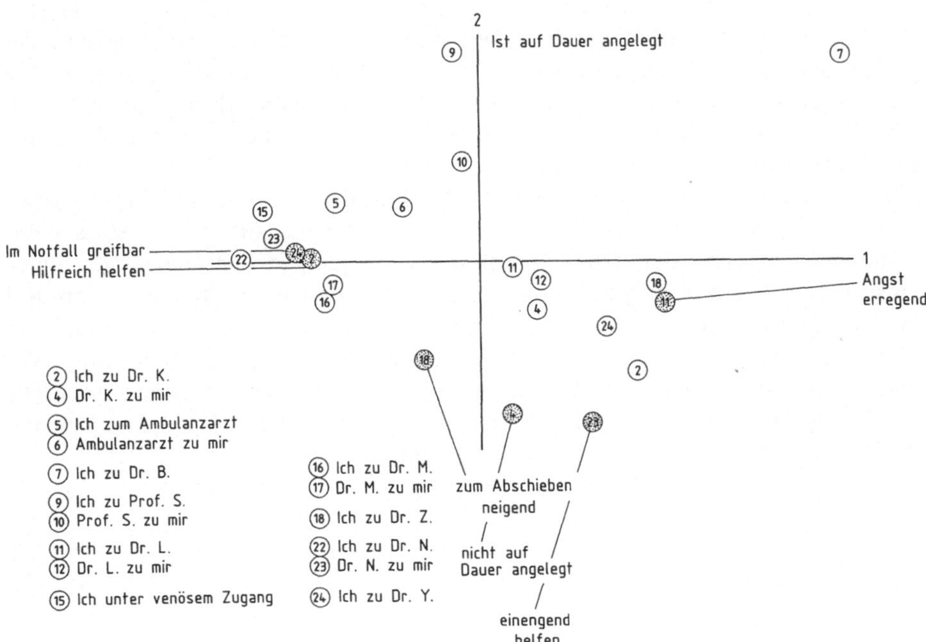

Abb. 1. Gerlindes Beziehung zu ihren Kontaktpersonen (Erläuterungen s. Text)

West-Achse. Hier nimmt die (reziproke) Beziehung zum Arzt Dr. N.* einen besonderen Stellenwert ein: Sie stellt eine noch größere Sicherheit dar als der Zustand, wenn sie über einen zentralvenösen Katheter verfügt, über den evtl. lebensrettende Medikamente einfließen können. Auch die zu Dr. M.* und zum Ambulanzarzt* entwickelten Beziehungen haben ähnlich markante Positionen auf der Westseite der 1. Komponente, wobei die Person des Ambulanzarztes* durch die zusätzlichen Nordwerte noch konturierter wird.

Auf der Ostseite der Grafik sind die (reziproken) Beziehungen zu Ärzten abgebildet, in denen sie sich eingeengt und hilflos gemacht fühlt. Diese sind, wie oben erwähnt, überdurchschnittlich Frauen. Die zu ihnen entwickelten Beziehungen werden offensichtlich alles andere als beruhigend oder gar lebensrettend erlebt.

Was ist nun ein weiteres Unterscheidungsmerkmal dieser beiden Hauptgruppen von Personen, in deren Gegenwart sich Gerlinde entweder unterstützt oder behindert fühlt? Durch die Interpretation der Nord-Süd-Achse erfahren wir, daß Personen danach unterschieden werden, ob sie „auf Dauer" verfügbar sind oder nicht. Ihre Konstanz, d.h. ihre Greifbarkeit ist entscheidend. Zum damaligen Zeitpunkt kam dem Autor eine ausschlaggebende Bedeutung zu: Die von ihr zu ihm (9) als auch die von ihm zu ihr aufgebauten Beziehungen (10) charakterisieren die Nord-Süd-Achse (im nördlichen Teil mit der wahrgenommenen Dauerhaftigkeit, 33% des Anteils der 2. Komponente). Im Vergleich dazu machen die vom und zum Ambulanzarzt entwickelten Beziehungen (5; 6) nur 4% des Anteils der Nord-Süd-Achse aus.

Zu jenem Zeitpunkt deutete sich eine Entwicklung in der Hinsicht an, daß psychosomatischer Konsiliarius und Ambulanzarzt gleichermaßen allmählich mit den Konstrukten „auf Dauer" und „hilfreich helfend", d.h. also atemspendend ausgestattet werden konnten. Wir möchten die These vertreten, daß bei geglücktem Behandlungsverlauf sich für beide Elemente eine Wanderung in der Nord-West-Achse ergeben hätte, d.h. beide (reziproken) Beziehungen hätten sich durch eine starke negative Ladung auf der 1. und eine positive Ladung auf der 2. Hauptachse ausgezeichnet.

Für uns war bei der epikritischen Diskussion des Krankheitsverlaufs auffallend, in welchem Maße unsere Einschätzungen der jeweiligen Arzt-Patient-Beziehungen aufgrund der Klinikereignisse mit denjenigen Einschätzungen übereinstimmten, die wir aufgrund von Gerlindes Gridangaben erhalten hatten und erst nach ihrem Tod in der Lage waren auszuwerten. So konnten wir mit an Sicherheit grenzender Wahrscheinlichkeit voraussagen, daß Nacht- und Wochenenddienste bei Dr. N.* ohne die geringsten Probleme und ohne zusätzliche Medikation abliefen, während sich die gleichen Dienste bei Dr. I*, Dr. Y.* zum Teil turbulent bis chaotisch entwickeln konnten.

Vorschlag, Gerlindes Situation mit Hilfe von Regelkreisen zu verstehen, die sich wechselseitig beeinflussen. Eine systemische Sicht[5]

Von Uexküll und Wesiack schlagen vor, das Individuum abhängig von seiner Umwelt zu sehen (1986). Dann wird die Beziehung zwischen Individuum und Umwelt in ihrer jeweiligen Funktion oder die jeweilige Situation systemtheoretisch als Regelkreis definiert. Dementsprechend werden von den Autoren Funktions- und Situationskreise definiert.

Einzelne Regelkreise: Situations- und Funktionskreise. Aus der Sicht Gerlindes können wir 4 solcher Regelkreise unterscheiden:

1. ich als Gesunde und meine individuelle Wirklichkeit (Situationskreis);
2. ich als Kranke und meine individuelle Wirklichkeit (Situationskreis);
3. ich und der Arzt mit Mitarbeitern in der Krankenhaussituation (Situationskreis);
4. das Atemwegssystem und die Atemluft mit ihren Stimuli (Funktionskreis).

Situations- sowie Funktionskreis sind dadurch definiert, daß sie in einer rezeptorischen oder Merksphäre Problemsituationen benennen, für die eine Lösung ansteht. Damit strukturieren sie eine effektorische oder „Wirksphäre", in der die Problemlösungen durchgeführt werden. Funktions- und Situationskreise unterscheiden sich dadurch, daß im Funktionskreis gebotene Lösungen unmittelbar ohne Einschaltung der Phantasie, im Situationskreis Lösungen nach Einschalten der Phantasie, d.h. unter Verwendung von Probehandlungen durchgeführt werden.

1. Situationskreis: Ich als Gesunde und meine individuelle Wirklichkeit. In diesem Situationskreis sind wesentliche Stellgrößen:

a) das Selbstwertgefühl der Patientin, das durch ihre Selbstachtung herbeigeführt wird;
b) ein Umgang mit der „guten" Mutter und mit „guten" Muttersubstituten, die eine selbstwertbestärkende und dadurch angstvermeidende Beherrschung der tatsächlichen Mutter bzw. deren phantasierten Bildern in verschiedenen Erscheinungsformen ermöglicht;
c) ein Umgangsstil, der Körpersensationen des sensorischen Sektors eine spezifische Bedeutung erteilt, die im effektorischen Sektor mit den entsprechenden motorischen Sensationen verbunden sind.

Es ist zu erwarten, daß der Umgangsstil mit anderen während der Remissionsphase durch eine mittelgradig ausgeprägte ängstliche Erwartungshaltung und durch besorgte Reaktionen auf durchbrechende Körperempfindungen verbunden ist. Auf die Bedeutung der Angst und hierzu vorliegenden Untersuchungsergebnisse wird an anderer Stelle detailliert eingegangen (vgl. Schüffel et al. 1986).

---

[5] Herrn von Uexküll danke ich, daß er diesen Abschnitt ausführlich mit mir diskutierte.

2. Situationskreis: Ich als Kranke und meine individuelle Wirklichkeit. Die Umwelt wird von Gerlinde als eine fordernde und gleichzeitig die Anerkennung (psychosoziale Unterstützung) entziehende individuelle Wirklichkeit wahrgenommen. Gerlinde ist im Krankheitsstadium extrem empfindlich gegenüber allen Personen die sie zunächst als Mutter bzw. Muttersubstitut einschätzt. Ein plastisches Beispiel hierfür ist die Zweitschwester. Im effektorischen Zirkel des Situationskreises fehlen hier Programme, die in ihrer Gegenwart entstehenden Problemsituationen zu lösen (vgl. die extreme Anspannung, die Zweitschwester zu bitten, Umarmungen zu unterlassen). Körpersensationen haben in dieser Phase eine ausgesprochen angsterregende Bedeutung und werden als Warnsignale vor Erstickung und Vernichtung erlebt. Gleichzeitig führen sie zu einer Einschränkung der Möglichkeit, sich mit ihrer Umgebung auseinanderzusetzen. Von der Umgebung werden wiederum Stridor und Atemnot als Appell um Hilfe, aber auch als aggressives Signal („ich huste Dir etwas"; auch: „ich kann Dich nicht riechen") wahrgenommen. Das hat einen sich selbst verstärkenden Zirkel zur Folge: In der rezeptorischen Phase nimmt die Patientin nun wahr, daß sich ihre Umwelt unsicher helfend oder gar „einengend-helfend" verhält (vgl. Grid). Sie muß nun ihrerseits mit noch größerer Unsicherheit reagieren und so weiter.

3. Situationskreis: Ich und der Arzt mit Mitarbeitern in der Krankenhaussituation. In dieser Situation unterscheidet die Patientin analog einem 2poligen Wahrnehmungsmuster, das in sehr prägnanter Form durch eine Ost-West-Achse der Hauptkomponentenanalyse des Grid wiedergegeben wird: Wer kommt mir zu nahe und wer geht zu weit von mir weg? Je nach Bedrohlichkeit des Beschwerdebildes können ärztliche Leistungen akzeptiert werden, die in einer be-handelnden Weise von entfernteren Muttersubstituten angeboten werden. Kennzeichnenderweise sind die Muttersubstitute im Grid weniger die Ärztinnen als die männlichen Ärzte. Von diesen werden geradezu tragend versorgende Qualitäten erfordert, die der „guten" Mutter zugesprochen werden (was aber nicht gleichzeitig bedeuten muß, daß diese „guten" Ärzte auch in einem therapeutisch langfristigen Sinne „gut" sind).

Funktionskreis: Das Atemwegssystem und die Atemluft mit ihren Stimuli. Wie bei jedem Asthmatiker wird die Umgebung als Stimulus wahrgenommen, vermehrt atmen zu müssen und gleichzeitig in der Abgabe der Atemluft behindert zu werden. Von den oben genannten ätiopathogenetisch wichtigen Stimuligruppen (immunologisch, infektiös, inhalativ-toxisch, psychogen) sind bei Gerlinde die psychogenen als wichtig anzusehen, während die infektiösen eine begünstigende Wirkung haben. Immunologische wurden nicht nachgewiesen, desgleichen keine inhalativ-toxischen. Die bei Asthmatikern im Vergleich zu Gesunden zu beobachtende größere Starre des Atemwegsystems (Dahme u. Richter 1985) führt zu schnelleren Reaktionen. Möglicherweise spielt die verminderte Ansprechbarkeit oder verminderte Zahl von Betarezeptoren eine Rolle (Szentivanyi 1968).

Aufwärts- und Abwärtsbewegungen: Bedeutungskoppelungen zwischen den Regelkreisen

Bildlich gesprochen fügt sich der Funktionskreis „Atemwegssysteme" konzentrisch in den Situationskreis „ich als Gesunde und meine individuelle Wirklichkeit" hinein. Der Situationskreis umhüllt den Funktionskreis; er stellt die „unsichtbare aber reale Hülle" (v. Uexküll u. Wesiack 1986) unserer Existenz dar.

Unbewußt koordiniert mit der äußeren Hülle läuft im Inneren des Atmungsgesunden der Atmungsfunktionskreis ab. Anders beim Asthmakranken und entsprechend bei Gerlinde: Ausatmen bedeutet in Form hiermit verbundener Phantasien ein Beschimpfen und Schreien; und gleichzeitig steht es im Falle des Keuchens und Pressens zeichenartig, nicht symbolartig (!) für das Säubern und für das Entfernen unerträglicher Fremdkörper. Diese sind mit der „bösen" Mutter gekoppelt. Ein Entfernen der „bösen" Mutter ist aber mit Angst verbunden, weil auch die „gute" Mutter bedroht ist. Hier bekommt also der rezeptorische Anteil verschiedener Situtationskreise ebenso wie der rezeptorische Anteil des Funktionskreises bedrohliche Qualitäten: ähnlich ist es im effektorischen Bereich, der dadurch bedrohlich wird, daß er nicht mehr adäquate Lösungsprogramme zu bieten vermag. Zwischen diesen Regelkreisen ist es in einer frühen biographischen Situation zu einer *Bedeutungskoppelung* (v. Uexküll, Wesiack 1986) gekommen.

Die Bedeutungskoppelung kann unterschiedlich stark ausgeprägt sein. So können nur wenige Phantasien vorliegen, in denen lebende Bezugspersonen auftauchen und das asthmatische Atemmuster auslösen. Es können aber auch durch längere Lernvorgänge unbelebte Gegenstände und schließlich organische Substanzen zu Noxen, evtl. zu Allergenen werden.

Zur Abschätzung der hieraus resultierenden Möglichkeiten wie Bedrohlichkeiten stehen 2 Kriterien (v. Uexküll u. Wesiack 1986) zur Verfügung. Beim 1. Kriterium handelt es sich um das sog. Pragmatische Realitätskriterium: Dieses vermutlich aus der Alarmreaktion abgeleitete Realitätskriterium gibt darüber Auskunft, mit welcher Sicherheit Programme zur Bewältigung von Problemlösungen eingesetzt werden können. Beim Asthmatiker geht es um die Erfahrung, inwieweit genügend Sauerstoff zur Verfügung steht. Im relativ geschlossenen System führt O_2-Mangel zu Sensationen (sensorische Zeichen); diese bewerten Atemtätigkeit (effektorische Zeichen), wobei a) das relativ geschlossene System in ein offenes System übergeht (der Körper holt Luft ≙ Umwelt), und b) die prognostische Erwartung eingelöst (oder nicht eingelöst) wird, daß das sensorische Zeichen (Atemnot) durch das effektorische Zeichen ausgelöscht wird, womit das System wieder in einen relativ geschlossenen Zustand übergeht. Atmung wird damit zu einem Pendel zwischen 2 Systemebenen. Beim Asthmatiker könnte das auf dem pragmatischen Realitätskriterium basierende Urvertrauen, d.h. die Selbstverständlichkeit in die Verfügung von Luft ≙ Umwelt gestört sein. Die vielfach berichteten Erinnerungen, beim Tauchen nicht an die Wassenoberfläche kommen zu können (vgl. auch Gerlindes Erinnerung), sind höchstwahrscheinlich Deckerinnerungen an eine sehr viel frühere Entwicklungsphase. In der Ambivalenz des Asthmatikers drückt sich immer wieder der Versuch aus, sich dieses Urvertrauens zu bemächtigen und seiner gleichzeitig nicht mächtig zu sein. Die Ambivalenz wäre also ein Kampf um Teilhabe an der Welt. Es wird von Asthmatikern berichtet, die kurz vor ihrem Tod stehend keine Zeichen der Ambivalenz aufzeigen, vielmehr einen psychobiologisch zurückgezogenen Eindruck vermitteln (A. Neraal, persönliche Mitteilung 1985). Ähnlich anmutende Verhaltensweisen werden bei schwerstgefährdeten Patienten mit sog. „Schlaf-Apnoe-Syndrom" beobachtet. Auch hier ist möglicherweise aus psychobiologischer Sicht der Zustand tiefster Zurückgezogenheit vorherrschend.

Beim 2. der beiden genannten Kriterien handelt es sich um das sog. kommunikative Realitätskriterium: Im Unterschied zum pragmatischen Realitätskriterium, das ein Kriterium für die Erfolgsaussichten einer Handlung darstellt und daher erst mit oder nach der Handlung zum Tragen kommt, setzt dieses Prinzip keine Handlung voraus. Es ist das Kriterium der Zuverlässigkeit, Sicherheit, in der man von den anderen akzeptiert und verstanden wird - so wie man den anderen versteht und akzeptiert. Winnicott macht die Unterscheidung zwischen Objektbeziehung und Objektverwendung (1974). Unter Objektbeziehung versteht er die allerfrüheste Subjekt-Objekt-Identität, die kein Handeln, keine Triebdynamik enthält, sondern in reiner Form das Gefühl „zu sein" darstellt. Er spricht vom weiblichen Anteil in jedem Menschen. Unter Objektverwendung versteht er dagegen triebinduziertes Handeln, in dem der „männliche Anteil" wirksam ist. Er sagt:

„Ich habe die künstlich voneinander getrennten männlichen und weiblichen Anteile betrachtet und bin dabei zu dem Ergebnis gekommen, daß ich derzeit die (aktiv und passiv) auf die Objekte gerichteten Impulse auf den männlichen Anteil beziehen muß, während ich der Meinung bin, daß das wesentliche Merkmal des weiblichen Anteils im Zusammenhang mit Objektbeziehungen die Identität ist, die für das Kind die Grundlage abgibt zu sein, und die später die Basis für das Selbstgefühl abgibt (S. 99)."

Das kommunikative Realitätskriterium würde also aus der Objektbeziehung erwachsen, die in der Mutter-Kind-Identität ihre Wurzeln hat. Das pragmatische Kriterium würde der Objektverwendung entsprechen.

Wir müssen uns nun vorstellen, daß die vorgenannten Situations- und Funktionskreise - bildlich gesprochen - einander umhüllen und der 1. Situationskreis dem Atmungsgesunden in das Leben hineinwächst. Im Inneren und Innersten sind, tief in die Vergangenheit zurückreichend, diejenigen Situations- und Funktionskreise, die mit Mißempfinden, gestörter aber auch freier Atmung zu tun haben. Das menschliche Leben ist gleichsam ein Wandern zwischen verschiedenen Ebenen, ein Aufwärts- und ein Abwärtsbewegen. Ist das Selbstgefühl Gerlindes, das im 1. Situationskreis angesprochen wurde gestört, so fällt sie auf eine Ebene zurück, die mit der Bedeutung gekoppelt ist, ihre Identität sei auf einer Stufe zurückzugewinnen, auf der sie *„sein"* kann - wenngleich unter den Bedingungen des Krankseins. Gerlinde versucht hier ihre Identität wieder herzustellen, dies allerdings mit den Mitteln männlicher Muttersubstitute. Diese müssen aber Substitute bleiben. Erst allmählich kann sie sich zu weiblichen Substituten vortasten. Sie macht hier gewaltige Anstrengungen. Ihr geht es im Grunde genommen darum, sich die Position des kleinen Kindes anzueignen, die Winnicott folgendermaßen umschreibt:

„Wenn der weibliche Anteil im männlichen oder weiblichen Kleinkind oder Patienten die Brust bedeckt, so ist es das Selbst, das entdeckt wurde." (S. 97)

Und zur Abgrenzung:

„Ich bin zu der Überzeugung gekommen, daß Objektbeziehung im Hinblick auf diesen weiblichen Anteil (entstanden durch die Erfahrung des Kindes, daß die Brust das Selbst (ist) und daß selbst die Brust (Anmerkung des Autors) nichts mit Trieb (oder Instinkt) zu tun hat. Instinkt- und triebbedingte Objektbeziehung gehören zum männlichen Anteil der Persönlichkeit und sind unbeeinfußt vom weiblichen Anteil (S. 96)."

Erkennen in der Medizin: Bewußtsein und Arbeitsabläufe sind zu entwickeln

Ärztliche Erkenntnis in Gerlindes Fall - was bedeutet sie? - Zu *Inhalten* ärztlichen Erkennens wurden Gerlindes Bedürfnisse. Diese Bedürfnisse wurden im Hinblick auf Gerlindes aktuelle wie vergangene wie ihre von der Zukunft erwarteten Beziehungen verstanden. Es waren die Beziehungen zu den wichtigsten Schlüsselpersonen ihres bisherigen Lebens wie zu den Schlüsselpersonen, die ihr derzeitiges Krankenhausleben bestimmen. Hierbei bestand die Prämisse, daß die Krankenhauswelt in ihrem Grundmuster analog der Welt draußen wahrgenommen wurde.

Die *Wege* des Erkennens liefen dialogisch ab: Ich sprach mit Gerlinde. Sie nahm mich im Dialog an. Ich hob mich in ihrer Wirklichkeit von denjenigen Menschen ab, die in ihrer Einschätzung entweder unmittelbar Luft gewährten, d.h. die Bedürfnisse befriedigten oder die unmittelbar die Bedürfnisbefriedigung versagten. Sie konnte unter diesen Bedingungen erleben, daß sie nicht in Panik und Atemlosigkeit hineingetrieben wurde.

Das *Ziel* war, ihr Da-sein angesichts so verschieden erlebter Menschen erlebbar und er-leibbar zu machen und hiernach die neu gewonnenen Erfahrungen auf die Welt „draußen" zu übertragen. Oder anders: (Körperliches) Befinden und (körperlichen) Befund als Einheit erleben lassen und ein Lernen über die Krankenhausmauern hinaus zu ermöglichen.

In einer 1. Phase konnten wir das Ziel erreichen. Die Schwestern wurden differenzierter wahrgenommen, Gerlindes Befinden besserte sich ebenso wie der Befund. Am wichtigsten: Gerlinde konnte Zusammenhänge zwischen Befinden und Befund *selbst* herstellen. In einer 2. Phase wurde das Ziel nicht erreicht: Die ersten Ansätze zur Erweiterung und Differenzierung bisheriger Wirklichkeiten erwiesen sich als nicht tragfähig und brachen in sich zusammen.

Die Folgen sind unterschiedlich; und sie sind in der 2. Phase tragisch.

In der 1. Phase wird es möglich, der Station die Bedürfnisse Gerlindes zu vermitteln. In Sinne P. Novaks wird nicht nur eine Unterscheidung zwischen „bedürfnis- wie zweckorientierten, sich insofern als „weich" erweisenden adminstrativen Regelungen ärztlichen Handelns" (S. 129 des Buches) möglich. Vielmehr werden diese beiden Grundmuster ärztlicher wie stationär-klinischer Handlungsregelungen aufeinander bezogen. Gerlinde gelangt nicht in eine „exzentrische Position" und sie wird nicht zur „Störgröße". Statt dessen reinszeniert sie in einem vom Therapieplan erstrebten Sinne alte Konflikte, die sonst asthmatische Anfälle und/oder Depressionen ausgelöst haben. Im Vergleich zu Novaks

Patientin ist sie sozial weitaus weniger kompetent; ihr wird nun geholfen, alte schmerzhafte Erfahrungen korrigierend neu zu durchleben.

In dieser Situation werden von den Handelnden die Begriffe der affektiven Neutralität und der funktionalen Spezifität in dem von Novak skizzierten Sinne weiterentwickelt: Ärzte und deren Mitarbeiter, hier in erster Linie die Schwestern, nehmen teilweise wahr, daß diese Begriffe nicht nur durch wissensmäßige und technologische, sondern auch durch kommunikative Kompetenz definiert werden. Für sie gilt, „die Schwäche eines auf zweckrational-technologische Prinzipien fixierten Handlungssystemes, seine Endlichkeit zu reflektieren und mit dem betroffenen Handlungspartner zu bearbeiten. ..." (Novak S. 133).

In der 2. Phase tritt, wie von Novak in seiner Fallgeschichte formuliert, „eine einseitig und ohne empirische Prüfung hypostasierte Wertdifferenz zwischen beiden Versorgungstypen (Novak S. 130) dergestalt in Kraft, daß die zweckorientierten Handlungsregelungen des alten Stationstyps mit seinen spezifisch funktionalen Arbeitsteilungen wieder die Oberhand gewinnt oder zu gewinnen droht. Gerlinde hätte jetzt wie Novaks Patientin die Option gehabt, sich in die Verhältnisse zu fügen, d.h. eine „psychosoziale Regression" vorzunehmen. Sie hätte sich dann „auf die Verdinglichung ihrer Person zum Objekt technischer Verrichtungen" (Novak) einlassen müssen. Genau hierzu war sie aber aus 2 Gründen nicht in der Lage:

Einmal stand ihre Suchtproblematik im Wege, die sich über die Jahre verschlimmert und sich zuletzt nahezu maligne entwickelt hatte. Eine Süchtige aber aus therapeutischen Gründen zum Gegenstand technischer Verrichtungen zu machen widerspräche allen Therapiegrundsätzen.

Zum anderen hatte Gerlinde soeben gelernt, sich *nicht* zum Gegenstand technischer Verrichtungen zu machen. Sie hätte sich selbst widersprechen müssen, wäre sie nach der stationsexternen Intervention als Patientin geblieben. So mußte sie selbständig auf ihre Entlassung hinwirken und ihre Autonomie durch eine letztlich tödliche Entwicklung anstreben.

Damit setzt der letzte Akt des Dramas ein. Gerlinde wird in ihrer alten Identität als Hilfesuchende bestärkt, daß in ihrer Wirklichkeit keine wirkliche Hilfe sondern immer nur Substitute zur Verfügung stehen. In der Wirklichkeit des Krankenhauses steht keine wirkungsfähige Instanz für weitere Bemühungen zu Verfügung, Gerlinde bei einer differenzierteren Identitätsfindung behilflich zu sein. Je nach Standort können wir sagen, daß Gerlinde selbst die verhängnisvollen Reaktionen ihrer Umgebung auslöst bzw. daß die Institution Gerlindes Reaktionen bedingt. Je nach Schwerpunkt unserer Betrachtungsweise des abgelaufenen Dramas sagen wir dann, daß es Gerlindes Tod war; oder wir sagen, es war ein von der Institution vorgezeichneter Tod.

Welche Möglichkeiten bestehen, unsere Interventionsmöglichkeiten zu erweitern, also die *Folgen* in differenzierterer und vertiefter Weise zu erweitern? Ich meine, wir sollten unser Augenmerk darauf lenken, die Identitätsfindung des Kranken zu fördern. In der Systemsprache v. Uexkülls und Wesiacks bedeutet dies, daß wir die kaum zu überschätzende Bedeutung des kommunikativen Realitätskriteriums wahrnehmen, das Bedeutungskoppelungen über verschiedene Ebenen herstellt. In Gerlindes Wirklichkeit heißen diese Bedeutungskoppelungen: unzuverlässige Ärzte (vorzugsweise Ärztinnen) – einengend helfen –

böse Mutter - sich keuchend erleben - vermehrter Atemwegswiderstand - verminderte Sauerstoffsättigung oder gar erhöhter CO_2-Partialdruck; oder verkürzt, wenn bei akuter Bedrohung verschiedene Ebenen übersprungen werden: Unpünktlichkeit, vermehrter Atemwegswiderstand als direkte Bewegung zwischen 2 verschiedenen Ebenen.

Zur Arbeit mit einer solchen systemischen Vorgehensweise sagen Pauli und von Uexküll (1986), es ginge um

„die Erfassung der letztlich für die Praxis der Heilberufe entscheidenden subjektiven und sozialen Kategorien wie beispielsweise Schmerz, Funktionsbehinderung, Invalidität. ... Der Arzt wird häufig die Integrationsebene wechseln und wieder zu einer schon früher untersuchten zurückkehren. Wichtig ist nur, daß er sich immer wieder Rechenschaft gibt, auf welcher Ebene er sich bewegt und die Auf- und Abwärtseffekte in Rechnung stellt, welche die gesamte Situation des Kranken konstellieren (1986)."

Freilich bedarf es besonderer Anstrengung, eine solche systemisch fundierte Krankenversorgung zu etablieren. Diese Anstrengungen zielen auf Fort- und Weiterbildungsbereiche ebenso wie auf den Bereich der Institution und hier etablierter Arbeitsabläufe. Anders als zu Zeiten von Gerlindes Behandlung verfügt heute die Marbuger Abteilung Psychosomatik über einen eigenständigen Bereich von 8 Betten, der sowohl örtlich wie strukturell Teil des internistisch-stationären Gesamtbreichs ist. Von Beginn an läuft bei der Versorgung der hier eingelieferten Patienten eine systemisch orientierte Diagnostik ab. Es werden die Gesamtdiagnosen in Sinne Balints, die klassische Diagnose und einzelne Probleme im Sinne des „problem oriented record" der Angelsachsen benannt. Behandlungsziele werden für eine durchschnittliche Behandlungsdauer von 4 Wochen im voraus festgelegt; Subziele werden zumindest in wöchentlichen Abständen, erforderlichenfalls in kürzeren Abständen festgelegt. Diagnostik wie Therapie laufen in dialogischer Form ab, d.h. es wird mit dem Patienten erarbeitet, in welchem Ausmaße er die (Sub)-Ziele als realisierbar ansieht. Therapeutische Grundpfeiler sind neben der herkömmlichen internistischen Therapie körperbezogene Verfahren und Psychotherapien (Einzel- wie Gruppentherapien), die *situationsbezogen* sind. Mit situationsbezogener Therapie ist gemeint, daß sie von den Beschwerden des Patienten (also nicht von seinen Konflikten) ihren Ausgang nimmt und wachsend Erfahrungen einbezieht, in welcher Weise Krankheit und Befinden durch Beziehungen im Krankenhaus beeinflußt werden.

Ein solches Vorgehen erfordert ein abgestimmtes Handeln der Stationsangehörigen. Diese beteiligen sich an regelmäßigen Teambesprechungen, an denen die Handelnden verschiedener Disziplinen (Ärzte, Schwestern, Krankengymnastinnen etc.) teilnehmen. Die ausgesprochen teamorientierte Vorgehensweise wird in komprimierter Form von Wedler in diesem Band besprochen. Unterläßlich ist die Umstellung von Funktions- auf ganzheitliche Pflege (Gruppen- bzw. Zimmerpflege). Supervision wird von Kräften angeboten, die außerhalb der Stationsversorgung stehen. Von einer eigens hierzu eingestellten und vom Sozialminister des Landes Hessen bezahlten Lehrschwester wird ein spezielles Fortbildungsangebot bereitgehalten.

Unterdessen sind wir in unseren Arbeitsmöglichkeiten deutlich vorangekommen. Wir glauben, Beziehungen im Krankenhaus besser erkennen und besser handhaben zu können, sind uns aber gleichzeitig über die Tatsache im Klaren, daß der bewußte Umgang mit Beziehungen im Krankenhaus von Tag zu Tag neu gestaltet werden muß, selten in annähernd befriedigender Art und Weise erreicht wird und ständig der nachhaltigsten Unterstützung bedarf. Die größte Unterstützung wird unsere eigene Betroffenheit sein, die wir als Handelnde wahrzunehmen in der Lage sind[6].

Literatur

Ago Y, Ikemi Y, Sugita M, Takahasi N, Reshima H, Nagata S, Inoue S (1976) A comparative study on somatic treatment and comprehensive treatment of bronchial asthma. J Asthma Res 14/1:37-43

Ago Y, Nagata S, Teshima H (1980) Psychological factors influencing intractability of bronchial asthma; an psychosomatic approach. Shinshin Igaku 20:403-409

Alexander F (1950) Psychosomatic medicine: Its principles and applications. Norton, New York

Dahme B, Richter R (1985) Zur Psychophysiologie des Asthma bronchiale. Therapiewoche 31:935-942

Deter HC (1986) Psychosomatische Behandlung des Asthma bronchiale. - Indikation, Therapie und Ergebnisse der krankheitsorientierten Gruppentherapie. Springer, Berlin Heidelberg New York Tokyo

Dirks JF, Kinsman RA, Jones NF, Spector SL, Davidson PT, Evans NW (1977) Panic-fear: A personality dimension related to length of hospitalization in respiratory illness. J Asthma Res 14:61-71

Dirks JF, Paley A, Fross KH (1979) Panic-fear research in asthma and the nuclear conflict theory of asthma: Similarities, differences and clinical implications. Br J Med Psychol 52:71-76

Dirks JF, Shraa JC, Brown EL, Kinsman RA (1980) Psychomaintenance in asthma: Hospitalization rates and financial impact. Br J Med Psychol 53:349-354

Dirks JF, Sharon KR, Moore PN (1981) The prediction of psychomaintenance in chronic asthma. Psychother Psychosom 36:105-115

Fransella F, Bannister D (1977) A manual for repertory grid technique. Academic Press, London New York San Francisco

Fuchs E (1981) Asthma bronchiale - Pathogenese, Diagnose, Therapie. Med Welt 32:1322-1326

Gerlach I (in Vorbereitung) Computerfreie Auswertungsstrategien von „Repertory Grids". Marburg

Gerlach I, Schmitt G (im Druck) Die Grid Technick in der klinischen Praxis. In: Schüffel W (Hrsg) 1987 Sich gesund fühlen im Jahr 2000. Springer, Berlin Heidelberg New York Tokyo

Groen JJ, Pelser HE (1960) Experiences with, and results of grpup psychotherapy in patients with bronchial asthma. J Psychosom Res 4:191-205

Hahn P, Vollrath P, Petzold E (1975) Aus der Arbeit einer klinisch-psychosomatischen Station. Prax Psychother 20:66-77

Jores A (Hrsg) (1980) Praktische Psychosomatik, 2. Aufl. Huber, Bern

Kelly GA (1955) The psychology of personal constructs, vol I/II. Norton, New York

Kinsman RA, Dirks JF, Schraa JC (1981) Psychomaintenance in asthma. Personal styles affecting medical management. Respir Therapy 4:39-46

Köhle K, Simons C, Böck D, Grauhan A (1980) Die internistisch-psychosomatische Krankenstation. Ein Werkstattbericht, 2. Aufl. Rocom, Editiones Roche, Basel

[6] Ein sehr herzlicher Dank gilt Herrn Prof. Dr. K.H. Lanser, Oberarzt (Abteilung Poliklinik und Pneumologie; Leiter Prof. Dr. P. von Wichert; Zentrum für Innere Medizin, Philipps-Universität Marburg).

Köhle K, Kubanek B (1981) Zur Zusammenarbeit von Psychosomatikern und Internisten. Erfahrungen aus 12 Jahren. In: Uexküll T von (Hrsg) Integrierte psychosomatische Medizin. Schattauer, Stuttgart New York, s. 17-54

Kohlmann T, Freigang-Bauer I, Nolte B (1986 unveröffentlicht) Krankheitsverständnis und Arbeitsorganisation im Krankenhaus - Eine vergleichende organisationssoziologische Studie. Marburg

Ryle A (1975) Frames and cages. University Press, Sussex

Schüffel W (1982) Was heißt integrierte psychosomatische Krankenversorgung? CEDIP, München

Schüffel W (Hrsg) (1983) Sprechen mit Kranken; Erfahrungen studentischer Anamnesegruppen. Urban & Schwarzenberg, München Wien Baltimore

Schüffel W, Herrmann JR, Dahme B, Richter R (1986) Asthma bronchiale. In: Uexküll T von (Hrsg) Psychosomatische Medizin, 3. Aufl. Urban & Schwarzenberg, München Wien Baltimore, S. 743-760

Slater P (ed) (1977) The measurement of intrapersonal space by Grid technique, vol I/II. Wiley, London New York

Szentivanyi A (1968) The beta-adrenergic theory of the atopic abnormality in bronchial asthma. J. Allergy 42:203

Uexküll T von, Pauli HG (1986, unveröffentlicht) Das Leib-Seele-Problem in der Medizin. Freiburg Bern

Uexküll T von, Wesiack W (1986) Wissenschaftstheorie und Psychosomatische Medizin, ein bio-psycho-soziales Modell. In: Uexküll T von (Hrsg) Psychosomatische Medizin, 3. Aufl. Urban & Schwarzenberg, München Wien Baltimore, S. 1-30

Weiner H (1977) Bronchial asthma. In: Weiner H (ed). Psychobiology and human disease. Elsevier, New York

Winnicott DW (1974) Reifungsprozesse und fördernde Umwelt. Kindler, München

Patient, Arzt und Indikation zur invasiven Diagnostik

F. Anschütz

Einleitung

Der hier handelnde Arzt ist Leiter eines großen kommunalen Krankenhauses mit dem Schwerpunkt Kardiologie. Er ist seit 40 Jahren in der stationären Behandlung von Patienten tätig und fühlt sich als allgemeiner internistischer Kliniker. In seinem Krankenhaus läßt sich die hier zur Rede stehende Koronarangiographie nicht durchführen. Er hat sich verschiedentlich öffentlich und in der Literatur zu einer zurückhaltenden Indikationsstellung in Fragen der Diagnostik von Koronarerkrankungen geäußert, so daß von niedergelassenen Ärzten Patienten mit der Fragestellung zu ihm geschickt werden, ob invasives oder konservatives Vorgehen indiziert sei.

Der Grund für die zurückhaltende Meinung des Arztes liegt darin, daß er zwar von der schmerzlindernden Wirkung der Bypassoperation überzeugt ist, nicht aber von deren lebensverlängernder Wirkung, weil die großen Studien, die in dieser Frage in Europa und den USA gelaufen sind, widersprüchliche Ergebnisse ergaben. So hält er eine Koronarangiographie nur dann für indiziert, wenn Beschwerden bestehen und wahrscheinlich eine Operationsmöglichkeit eine Linderung ergibt (CASS-Studie 1983; European Coronary Surgery Study Group 1982).

Fallbeispiel

Ein dem Arzt gut bekannter niedergelassener Kollege vermittelte die Untersuchung von Frau Anna L. Er berichtet, daß sie ihm aus seiner Assistenzzeit gut bekannt sei, jetzt in B. verheiratet sei und eine koronare Herzerkrankung habe, wahrscheinlich einen Herzinfarkt durchgemacht habe, und daß ihr von verschiedenen Ärzten geraten worden sei, sich koronarangiographieren zu lassen, damit evtl. eine Bypassoperation durchgeführt würde. Sie habe dies zunächst aus Angst vor dem Eingriff und der Operation abgelehnt und habe ihn um die Vermittlung an einen Kardiologen gebeten, der dieser Frage kritisch gegenüber stehe.

Der niedergelassene Kollege kennt die Patientin aus seiner Assistentenzeit. Sie ist die Tochter eines leitenden Mediziners. Sie sei schon in ihrer Jugend sehr empfindlich und zu starken emotionalen Reaktionen fähig gewesen. Sie habe eine sehr enge Beziehung zu einem lebhaften, klugen und phantasievollen Kollegen gehabt, die aber aus ihm nicht bekannten Gründen auseinander gegangen sei. Sie habe dann später einen viel älteren Mann, einen hochqualifizierten Juristen geheiratet, der als Staatsbeamter im Ausland tätig sei.

Frau Anna L berichtet mir bei ihrer Konsultation von ihren Beschwerden. Sie habe seit Mai 1983 einen Druck hinter dem Brustbein bemerkt, der vor allen Dingen zunächst bei Bewegung auftrat, aber dann auch in Ruhe bemerkt wurde. Es handele sich um ein Klopfen, um ein Austrahlen in den Hals, das sie bis in den Mund verspüre. Im Laufe der Monate Juni/Juli 1983 seien diese Beschwerden dann seltener geworden und weniger stark aufgetreten.

Im August 1983 sei es in den USA zu einen plötzlichen schweren Ereignis gekommen: Sie habe einen starken Schmerz von Grad 8–9 (einer Skala nach Hardy bis 10) empfunden. Der Schmerz habe 2–3 h angedauert. Dabei habe starke Unruhe, Angst, Herzjagen und unregelmäßiger Puls bestanden. Sie habe keinen Schweißausbruch bemerkt und der Puls sei immer gut fühlbar gewesen. Der zugezogene amerikanische Arzt habe festgestellt, daß sie an einer Herzkranzgefäßerkrankung leide. Er meinte, sie habe einen Herzinfarkt durchgemacht, auch wenn das EKG in diesem Augenblick keine wesenliche Veränderung gezeigt habe. Die Ergometrie, die aber danach angestellt worden sei, sei schlecht ausgefallen. Er habe sie nach 11 Tagen die Rückreise nach Europa antreten lassen.

Seither verspüre sie eine verminderte Herzleistung, sie könne nur noch 200 m gehen, dann träten Druck, Beklemmung, Atemnot bei geringster Anstrengung auf. Die Beschwerden kämen auch in Ruhe, besonders abends.

Frau L. habe zu ihrem Vater, dem leitenden Kliniker, ein besonders gutes Verhältnis gehabt. Der Vater habe in der Familie stark dominiert. Die Mutter sei religiös sehr stark gebunden gewesen, was sie nicht habe mitempfinden können. Die von mir vorsichtig gestellte Frage nach ihrer früheren Beziehung zu dem Assistenten ihres Vaters wird von ihr nicht beantwortet. Ihre jetzige Ehe besteht seit ca. 25 Jahren. Frau L. ist nur als Hausfrau tätig, hat keine Kinder. Der bei einem späteren Gespräch anwesende Ehemann ist ruhig, spricht kaum ein Wort, während die Patientin lebhaft ihre Beschwerden schildert. Es besteht emotional ein starker Gegensatz. Die Fragen und Antworten des Ehemanns sind kurz, prägnant und treffend. Ich schätze das Verhältnis zwischen den beiden eher als das zwischen Vater und Tochter als das zwischen Ehefrau und Ehemann ein.

Die angstbetonte Beschwerdesymptomatik wird auch dadurch gestaltet, daß die Großmutter, die Mutter, die Tante und der Onkel mütterlicherseits im 6. u. 7. Lebensjahrzehnt Myokardinfarkte durchgemacht haben, so daß sie Angst vor der gleichen Erkrankung hat. Zum anderen dreht sich die augenblickliche Problematik der Beschwerde ganz offenbar auch darum, daß der Ehemann nach seiner Rückkehr aus den USA jetzt auf Anordnung seiner vorgesetzten Behörde einen Arbeitsplatz im Ausland erneut übernehmen soll. Die Patientin fühlt sich dieser Belastung, vor allen Dingen dem Umzug, nicht gewachsen.

Befund

52 Jahre, 167 cm, 60,8 kg. Blutdruck 120/80, 110/80. Bei der körperlichen Untersuchung keine wesentlichen Abweichungen von der Norm. Bei der Pulspalpation einzelne Extrasystolen, keine Insuffizienzzeichen. Leises Systolikum am Herzen.

Im EKG unspezifische Rückbildungsstörungen wechselnden Ausmaßes, ST-Streckensenkungen in II, III und AVf sowie T-Abflachungen. Beim Tagesschwankungen-EKG werden diese Veränderungen zum Teil, auch die T-Negativitäten ausgeglichen.

Belastungs-EKG mit 75 W über 2 min, 100 W über 2 min: Auftreten von polytopen Extrasystolen, zum Teil gekoppelt. Die ST-Strecken sind bei einer Herzfrequenz von 150/min deutlich gesenkt, bis zu 2–3 mm, dabei vereinzelte Extrasystolen. Ultraschallechokardiogramm: Narbe an der Hinterwand.

Myokard(thallium)szintigraphie unter Belastung mit 6 min 60 W und 3 min 100 W: Größerer Perfusionsdefekt im Sinne einer Infarktnarbe, basisnahe. Im mittleren Drittel der linksventrikulären Vorderwand, etwa gleichgroße ischämische Perfusionsstörung im basisnahen Septumbezirk, auch kleinherdig in den spitzennahen Bezirken.

Blutbild, Lebertransaminasen, Blutzucker, Cholesterin, Elektrophorese, Senkung: normal. Schilddrüsenszintigramm T_3, T_4: normal.

Epikrise

Bei Frau L. liegt eine koronare Herzerkrankung vor. Wahrscheinlich wurde vor 6 Wochen ein Herzinfarkt durchgemacht. Es bestehen jetzt unter Ruhebedingungen keine Beschwerden. Es besteht nicht nur eine Narbe nach Herzinfarkt, sondern eine deutliche Ischämie unter einer Belastung bis zu 50–100 W, nachgewiesen in der Ergometrie und im Myokardszintigramm. In einem Aufklärungsgespräch über den Befund wurde vorsichtig die Möglichkeit der invasiven Diagnostik mit Koronarangiographie berührt, was zu einer deutlichen Reaktion der Abwehr führte. Daraufhin wurde diese Frage nicht weiter besprochen. Eine medikamentöse Behandlung mit einem Betablocker sowie mit Mononitrat wurde eingeleitet. Es ist zu hoffen, daß die Beschwerden sich stabilisieren, so daß der zunächst eindrucksvolle Crescendocharakter der Angina pectoris abklingt. Geplant wird eine Kontrolluntersuchung in 5 Wochen, dann Verträglichkeitsprüfung der Medikamente, Nachuntersuchung. Von einer Koronarangiographie wurde trotz der Crescendosymptomatik und den zur Zeit bestehenden Beschwerden abgesehen. Bei sich verschlechterndem Befund ist aber eine Koronarangiographie und damit evtl. der Rat zu einer Bypassoperation zu besprechen. Zur Zeit wurde von der Indikation wegen der labilen psychischen Situation der ängstlichen Patientin Abstand genommen.

Der weitere Verlauf führt zu einem Kuraufenthalt außerhalb des häuslichen Milieus und zu einer deutlichen Besserung der allgemeinen Beschwerden. Nach Rückkehr an den Arbeitsplatz des Ehemannes kam es zu Schwierigkeiten mit der Dienststelle, welche die Übernahme der Verpflichtung im Ausland erzwingen wollte. Eine amtsärztliche Untersuchung wurde der Ehefrau sogar anbefohlen. Der Ehemann stand voll hinter seiner Frau und lehnte die Übernahme des Auslandspostens ab.

Die hier geschilderte Situation wurde in einem Brief an den Leiter des Gesundheitsamtes in B. folgendermaßen behandelt:

...nach Rückkehr an ihren Heimatort ist es dann zu den Ihnen wohl bekannten erneuten Diskussionen um eine Versetzung gekommen, die die Patientin wieder sehr beunruhigt haben. Die Beschwerden sind stärker geworden. Die Ruheangina ist wieder aufgetreten. Sie arbeitet nur in ihrem Haushalt, wird aber von ihrer Schwester dort unterstützt, da sie die Arbeit sonst nicht leisten kann. Die Gehstrecke ist weiterhin weniger als 200 m.

Ich habe die Patientin jetzt nachuntersucht. Das EKG ist unverändert mit den bereits oben geschilderten Abflachungen der T-Wellen und ST-Senkungen.

Der Befund hat sich also nach einer gewissen subjektiven Besserung auch wieder unter der persönlichen Belastung inolge der Ihnen bekannten Versetzungspläne des Ehemanns eher verschlechtert. Ich möchte vorschlagen, daß anhand der ersterhobenen Anamnese und einer erneuten Erinnerung an die von mir erhobenen Befunde einer koronaren Herzerkrankung mit wahrscheinlich Zweigefäßerkrankung und Stenosen über 75% doch bitten, daß die äußeren Belastungen mit den zur Verfügung stehenden Mitteln aus der Welt geschafft werden.

Für Therapie und Verlauf der koronaren Herzerkrankung sind psychische Momente nun einmal absolut mitentscheidend. Die Vorstellung, die koronare Herzerkrankung nur als Erkrankung von Röhren und Stenosen zu sehen, ist primitiv. Die Vernachlässigung dieser psychischen Faktoren stellt die gesamte Therapie in Frage, die immerhin doch in der Frage gipfelt, ob man dieser empfindlichen Patientin mit ihren großen Ängsten eine Koronarangiographie und eine nachfolgende Operation anraten muß. Die Forderung, daß Frau L. sich einer zusätzlichen amtsärztlichen Untersuchung unterzieht, ist etwas ernüchternd, da ein Amtsarzt die vorliegenden Befunde auf keinen Fall erheben kann und diese, insbesondere die Myokardszintigraphie, die so eindeutige Defekte zeigt, auch nicht aus der Welt zu schaffen sind. Er kann die vorliegenden Befunde nur bestätigen.

Frau L. ist aufgrund der mir vorliegenden Befunde gefährdet. Bei anderer Struktur hätte die Patientin wahrscheinlich koronarangiographiert und womöglich operiert werden müssen. Aber unter Zubilligung, daß Menschen nun einmal verschieden sind, kann dieser Weg hier nicht ohne weiteres beschritten werden, wie dies vielleicht bei einem weniger smpfindlichen Menschen möglich wäre. Die Situation ist ernster, als dies dem äußeren Anschein von Frau L. entspricht. Immerhin ist die Prognose gerade bei jungen Frauen mit einer eindeutigen koronaren Erkrankung und familiären Belastung auch im Rahmen einer höheren Erregbarkeit nicht immer günstig. Die Behörde sollte darauf hingewiesen werden, daß seelische Ruhe nachteilige, möglicherweise sogar lebensgefährdende Folgen von der Patientin abwendet.

Im August 1984 fand eine erneute Untersuchung statt. Die Versetzung ist ausgesetzt worden. Die Beschwerden haben sich deutliche gebessert. Die Nachuntersuchung mit EKG, Ergometrie und Myokardszintigraphie hat in allen 3 Bereichen eine deutliche Besserung gezeigt, vor allem ist nach dem Myokardszintigramm zweifelsfrei, daß die Durchblutung der betroffenen Muskelpartien unter der gleichen Belastung deutlich zugenommen hat.

Eine weitere Untersuchung im Juni 1985 zeigt eine Bestätigung der bisher erhobenen Befunde: Frau L. gibt eine weitere Besserung der Beschwerden an. Die Leistungsfähigkeit ist gestiegen. Sie kann viele Kilometer gehen, mehr als 3 Stockwerke ohne Beschwerden steigen. Das mit gleicher Belastung erneut durchgeführte (Thallium)szintigramm zeigt eine weitere Abnahme der Redistributionsdefekte (Besserung der Durchblutung). Die Narbe nach dem in den USA durchgemachten Herzinfarkt ist unverändert nachweisbar.

Frau L. wird noch in diesem Jahr ihrem Ehemann wieder ins Ausland folgen.

Beurteilung der Problematik des vorliegenden Krankheitsverlaufs vom Gesichtspunkt des Patienten und des behandelnden Arztes

Das Problem für den behandelnden Arzt bei der vorliegenden Entscheidung besteht darin, daß er aufgrund der besonderen Situation der Patientin von einer

Koronarangiographie angesehen hat und damit die Verantwortung übernahm, eine anatomisch definierte gesicherte Diagnose nicht gestellt zu haben.

Die Entscheidung für oder gegen das invasive Verfahren der Koronarangiographie bzw. für oder gegen die Bypass-Operation fällt nach der Erwägung von 2 Gesichtspunkten:

1. Ausmaß der psychischen Komponente der Beschwerde und der Angst, der Abwehrreaktion und damit der Ablehnung,
2. Intensität der Aufklärung des Arztes, die von einer Bagatellisierung über die Nennung von möglichen Folgen bis hin zur intensiven Überredung zum Eingriff bestehen kann.

Im folgenden soll zunächst das Problem des Patienten, nämlich die psychosomatische Komponente der koronaren Herzerkrankung ausgeführt werden.

Zu 1. Psychische Faktoren greifen auf zweierlei Wegen in die koronare Herzerkrankung ein:

a) Gestaltung des Beschwerdebildes der Angina pectoris,
b) psychosozialer Streß als Risikofaktor der verengenden Koronararteriosklerose.

Der Schmerz ist immer eine Empfindung und ein Erlebnis zugleich. Die Betonung liegt auf „immer und zugleich". Läßt man einen der Gesichtspunkte aus, so erhält man nur Bruchteile. Eine Trennung zwischen der rein funktionellen Be-

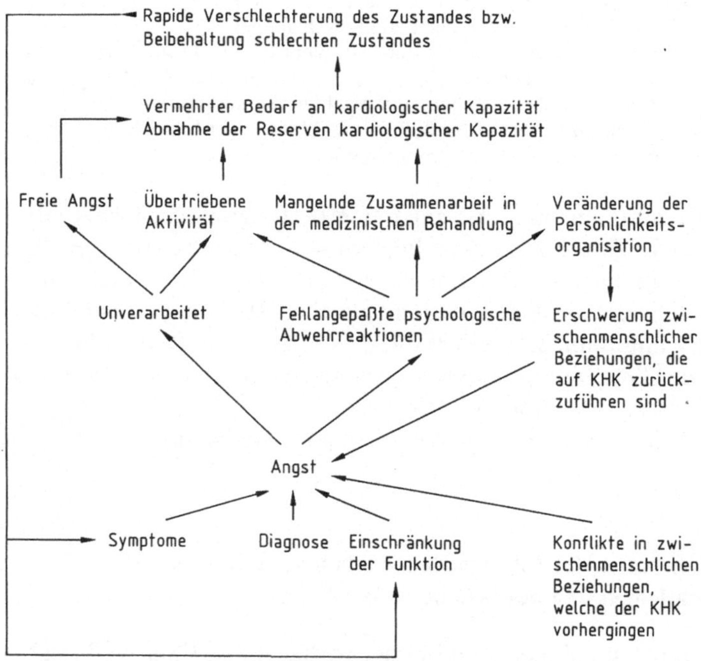

Abb. 1. Emotionale Faktoren bei der KHK. (Nach Halhuber 1981)

schwerde am Herzen, (die auch als Cor nervosum, Effortsyndrom, funktionelle Angina pectoris usw. bezeichnet wird) und organischen Veränderungen, d.h. koronarstenotischem anginösem Herzschmerz wird immer schwieriger bzw. die Wichtigkeit der psychischen Überlagerung bei organischen Koronarkranken wird nach vielen Beobachtungen immer größer, handelt es sich doch bei der Angina pectoris um einen Schmerz an einer ganz besonders zentralen Stelle. Die Begriffe Angst und Angina pectoris sind etymologisch verwandt. Die beiden Wörtern gemeinsame Wurzel „ang", bedeutet „gebogen eng". Sie ist auch im „Anker" und im „Ankus" enthalten, der Bezeichnung für einen gebogenen Stab, mit welchem der Inder den Elefanten leitet. Das Wort Angst hängt ebenso mit dem Engegefühl zusammen, welches den Menschen dann befällt, wenn er eine Situation nicht abschätzen kann und eine ungewöhnliche, wenn nicht sogar bedrohliche Entwicklung erwartet. Dieses gilt in hohem Maße für Frau L. bezüglich ihrer Erkrankung und der sich daraus ergebenden invasiven Konsequenzen.

Die Verhältnisse werden durch Halhuber (1981) in ihrer Unterschiedlichkeit, Verschwommenheit und z.T. Unübersichtlichkeit gut erläutert (Abb. 1). Im Mittelpunkt steht die Angst, unverarbeitet, verursacht durch die persönlichen Daten des wenig belastbaren Patienten durch psychisch schwere Belastungen im Familien- oder beruflichen Leben, wie dieses für unsere Patientin eindeutig nachgewiesen wurde. Diese Angst wird durch den Herzschmerz vermehrt, verstärkt, allein führend und kann das Beschwerdebild einer Angina pectoris fast alleine gestalten. Es gibt kein Organ und keine Stelle am ganzen Körper, welches so dicht an der Psyche und so zentral an der Empfindung sitzt wie das Herz. Nicht umsonst ist dieses Organ das Thema der Dichter und Denker.

Darüber hinaus ist aber der psychosoziale Streß als Risikofaktor der koronaren Herzerkrankung weithin anerkannt.

Nach Siegrist (1978) kann man verhaltenswissenschaftlich faßbare Risikofaktoren der koronaren Herzerkrankung folgendermaßen definieren:

1. Risikodispositionen, die einem Fehlverhalten zugrunde liegen (z.B. das modifizierte Typ-A-Verhaltensmuster).
2. Chronische soziale Risikosituationen (z.B. Risikoarbeitsplätze, familiäre Belastungen).
3. Akut lebensverändernde Ereignisse in der prämorbiden Phase (z.B. Verlust des Lebenspartners).

Für die in unserem Fall geschilderte Patientin gilt eindeutig die 2. Situation, d.h. die familiäre Belastung und das Risiko am Arbeitsplatz, weil hier die Verschlimmerung einer bestehenden koronaren Erkrankung durch den Zwang, ins Ausland umziehen zu müssen und den Umzug zu leiten für die Patientin eine nicht zu verarbeitende Belastung bedeutet. Wie weit bei der Patientin ein sog. modifiziertes Typ-A-Verhaltensmuster vorliegt, kann nicht mit Sicherheit entschieden werden. Soweit beurteilbar, dürfte die Ehe mit dem älteren, überlegenen Mann zusätzlich problematisch sein.

Die Personen des Typ A sind vor allem durch einen ungewöhnlichen Wettbewerbssinn und durch eine Zwangsvorstellung gegenüber der verstreichenden

Zeit gekennzeichnet. Sie sind auf aggressive Weise in einen ständigen Wettstreit verwickelt, weil sie in möglich kurzer Zeit möglichst viel erreichen wollen. Sie führen diesen Kampf v.a. im Berufsleben, unabhängig davon, welcher Art von Hindernissen sie begegnen. Sie neigen zu versteckter Feinseligkeit, Aggressivität, die sich auch in der Sprache und im Spiel der Mimik widerspiegelt.

Als exogene soziale Faktoren, werden häufiger Wohnungs- und Berufswechsel als besonders charakteristisch angegeben. Die psychosoziale Situation von Frau L. ist aber nicht nur durch den von ihr abgelehnten Umzug ins Ausland gekennzeichnet, sondern sicher tiefergreifend. So ist wahrscheinlich die Bindung an den früheren jungen Assistenten ihres Vaters eine tiefgreifende, während die Ehe mit dem älteren, sehr ruhigen Mann vielleicht als Ersatzfunktion für die Beziehung zu dem verstorbenen Vater aufzufassen ist, die nach ihren eigenen Aussagen, sehr stark war. Bei dem mit dem Ehepaar geführten Gespräch war weitgehend Übereinstimmung festzustellen. Es bestand aber auch nicht der Eindruck, daß der Ehemann sich in seiner beruflichen Laufbahn so beeinträchtigt fühlt, daß er dieses seiner Ehefrau zur Last legte. In alle von mir vorgeschlagenen Konsequenzen wurde kommentarlos eingewilligt. Telefonische Absprachen aber bezüglich Untersuchungstermin, Bescheinigungen usw. wurden ausschließlich vom Ehemann getätigt.

Grundsätzliches zur Stellung des Arztes bei Verzicht auf eine Diagnose unter Berücksichtigung der Verantwortung.

Diagnoseverzicht ist etwas grundsätzlich anderes als Therapieverzicht. Während der Arzt bei einer einwandfrei gestellten Diagnose und Kenntnis der persönlichen sozialen und krankheitsbedingten Situation des Patienten eine Entscheidung fällt, wonach eine Therapie nicht mehr durchgeführt wird, damit eine klar begründete Entscheidung trifft, steht er im Falle der Ablehnung von weiterer Diagnostik nicht mehr auf dem mehr oder weniger festen Boden des Wissens, sondern auf dem schwankenden Boden des Meinens. Er muß sich die Frage vorlegen, ob nach Abwägen von Vor- und Nachteilen für den Patienten dieser Verzicht zu rechtfertigen ist.

Dies beinhaltet den kritischen Einsatz aller genannten Methoden aber auch die bewußte Aufnahme der Möglichkeit eines Irrtums. Es ist kein leichter Entschluß, bewußt auf eine genaue Diagnose zu verzichten, einen Irrtum in Kauf zu nehmen, und eine mögliche Therapie evtl. nicht oder sogar falsch angewendet zu haben. Es handelt sich dabei um eine ausgesprochene Ermessensfrage. Da Ermessensentscheidungen aber stark subjektiv gefärbt sein können, sind die in der heutigen, mit naturwissenschaftlicher Denkweise arbeitenden Medizin, nicht gerne gesehen. Je größer das Sicherheitsbedürfnis des Arztes ist, und dieses wird umso größer sein, je jünger und unerfahrener er ist, um so mehr wird er sich hinter der Technik verstecken, um hier ein Alibi für ausgeschlossene Krankheiten gewinnen zu wollen. Sicherheiten für sich, Sicherheiten auch für den Patienten.

So ist es unzureichend, Begriffe wie Diagnoseverzicht, Irrtumsmöglichkeit, Verantwortungsübernahme ohne die Person des handelnden Arztes zu besprechen.

Die Motive ärztlichen Handelns werden in 2 Definitionen gut wiedergegeben: Eine ärztliche Behandlung ist als solche nur dann gut, wenn die folgenden Forderungen entspricht:

1. „Eine richtige Therapie nach einer Diagnose, die durch objektive, sachkundige und sorgfältige Untersuchung gewonnen wurde" (Sporken 1977).
2. Der Instinkt zu helfen ist allerdings das Erste, und wenn man ihn mit der Ethik in Verbindung bringen will, das Höchste. Der Trieb zu heilen, kann aber nunmehr der Antrieb und die Triebkraft unseres Handelns sein. Die Richtung desselben, das Wo und das Wie zu bestimmen, ist ganz alleine die Sache des Verstandes" (Bleuler 1921).

Diese beiden Zitate umschreiben das triebhafte, emotionale des Helfenwollens auf der einen Seite und die Notwendigkeit vernünftig das Wie und Wo zu berücksichtigen auf der anderen Seite. Dazu kommt die Persönlichkeit des Kranken, hier die Persönlichkeit einer überempfindlichen, sehr erregbaren, im Grunde ablehnenden Patientin.

Die der Erziehung zum Arzt zugrunde liegende naturwissenschaftliche Denkweise hat selbstverständlich Rückwirkungen auch auf den Arzt. Es kann nicht ohne Folgen für die Geisteshaltung von Generationen von Ärzten bleiben, wenn der Mensch als eine Summe von Zellen und Funktionen, die physikalisch und chemisch reguliert werden, definiert wird.

Als Beispiel mag die Erkennung und Behandlung der hier in Rede stehenden Angina pectoris gelten: Physikalisch-chemisches Denken und die Vorstellung von Sauerstoffmangel der Muskulatur zielen darauf ab, arterielle Stenosen mit der Koronarangiographie zu diagnostizieren und operativ durch Bypassoperation zu beseitigen. Andererseits kommt man aber nicht umhin, den psychosozialen Streß, die soziale Situation und die persönliche Umwelt des Patienten zur Erklärung des vorliegenden Beschwerdesyndroms der Angina pectoris mit heranzuziehen.

In Wirklichkeit ist der Arzt ein Gefangener der Technik. Die Technik beruht auf Rationalität, Exaktheit und Fortschritt und ruft notwendigerweise Verhaltensweisen hervor, die nicht oder nur schwer mit überlieferten und tief in unserer Kultur verwurzelten Wertvorstellungen und Übereinstimmung zu bringen sind (Hübner 1978). Letztlich fällt die Entscheidung beim Arzt aus seiner Erfahrung, aus seinem Sicherheitsbedürfnis, aus seiner Kenntnis der Zuverlässigkeit, der diagnostischen Methode und aus der Frage wie sicher diese Diagnose gestellt wird, denn es ist einzusehen, daß ein operativer Eingriff an den Koronarien nur mit Hilfe einer Koronarangiographie möglich ist.

Rationalität und Exaktheit können aber auch zu einer grundsätzlich negativen Eigenschaft des Arztes führen: zu seiner Neigung zum „Alibismus". Aus seiner naturwissenschaftlichen Denkweise verschafft er sich ohne Rücksicht auf die Persönlichkeit des Kranken so viele Befunde, daß er damit den Kollege, dem Chef, dem Juristen für alle Fälle genügend gesicherte Ergebnisse vorlegen kann.

Wenn er jedoch auf das subjektive Erleben und auf die Rückwirkung auf den Patienten in seiner Angst und Not und seinem Leiden achtgibt und evtl. eine invasive Untersuchung aussetzt, muß er vermehrt Verantwortung übernehmen, die er persönlich zu vertreten hat. Diese positive Eigenschaft besteht darin, für den Patienten die beste Möglichkeit zur Sicherung bzw. zum Ausschluß einer vermuteten Diagnose oder einer angeordneten Therapie zu schaffen, einschließlich der Berücksichtigung seiner persönlichen Reaktion. Verantwortung zu übernehmen ist aber schwer und sicher eine Funktion der Erfahrung mit der Variation von Krankheitsverläufen in der Medizin, die erst in vielen Jahren oder Jahrzehnten bis zu einer ausreichenden Beherrschung des Faches gewonnen wird.

Der Verzicht auf den Einsatz von teueren und invasiven Methoden ist eine Forderung der modernen Medizin, die sich nicht nur auf das hier geschilderte kritische Umgehen mit Koronarangiographie beschränkt.

Der beklagenswerte Einsatz von übertrieben häufig eingesetzten invasiven Methoden und teuren bildgebenden Verfahren wird heute bei der Computertomographie, bei Gefäßdarstellungen, bei Biopsien, Arthroskopien immer wieder genannt. Man sollte sich immer wieder erneut vor Augen führen, daß eine weitgehend, d.h. zu 80–90% gesicherte Diagnose durch eine invasive Methode, deren Validität auch nicht über 80 bis 90% reicht, auch bei bestätigendem Ausfall nicht so weit sicherer wird, daß sich daraus eine veränderte therapeutische Konsequenz ergeben könnte.

Es soll noch einmal daran erinnert werden, daß viel häufiger bei einer Vermutungsdiagnose, vielleicht von hohem Wahrscheinlichkeitsgrad, eine Therapie zur Probe (ex juvantibus) mit der hohen Wahrscheinlichkeit einer Wirkung eingesetzt wird. Bei dieser wird der Verlauf beobachtet, das Eintreten der erwarteten Wirkung. Erst unter diesem Gesichtspunkt wird die anfangs vermutete Diagnose sicher. Dagegen ist es ein Irrtum zu glauben, daß wir in der Rgel eine kausale Therapie bei eindeutig nachgewiesener Diagnose treiben. Dieses Verfahren ist vor allen Dingen in der Praxis des niedergelassenen Arztes ungeheuer häufig, z.B. bei fieberhaften Infekten oder unklaren Beschwerden, welche mit Beobachten oder einer symptomatischen Therapie behandelt werden, wobei an die erkenntnistheoretisch so bervorragend definierte Diagnose nach Braun (1970) „Abwartendes Offenlassen“, erinnert sei.

So kann das Vorgehen des handelnden Arztes, der bei Frau L. trotz einer bestehenden Indikation zur Koronarangiographie auf diese verzichtet hat, auch so beschrieben werden:

Bei Frau L. besteht eine in ihrem Ausmaß offenbar zur Zeit nicht sicher abklärungsbedürftige koronare Herzerkrankung, wahrscheinlich sogar ein Zustand nach Herzinfarkt. Eine probeweise konservative Therapie mit Betablockern und Nitraten wird eingeführt und es wird abgewartet sowie beobachtet. Am Verlaufe wird die Richtigkeit dieser Vermutung überprüft (Diagnose an der Zeitabszisse).

Es bleibt aber doch zu bedenken, daß es, wenn auch eine statistisch gesicherte Verbesserung der Lebensprognose im Durchschnittsalter der Erkrankten mit Angina pectoris nicht gesichert ist, doch einzelne Beobachtungen gibt, die einen Zusammenhang zwischen Besserung der Beschwerden und erhöhter Leistungsfähigkeit und, soweit beurteilbar, auch Lebensverlängerung zeigen. Im vorliegenden Falle hätte also eine Indikation zur Koronarangiographie gestellt werden können, um festzustellen, ob tatsächlich eine Mehrgefäßerkrankung vorliegt, die einem operativen Vorgehen zugänglich wäre.

Hier ist auch der Einwand, daß der Wunsch der Patientin vorlag, nicht koronarangiographiert oder operiert zu werden, für die geschilderte Problematik, d.h. für oder gegen das invasive Vorgehen nicht allein stichhaltig. Der behandelnde Arzt kann nämlich von sich aus in verschiedenem Maße und mit verschiedener Intensität zu einem entsprechenden Eingriff raten. Nach Pellegrino u. Thomasma (1981) ist ihm bei der Aufklärung über ein Krankheitsbild und dem Vorschlag zur Diagnostik oder Therapie sogar die „Persuasion", die Überredung gestattet, d.h., daß er über den eigentlichen Wunsch der Patientin hinaus diese zu dem von ihm notwendig erachteten Eingriff bringen sollte. Der Arzt übernimmt also auch in dem hier vorliegenden Fall die volle Verantwortung, daß eine Untersuchung nicht durchgeführt wurde. Er sieht zwar eine Gegenindikation für die Diagnostik, übernimmt aber die Verantwortung für den weiteren Verlauf.

Zusammenfassung

In dem geschilderten Krankheitsverlauf der Frau L. ist vom behandelnden Arzt bewußt die Verantwortung übernommen worden, daß bei dieser empfindlichen, sehr hoch erregbaren und im Grunde ablehnenden Patientin, ein invasives Vorgehen zur Abklärung der koronaren Herzerkrankung ausgesetzt und der Weg der konservativen Therapie mit Abwarten und Überprüfung beschritten wurde. Der Arzt übernahm die Verantwortung, daß ein erneuter Myokardinfarkt eintreten bzw. daß Rhythmusstörungen zu schweren Komplikationen führen könnten.

In Anbetracht der besonderen psychischen Situation dieser Patientin, wurde diese Verantwortung übernommen. Der behandelnde Arzt hat sich nach Kenntnis der Persönlichkeit dafür entschieden, einen nur sehr geringen Druck bei der Aufklärung bezüglich einer durchzuführenden invasiven Diagnostik und Therapie auszuüben. Er hat allerdings angekündigt, daß bei einer Verschlechterung die genannten Untersuchungen und Maßnahmen durchgeührt werden könnten. Der günstige Verlauf in dem geschilderten Fall macht die Problematik der ärztlichen Entscheidung nicht geringer.

Literatur

Anschütz F (1982) Indikation zum ärztlichen Handeln. Springer Berlin Heidelberg New York

Bleuler E (1921) Das autistisch-undisziplinierte Denken in der Medizin und seine Überwindung. 2. Aufl. Springer, Berlin

Braun RN (1970) Lehrbuch der ärztlichen Allgemeinpraxis. München

CASS-Studie (1983) Coronary artery surgery. Study: a randomized trial of coronary artery bypass, Survival data. Circulation 68:939

European Coronary Sugery Study Group (1982) Longterm results of prospective randomised study of coronary artery bypassurgery in stable angina pectoris. Lancet II: 1173-80

Halhuber M (1981) Psychosomatische Aspekte der koronaren Herzkrankheit. Diagnostik 14:37

Hardy JD, Wolff HG, Gordell H (1979) Pain intensity and dole scale. In pain sensations and reactions. William % Wilkens, Baltimore

Hübner K (1978) Kritik der wissenschaftlichen Vernunt. Alber, Freiburg München

Pellegrino ED, Thomasma DC (1981) Phylosophical basis of medical practise. University Press, Oxford New York

Siegrist J (1978) Arbeit und Interaktion im Krankenhaus. Enke, Stuttgart

Sporken P (1977) Die Sorge um den kranken Menschen. Patmos, Düsseldorf

Ärztliche Verantwortung im Spiegel der Arzt-Patient-Beziehung

H. Wedler

Die im vorstehenden Beitrag dargestellte Fallbesprechung der Patientin L. war Anlaß zu einer kritisch geführten Diskussion zwischen Klinikdirektor (Prof. Dr. F. Anschütz) und Oberarzt (dem Autor dieses Beitrags). Da der Fall der Patientin L. hier exemplarisch vorgestellt wird, sollen einige im Meinungsaustausch bewegte Gedanken angefügt werden.

Zur Ausgangssituation

Eine Patientin mit Angina-pectoris-Beschwerden konsultiert, nachdem sie bereits von anderen Ärzten beraten und behandelt wurde, einen speziellen, ihr persönlich empfohlenen Kardiologen mit der Frage nach *seiner* Meinung bezüglich des weiteren diagnostischen und therapeutischen Vorgehens.

Der konsultierte Arzt hatte im Anschluß an die von ihm durchgeführte Erstuntersuchung 3 alternative Möglichkeiten:

a) Bestätigung der Vermutungsdiagnose (abgelaufener Herzinfarkt, Mehrgefäßerkrankung der Koronararterien).
   Rat zum diagnostischen und therapeutischen Standardvorgehen in diesem Fall (Koronarangiographie, ggf. koronare Bypassoperation, zwischenzeitlich medikamentöse Behandlung der Beschwerden).
b) Unter Berücksichtigung der vom Arzt bemerkten psychischen Situation der Patientin (ängstlich, ablehnendes Verhalten) Aufschub des Einsatzes invasiver Verfahren. Statt dessen medikamentöse Behandlung und abwartendes Beobachten des weiteren Verlaufes.
c) Siehe unten („Zur Situation der Patientin").

Der Arzt bevorzugt die Möglichkeit b). Er stützt seine Wahrnehmung einer besonders „sensiblen" Patientin auf eigene Beobachtungen, auf anamnestische Mitteilungen der Patientin und auf Informationen des zuweisenden Urologen. Er nimmt für seine Entscheidung eine erhöhte eigene Verantwortung in Kauf und rechtfertigt sein Vorgehen im kritischen Abwägen der dafür und dagegen sprechenden Argumente.

Es stellt sich hier die Frage, ob Volumen und Wertung der erhobenen psychosozialen Befunde ausreichend sind, ein abweichendes Vorgehen und die Übernahme erhöhter Verantwortung zu begründen.

Zur Arzt-Patient-Situation

Die Arzt-Patienten-Beziehung ist a priori dadurch gekennzeichnet, daß sich die Patientin nicht einem beliebigen Kardiologen anvertraut, sondern einem Spezialisten, dessen kritische Haltung gegenüber bestimmten invasiven Verfahren ihr bekannt ist, den sie gerade deshalb konsultiert. Weiterhin erfährt der Arzt (durch den überweisenden Hausarzt) noch vor der Erstuntersuchung der Patientin Einzelheiten ihrer psychosozialen Anamnese, sogar solche, über die die Patientin - darauf angesprochen - keine Auskunft geben will (frühere Beziehung zu einem Kollegen).

Der Arzt schlägt im Anschluß an die Befunderhebung ein gegenüber vorausgegangenen Empfehlungen alternatives, von der Patientin akzeptiertes Vorgehen vor. Er entspricht damit dem - in ihrer Arztwahl impliziten - Wunsch der Patientin, nach Möglichkeit eine invasive Diagnostik zu vermeiden und übernimmt dafür ein Stück erhöhter Verantwortung. Darüber hinaus übernimmt er es, eine für die soziale Zukunft der Patientin und ihres Ehepartners wichtige Weichenstellung im sozialen Bereich (Versetzung auf einen Auslandsposten) zu regeln, indem er bei dem zur Begutachtung eingeschalteten Amtsarzt interveniert.

Die Arzt-Patienten-Beziehung ist ferner durch große räumliche Distanz und dadurch (?) bedingte seltene Konsultationen gekennzeichnet. Die Patientin akzeptiert alle vorgeschlagenen Maßnahmen „kommentarlos". Schritte zur praktischen Realisierung (z. B. telefonische Terminabsprachen) führt sie nicht selber aus, sondern überläßt sie dem Ehemann.

Insgesamt wirkt die Arzt-Patienten-Beziehung auffallend statisch. Die Rollen aller Beteiligten bleiben so gewahrt, wie sie von Anfang an intendiert waren: Eine Patientin mit dem Wunsch nach einer invasive Verfahren meidenden Behandlung, sonst passiv, kommentarlos akzeptierend; ein dazu komplementärer, aktiver, weichenstellender Arzt; ein im Hintergrund bleibender, väterlich alles regelnder Ehemann.

Die Exploration der Patientin und ihres Ehepartners ist dementsprechend unergiebig. Die wichtigsten psychosozialen Informationen stammen aus Fremdangaben des zuweisenden Arztes. Auch wird ein Versuch, diese letztlich für die Wahl eines alternativen Vorgehens ausschlaggebenden psychosozialen Faktoren zu beeinflussen nicht erkennbar. Der Arzt übernimmt die Verantwortung für alle Entscheidungen und trägt jene mit sich allein aus.

Um welche Entscheidungen geht es?

Zur Situation der Patientin

Die Patientin entstammt einer Akademikerfamilie.

Herzinfarkte sind darin bekannt und dementsprechend gefürchtet. Sie hatte ein besonders enges Verhältnis zum dominierenden Vater und eher Distanz zur (bigotten) Mutter. Die ödipale Situation scheint sich auch in der Partnerwahl niedergeschlagen zu haben. Der Versuch der Überwindung (Reifung) in einer andersgearteten früheren Beziehung ist „aus unbekannten Gründen" gescheitert. Die Patientin meidet dieses Thema. Sie ist Ehefrau an der Seite eines väterlichen, geistig überlegenen Mannes, hat keinen eigenen Beruf, keine Kinder, der Ehemann regelt die praktischen Schritte für sie, sie scheint - nach dem Eindruck des Arztes - ein Stück Kind geblieben zu sein: ängstlich, „sensibel".

In dieser Situation erkrankt sie in relativ jungen Jahren mit Symptomen, deren fatale Bedeutung sie schon aus ihrer Familienanamnese durchaus kennt. Sie widersetzt sich der anempfohlenen invasiven Diagnostik und Therapie.

Sie widersetzt sich aber auch einem bevorstehenden Umzug ins Ausland: Ihre Krankheit wird zum - vorübergehenden - Hindernis für die berufliche Karriere des Ehemanns. Die Beschwerden mehren sich bei der Androhung von höherer Stelle, den Umzug ins Ausland zu erzwingen. Später, nach Besserung der Symptomatik, „folgt sie" dann doch dem Ehemann ins Ausland.

Einiges über die Dynamik der Ehebeziehung läßt sich aus diesen Angaben erahnen, soll hier jedoch nicht Gegenstand von Spekulationen sein. Auffallend ist in jedem Fall eine Starrheit und depressive Tendenz der Patientin, ein Leben mit - soweit beurteilbar - geringer Selbstverwirklichung. Die „andere", nicht ausgelebte Seite der Patientin erscheint in der abgebrochenen früheren Beziehung angedeutet, über die sie nicht spricht.

Mahler (1980) schildert den Eintritt eines Herzinfarkts in jenem Moment, „in dem die Wahrheit aufscheint", wenn eine lange verdrängte, die psychosoziale Balance bedrohende Realität (z.B. fehlende Selbstverwirklichung im Leben) bewußt wird. Umgekehrt sieht sich jeder Patient nach Manifestation einer koronaren Herzerkrankung mit der Begrenztheit seines Lebens, mit der Nicht-mehr-Erfüllung von Lebenszielen, Sehnsüchten und Träumen konfrontiert (Egger 1983; Halhuber 1984).

Die depressive Starrheit der Patientin kann also ursächlich oder als Folge der manifestierten koronaren Herzkrankheit beurteilt werden. Sie fügt sich zugleich so bruchlos den bekannten anamnestischen Daten an, daß darin auch ein basales Patientenverhalten erkennbar wird. Das Grundmuster dieses Verhaltens spiegelt sich hier am deutlichsten in der Arzt-Patienten-Beziehung (im Sinne einer Übertragungsbeziehung) wider:

In komplexen/bedrohlichen Situationen wirkt die Patientin schutzlos und hilfsbedürftig. Sie äußert ihr Hilfsersuchen so und an jenen Helfer, daß die gewährte Hilfe am ehesten ihren eigenen Problemlösungsvorstellungen entspricht (Vermeidung invasiver Verfahren, Vermeidung des Umzugs ins Ausland), ohne daß sie dafür eigene Aktivitäten entfalten und eigene Verantwortung übernehmen muß.

Folgt man diesem Gedanken, so geht es bei den Entscheidungen, für die der Arzt Verantwortung übernimmt, um dreierlei:

1. Invasive Diagnostik und Therapie (medizinisch-somatische Ebene)?
2. Umzug ins Ausland (soziale Ebene)?
3. Repetition eines Grundmusters des Patientenverhaltens an einem offenbar kritischen Wendepunkt des Lebens (indirekte Durchsetzung der eigenen Problemlösungsvorstellungen mit Abgabe der Verantwortung an den Helfer) (psychologische Ebene)?

Für das Vorgehen des Arztes ergibt sich daraus die 3. der eingangs genannten Möglichkeiten:

Begrenzte psychotherapeutische Intervention (Möglichkeit c). Zurückstellen aller Entscheidungen über weitere diagnostische und therapeutische Verfahren unter Hinweis auf die noch nicht erfüllte Gesamtdiagnose. Zurückhaltung auch in allen sozialen Entscheidungen. Interkurrente medikamentöse Therapie der Beschwerden.

Diese Intervention könnte folgende Sequenzen umfassen:

1. *Beziehungsdiagnostik.* Zentraler Punkt: Die Patientin macht ihr(e) Problem(e) zum Verantwortungsproblem des Arztes. Sie entzieht sich dadurch der Verantwortung für die Durchsetzung ihrer Problemlösungsvorstellungen.
2. *Ergänzung der biographischen Anamnese:* Frühere (ähnliche ?) Problemlösungsstrategien?
3. *Paargespräch:* Unterschiede in der Problemdarstellung und in Lösungsvorschlägen zwischen den Ehepartnern? Art der Kommunikation beim Problemlösungsbemühen?
4. *Konfrontation* der Patientin mit den bisher gewonnenen Daten. (Damit wird ihr ein Teil der Verantwortung zurückgegeben.)
5. *Gemeinsame Entscheidung* über das weitere Vorgehen, wobei die medizinisch-somatische, die soziale und die psychologische Ebene gleichwertig berücksichtigt werden.

Eine solche Intervention würde es ermöglichen, die Relevanz der für ein alternatives Vorgehen entscheidenden psychosozialen Befunde zu prüfen, die Arzt-Patienten-Dynamik zu lockern und zu beleben und die Patientin an der Verantwortung für alle weiteren Entscheidungen so zu beteiligen, daß nicht nur der Arzt entlastet, sondern auch die Patientin in ihrer persönlichen Entwicklung und Krankheitsbewältigung gefördert wird.

Exkurs: Institutionalisierte Hilfsmittel zur Entscheidungsfindung

Das oben am Fall der Patientin L. gedanklich explizierte Vorgehen ist bislang in der somatisch orientierten Medizin keinesfalls ein Routineverfahren. Seine Realisierung hat bestimmte Voraussetzungen, die neben der Einstellung und der

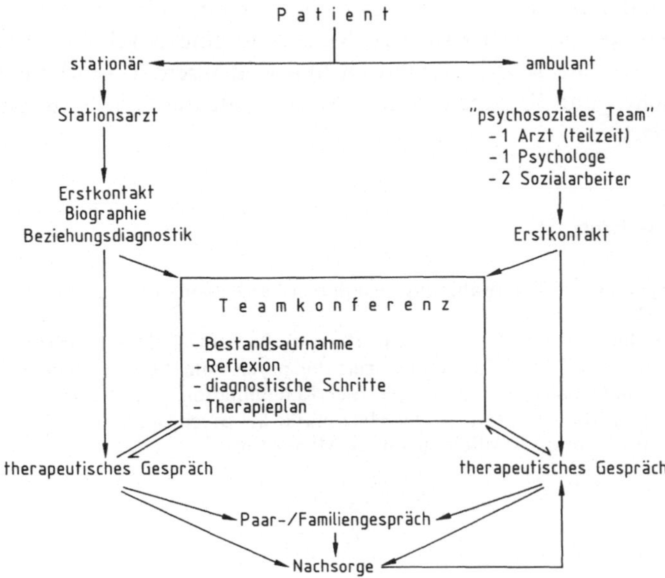

Abb. 1. Organisationsstruktur integrierter psychosomatischer Versorgung im Allgemeinkrankenhaus

psychosomatischen Ausbildung des behandelnden Arztes auch institutionelle Erfordernisse betreffen.

In der Darmstädter Klinik ist diesbezüglich die in Abb. 1 skizzierte Organisationsform entwickelt worden. Kernstück ist eine regelmäßige „Teamkonferenz", in der die vom behandelnden Stationsarzt erhobenen Daten vorgetragen und gemeinsam mit psychosomatisch fortgebildeten „Experten" reflektiert werden. Aufgrund einer in freier Assoziation erfolgten Hypothesenbildung werden die im ärztlichen Gespräch weiterhin notwendig erscheinenden diagnostischen Schritte vorgeschlagen und - sobald die erstellten Hypothesen ausreichend verifiziert sind - ein Therapieplan festgelegt. Sind Paar- bzw. Familiengespräche erforderlich, werden diese gemeinsam vom Stationsarzt und einem „Experten" durchgeführt.

Diese Organisationsform ermöglicht trotz der in einem Akutkrankenhaus unübersehbaren zeitlichen und institutionellen Begrenzungen die kombinierte somatische und psychosomatische Diagnostik und Therapie in einer Hand, eine hinreichende Überwachung und zugleich eine kontinuierliche Fortbildung der teilnehmenden Stationsärzte im psychosozialen Bereich.

Zusammenfassung

In einer kritischen Reflexion der im vorausgegangenen Beitrag erhobenen Daten wird die These vertreten, daß sich das Ausmaß zu übernehmender ärztlicher Verantwortung nicht allein an somatischen und emotionalen Gegebenheiten des Patienten und der persönlichen Erfahrung des Arztes orientiert, sondern daß sie im Spiegel der Arzt-Patienten-Beziehung eine durchaus variable Funktion erfüllt. Wege, die Arzt-Patienten-Dynamik in ihren Auswirkungen auf den diagnostischen und therapeutischen Prozeß umfassend zu berücksichtigen, werden skizziert.

Literatur

Egger J (1983) Bewältigungsreaktionen bei Patienten mit coronarer Herzkrankheit. Med Klin 78:753–757

Halhuber C (1984) Psyche und Herzinfarkt. Schweiz Med Wochenschr 114:1822–1827

Mahler E (1980) Zum Stellenwert der psychosomatischen Medizin in der gegenwärtigen Gesundheitspolitik am Beispiel der Rehabilitation von Herzinfarkt-Patienten. in: Fassbender CF, Mahler E (Hrsg) Der Herzinfarkt als psychosomatische Erkrankung in der Rehabilitation. Forum Cardiologicum 16, Mannheim

Erkennen

im Wechsel klinischer und ambulanter Bedingungen

Hausärzte gegen Universitätsklinik: Wo bleibt der Patient?

H.-H. Raspe und A. Raspe

Einleitung

Im September 1983 veröffentlichten 3 in einer Praxisgemeinschaft zusammenarbeitende Ärzte einen Brief, in dem sie die Arbeitsweise einer Universitätsklinik sehr kritisch beschrieben und bewerteten. Rund 6 Wochen vorher hatte einer von ihnen eine seiner Patientinnen in die medizinische Abteilung dieses Universitätsklinikums eingewiesen. Er verband damit die Erwartung, daß dort endlich - mit Hilfe einer von ihm gewünschten Laparoskopie - die vieldeutig bedrohlichen Symptome dieser 29jährigen Frau aufgeklärt werden würden.

Aus den geplanten 3 Tagen wurden 3 diagnostisch intensive Wochen. Eine Laparoskopie hielten die Universitätskliniker allerdings für nicht indiziert. Schließlich verließ die Patientin die Universitätsklinik (UK) auf eigenen Wunsch „am Rand der Verzweiflung", ohne daß Beschwerden und Befunde eine adäquate Erklärung gefunden hätten. In ihrem Brief monieren die Hausärzte in erster Linie „Fehlentscheidungen in der Diagnostik"; zugleich mahnen sie eine „menschlichere Behandlung" und einen weniger „arroganten" Umgang an. Die Ursachen der Fehler und Versäumnisse suchen sie in den „Strukturen" der UK, nicht im Unvermögen oder der Nachlässigkeit der Ärzte.

Was rechtfertigt die Veröffentlichung und Kommentierung dieses Briefes der Hausärzte und der schriftlichen Reaktionen der Universitätskliniker?

Wir sehen 4 Momente:

1. Die Briefe charakterisieren einen typischen und - wie wir fürchten - auch häufigen Konflikt zwischen niedergelassenen und klinisch tätigen Ärzten (vgl. Fallgeschichte und Kommentar von P. Novak).
2. Sie tun das in einer besonderen Schärfe und Zuspitzung. Im Brief der Hausärzte manifestiert sich *eine* der Gegenbewegungen zur „etablierten" Medizin, die die traditionelle Zentrierung auf die Klinik in Frage stellen und die bisherigen Formen des kollegialen Umgangs verändern werden.
3. Dabei gleichen sich beide Parteien in ihren Schwächen: Der Angriff der Hausärzte und die Verteidigung der Kliniker sind in ähnlicher Weise selbst-

bezogen; sie sind blind für die eigenen Arbeitsbedingungen und Arbeitsweisen und die der anderen Seite. Die Patientin droht dabei verloren zu gehen.
4. So bleibt das eigentliche Thema der Auseinandersetzung latent: Im Kern geht es um Einfluß und Kontrolle in der Zusammenarbeit von 2 aufeinander angewiesenen, aber ungleich gestellten ärztlichen Gruppen.

Die 3 Briefe (editorische Vorbemerkungen)

Darzustellen und zu kommentieren ist eine brieflich geführte Kontroverse zwischen 3 Ärzten einer Praxisgemeinschaft (2 Ärzten für Allgemeinmedizin, 1 Kinderarzt) und einer internistischen Universitätsklinik.

Anlaß gab „eine sehr betrübliche Erfahrung" dieser Ärzte: Einer von ihnen (Herr A.) hatte eine Patientin (Frau Z.) zur stationären Abklärung einer unklar bedrohlichen Beschwerden-/Befundkonstellation in die Universitätsklinik (UK) eingewiesen.

Der Aufenthalt hatte in der Sicht der Hausärzte v.a. 3 „Ergebnisse":

1. Ein von ihnen vermuteter körperlicher Befund wurde nicht bestätigt. Eine endgültige Diagnose konnte nicht gestellt werden.
2. Statt der von ihnen ausdrücklich gewünschten Laparoskopie veranlaßten die Ärzte der UK eine Vielzahl anderer, z.T. ebenfalls invasiver Untersuchungen.
3. Nach 3 Wochen verließ die Patientin die UK auf eigenen Wunsch, nachdem sie „an den Rand der Verzweiflung gekommen" war.

Im folgenden Abschnitt sind zuerst 3 Briefe abgedruckt:

1. der die Auseinandersetzung beginnende Brief der Hausärzte,
2. der Arztbrief des Stationsarztes, der die Patientin in der UK betreute,
3. das die hausärztlichen Vorwürfe direkt beantwortende Schreiben des für die Station zuständigen internistischen Oberarztes.

Zur Anonymisierung wurden alle Ortsbezeichnungen fortgelassen und alle Namen in der Reihe ihres Vorkommens durch Buchstaben des Alphabets ersetzt. Sonst sind die Briefe originalgetreu wiedergegeben[1].

Der 1. Brief ist datiert vom 29. 09. 1983. Es ist der Brief der Hausärzte. Diese betreiben seit wenigen Jahren zu dritt eine betont patientenzentriert arbeitende Praxisgemeinschaft in einem traditionell von Arbeitern bewohnten Stadtteil einer Großstadt. In ihrem Briefkopf verzichten sie auf die Mitführung von Titeln. Auch wenn die von ihnen geschilderten Ereignisse v.a. einen dieser Ärzte betreffen, so haben doch alle 3 (und eine 4. nicht identifizierte Person) den Brief zusammen unterzeichnet. Sie schickten ihn gleichzeitig an den Oberarzt, den ärztlichen Direktor, den betreffenden Stationsarzt sowie an 2 mit der Patientin be-

[1] Die Briefe werden weitgehend originalgetreu wiedergegeben; der besseren Lesbarkeit halber hat der Verlag jedoch einige formale Korrekturen vorgenommen.

faßte gastroenterologische Oberärzte der internistischen UK, an den internistischen Chefarzt eines vorher in Anspruch genommenen Akutkrankenhauses (AK), an die Ärzte von 3 Facharztpraxen, an die Ärztekammer und schließlich auch an die Patientin.

Die eigentliche Antwort auf dieses Schreiben wurde vom verantwortlichen Oberarzt der UK verfaßt. Dieser Brief trägt das Datum des 31. 10. 1983. Mitunterzeichnet hat hier der entsprechende Abteilungsleiter. Adressaten sind neben dem betroffenen Hausarzt alle die oben angegebenen Personen. Die Patientin wurde in den Empfängerkreis bewußt *nicht* eingeschlossen. Dazwischen ist der Brief des Stationsarztes an den Hausarzt eingerückt. Diktiert wurde er am 28. 09. 1983. Dem Hausarzt ging er erst mit dem Schreiben des Oberarztes zu. Wie üblich finden sich neben der Unterschrift des Verfassers auch die des genannten Oberarztes und des Abteilungsleiters.

Die Kommentierung der sich in den 3 Briefen ausdrückenden Kontroverse wurde uns durch einige Umstände erleichtert, durch andere erschwert. Wir wollen sie ausdrücklich erwähnen, damit sich der Leser ein Bild über unsere Situation machen kann.

Es erleichterte unsere Arbeit,

1. daß wir selbst in die Ereignisse nicht involviert waren. Wir sind nicht unmittelbar Mitglied einer der beiden Parteien;
2. daß uns aber die organisatorischen Verhältnisse dieser (und anderer) Universitätskliniken bekannt sind;
3. daß uns neben den 3 Briefen die Krankenakte, der Arztbrief eines vorher involvierten Akutkrankenhauses (AK) und ein interner Vermerk des Stationsarztes der UK zugänglich gemacht wurden;
4. daß der Brief der Hausärzte und die Antwort des Oberarztes in einem von uns mitgetragenen und kasuistisch arbeitenden Seminar zur medizinischen Ethik besprochen worden waren.

Es erschwerte unsere Arbeit,

1. daß der Erstautor selbst in einer (Poli)Klinik einer Medizinischen Hochschule arbeitet. Die biographische Nähe zum Denken, Fühlen und Handeln von Universitätsklinikern birgt Gefahren für die Kommentierung – sowohl die der blinden Indentifikation wie die der abwehrenden Reaktionsbildung. Wir haben es daher für wichtig gehalten, zuerst über unsere Gefühle beim Lesen und Diskutieren der Briefe zu berichten;
2. daß die Geschichte unvermittelt abbricht. Wir haben keine Kenntnisse über die hausärztlichen Reaktionen auf die Briefe der UK; wir wissen nichts über das weitere Schicksal der Patientin;
3. daß die Person der Patientin ganz blaß bleiben mußte. In den 3 Briefen kommt sie als solche nicht vor – das wird herauszuarbeiten sein. Hausärzte und Universitätskliniker gerieten aber nur dadurch aneinander, daß sie eine Patientin gemeinsam (wenn auch nacheinander) zu betreuen hatten: die von den Hausärzten in die UK eingewiesene Frau Z., eine 29jährige Studentin der Sozialpädagogik und (offenbar alleinerziehende) Mutter von 2 kleinen Kin-

dern. Gerade patientenzentriertes Denken muß sich daran stoßen, eine lebendige Beziehung zwischen 3 oder 4 Personen (Patientin - Hausarzt - Stationsarzt - Oberarzt) auf die briefliche Auseinandersetzung zwischen 2 Parteien reduziert zu sehen.

So verweist unser Material den Kommentar v.a. auf medizin-soziologisches Denken; (tiefen)psychologische und praktisch-ethische Überlegungen spielen nur am Rande eine Rolle.

Die Briefe

Der Brief der Hausärzte

29. September

Sehr geehrte Herren Kollegen!

Wir haben im August dieses Jahres eine sehr betrübliche Erfahrung mit der UK gemacht, die wir im folgenden detaillierter berichten.

Wir sind der Meinung, daß dieser „(Vor)fall YZ" einen extremen Fall von Fehlentscheidungen in der Diagnostik dokumentiert, die ihre Ursache nicht im Unvermögen oder der Nachlässigkeit einzelner Ärzte haben, sondern in Strukturen der UK. Mit Strukturen meinen wir hier im wesentlichen 2 Aspekte:

1. die hohe Technisierung und Spezialisierung der Medizin,
2. die hierarchische Ordnung und wissenschaftliche Ambitionierung der Ärzte.

Beide Aspekte dieses Medizinsystems wirken in die gleiche Richtung: die Mediziner entfremden sich noch mehr vom Patienten, um sich wissenschaftlich zu qualifizieren. Der Druck durch die weit entwickelte Technik einerseits und durch die wissenschaftliche Hierarchie andererseits scheint für den Arzt schon so stark geworden zu sein, daß er die Verbindung zu den Patienten und deren Krankheit oft nicht mehr hat.

Andersherum die Frage an die Kollegen: welcher Kollege in der UK sieht sich noch bereit und dazu in der Lage, die Verantwortung für einen kranken Menschen und dessen Probleme in der *Ganzheit* mitzutragen?

Wir schreiben Ihnen diesen Brief,

1. weil einige der Kollegen, die mit Frau Z. zu tun hatten, darum baten, über weitere Befunde unterrichtet zu werden,
2. weil wir uns mit der Befundmitteilung nicht begnügen wollen, sondern hoffen, daß sich durch eine Diskussion über die genannte Problematik die Situation der Patienten (und auch der Ärzte) in der UK verbessert und eine menschlichere Behandlung und gleichzeitig medizinisch gezieltere Diagnostik vorgenommen werden kann. Andererseits besteht ja auch die Möglichkeit, daß wir mit unserer Sichtweise ganz allein da sind oder durch mangelhafte Information zu einem falschen Urteil gelangt sind. Wenn Sie dies meinen, bitten wir um Aufklärung evtl. Ungereimtheiten und Mißverständnisse und bitten um Antworten auf folgende beiden Fragen:

1. Stimmen Sie mit uns darin überein, daß bei der Diagnostik in der UK bei Frau Z. überwiegend Fehlentscheidungen getroffen wurden?
2. Wenn ja - warum? Wenn nein, bitte einzeln die Ausnahmen aufführen.

Hier nun die Schilderung des (Vor)falls: Frau Z. ist 29 Jahre alt, Mutter von 2 Kindern (3 und 5 Jahre alt). Aus der Vorgeschichte erwähnenswert: häufigere Adnexitiden, dieses Jahr im März wegen Sinusitis, im April wegen Konjunktivitis in hausärztlicher Behandlung. Am

7. 6. kam sie wegen Bauchschmerzen, die sie nicht klar lokalisieren konnte. Sie berichtete, die Schmerzen vor 14 Tagen zum 1. Mal zusammen mit Fieber gehabt zu haben. Sie kämen schubweise für 1 bis 3 Tage, dann habe sie auch einen Blähbauch, so dick wie eine Schwangere. Ansonsten ginge es ihr ganz gut und sie fühle sich nicht besonders schwach und krank in der letzten Zeit. Appetit und Verdauung seien - bis auf die schmerzhaften Tage - normal. Keine Gewichtsveränderungen in letzter Zeit.
Bei der Untersuchung fiel auf, daß die Schmerzangaben der Pat. unterschiedlich und nicht sicher zu lokalisieren waren. Perkutorisch erschien der KS im Unterbauch beständig ungewöhnlich gedämpft, in diesem Bereich schien auch mehr Abwehr gegen Druck und mehr Schmerz zu sein.

Insgesamt hatten wir den Eindruck, 1. daß die Patientin eher indolent ist, d.h. weniger spürt, als in ihrem Bauch tatsächlich los ist. 2. Ihr allgemeines Wohlbefinden im Gegensatz steht zu dem Lokalbefund des Bauchs. Am

8. 6. führten wir eine Blutuntersuchung durch, die eine extreme Erhöhrung der BKS auf 135/145 ergab. Die Patientin wurde am selben Tag noch einmal einbestellt und ein Termin zur Sonographie bei den Gastroenterologen DRS. D und E am nächsten Tag vereinbart. In der Praxis D/E wurde am
9. 6. bei der Sonographie ein Aszites festgestellt. Daraufhin wiesen wir Frau Z. nach telefonischer Rücksprache in das AK ein, weil dort neben einer inneren und chirurgischen auch eine gynäkologische Abteilung ist.
10. 6. bis zum 22. 6. Es wurden folgende Untersuchungen durchgeführt:
EKG, Oberbauchsonographie, Thoraxröntgen, i.v.-Pyelogramm, Darmröntgen, NNH-Röntgen, Zahnpanorama, Proktosigmoidoskopie, Gastroskopie, Knochenmarkpunktion, Kontrasteinlauf.

Als Entlassungsdiagnose wurde uns mitgeteilt:
Unklare BKS-Erhöhung, Verdacht auf Praeleukose, gynäkologisch: kleine zystische Veränderungen im Bereich beider Adnexen (nicht therapie- aber kontrollbedürftig.)

27. 6. Bei den Radiologen F/G wurde ein CT gemacht. Ergebnis: normal
30. 6. Blutkontrollen
1. 7. Blutkontrollen, die BKS blieb über 110, unterschiedlich eine leichte Leukozytose mit einer Linksverschiebung. Am 30. 6. war die Amylase im Serum sowie auch im Urin leicht erhöht, bei Kontrolle normal. Ansonsten keine krankhaften Laborparameter. Die Anzahl der Leukozyten schien bei ihren Schmerzattacken anzusteigen.

Frau Z. fuhr dann in subjektivem Wohlbefinden für 4 Wochen in Urlaub. In dieser Zeit hatte sie 2mal die starken Bauchschmerzen, jeweils für 1-2 Tage. Am

11. 8. nach ihrem Urlaub war die BKS immer noch gleichbleibend hoch.

Der klinische Untersuchungsbefund schien jetzt eindeutig im Unterbauch besonders links krankhaft, aber im wesentlichen unverändert.

Nach Durchsicht sämtlicher Unterlagen und Befunde ambulant und aus dem AK sind wir zu der Meinung gekommen, daß als nächste Untersuchung die Laparoskopie ansteht, und zwar aus folgenden Gründen:

Gegen eine Allgemeinerkrankung wie z.B. Präleukose spricht die ausgeprägte Bauchsymptomatik bei dem guten Allgemeinzustand.

Für eine abdominelle Ursache der BKS-Erhöhung sprechen die Beschwerden von Frau Z. Gegen eine Lokalisation im Magen-Darmbereich spricht, daß Frau Z. keine Beschwerden im Zusammenhang mit der Nahrungsaufnahme und Verdauung hat. Deshalb haben wir eine Wiederholung der Knochenmarkspunktion und anderer Magen-Darm-Diagnostik nicht für erforderlich gehalten. Unserer Meinung nach wären sie z.T. überhaupt nicht notwendig gewesen.

Deshalb telefonierte Herr A. am

12. 8. mit dem Stationsarzt Dr. H., UK, Aufnahmestation, der eine sofortige Aufnahme am Montag, dem
15. 8. für erforderlich hielt und einer laparoskopischen Abklärung (nach telefonischer Darstellung) in 2–3 Tagen zustimmt.

Auf dem Einweisungsschein vermerkte Herr A. „zur Laparoskopie". Am

25. 8. rief Frau Z. aus der UK Herrn A. in der Praxis an, war verzweifelt, weinte am Telefon, sie wüßte nicht mehr, was sie machen solle: die würden nichts finden, hätten alles noch einmal gemacht (Knochenmarkspunktion etc.), aber noch keine Laparoskopie. Der Stationsarzt sei nett und würde ihr alles erklären.

Herr A. rief daraufhin den Stationsarzt Dr. I. an. Dieser teilte mit, daß sie bisher noch nichts gefunden hätten. Auf die Fragen nach der Laparoskopie sagte er, daß das noch gar nicht diskutiert worden sei. Er wolle es mit den zuständigen Ärzten diskutieren.

27. 8. Anruf von Frau Z. bei Herrn A. zu Hause. Sie ist wieder verzweifelt. „Die wollen mir erzählen, die Bauchschmerzen seien psychosomatisch, ob ich Probleme hätte. Ich weiß bald nicht mehr, ob ich verrückt bin und mir alles nur einbilde. Es soll noch eine Darmspiegelung gemacht werden." Herr A. sagt ihr, daß er überzeugt sei, daß ein organisch krankhafter Befund verantwortlich für die Bauchschmerzen sei, und wenn irgendjemand den Kontakt zur menschlichen Realität verloren habe, es eher die Ärzte in der UK seien. Er rät ihr noch zu, in der UK weitere Untersuchungen über sich ergehen zu lassen, aber keine Wiederholungsuntersuchungen wie Darmröntgen, Knochenmarkpunktionen etc., ausgenommen Sonographie. Anruf vom
30. 8. Frau Z.: es soll keine Laparoskopie gemacht werden.
31. 8. Herr A. telefoniert mit Dr. I: Dr. I.: die Gastroenterologen sehen keine Indikation zur Laparoskopie, Prof. J. will keine machen. Er selbst wisse auch nicht weiter. Es soll noch eine Sigmoidoskopie mit stufenweiser Biopsie gemacht werden.
31. 8. Herr A. hat Prof. J. nicht erreichen können.
1. 9. Herr A. will den Chefarzt der Station sprechen; Gelächter auf der Station, Herr Dr. I. wird gerufen. Er weiß keinen Rat, er ist erst seit 4 Monaten auf der Station. Keine Entscheidungskompetenz.
Herr A. ruft Endoskopie an, Prof. J. ist auf Kongreß. Oberarzt Dr. K. hat am Vormittag die Sigmoidoskopie durchgeführt. Befund: alles o.B. Etwa ½ h Telefonat mit Dr. K.: die Bauchbeschwerden seien am ehesten psychosomatisch durch ein Colon irritabile zu erklären. Die BKS-Erhöhung müsse ihre Ursache woanders haben. Ein Röntgenbild vom AK sei nicht 100%ig, sie hätten es wiederholt und eine Sinusitis max. festgestellt.
Eine Indikation zur Laparoskopie von Seiten der Gastroenterologen würden sie nicht sehen, man sehe am Darm sehr schlecht etwas dabei. Herr A. teilt ihm seine Meinung mit, daß die Beschwerden und auch die BKS-Erhöhung nicht vom Darm aber trotzdem vom Bauch her kommen können, z. B. eine Peritonealkarzinose sein könnten. Ein Aszites sei einmal festgestellt worden, einmal auch eine Amylaseerhöhung. In diesem Zusammenhang verwies Dr. K. auf die Gynäkologie, sie hätten sogar diskutiert, eine Laparoskopie dem Hausarzt zuliebe vorzunehmen. Zum Schluß der ausführlichen Diskussion fragte Herr A. Herrn Dr. K. nach seinem Vorschlag für das weitere diagnostische Vorgehen. Dr. K. schlug vor:

1. Röntgenuntersuchung des Dünndarms nach Selling,
2. Kontrasteinlauf,
3. Koloskopie.

Daraufhin mochte Herr A. Frau Z. nicht mehr abraten, sich aus der UK entlassen zu lassen.

Diagnose: 2. 9. Verdacht auf Colon irritabile – bisher kein endgültiger Ausschluß einer Colitis ulcerosa, chron. Sinusitis max. bds.

Insgesamt sind in der UK folgende Untersuchungen gemacht worden: 26. 8. Sigmoidoskopie, 19. 8. MDP, 18. 8. Gynäkologie, 1. 9. Sigmoidoskopie, Knochenmarkspunktion u. a.

Am Montag, d.

5. 9. ist Frau Z. in der Sprechstunde. Bei der Untersuchung fällt Herrn A. auf, was Frau Z. auch subjektiv empfindet - daß der Bauch größer ist, weiter zu den Flanken ausgedehnt als vor 3 Wochen. Beim Klopfen seitlich zeigen sich deutliche Undulationen, klinisch dringender Verdacht auf Aszites. Herr A. verabredet einen Termin zur Sonographie bei Drs. D/E, wo am

6. 9. sonographisch ein Aszites nachgewiesen wird. Herr Dr. D. hat auch eine Vermutung, warum dieser weder im AK noch in der UK festgestellt worden ist;
er verteilt sich bei Bewegung recht schnell, sammelt sich bei Ruhe aber nur langsam (ca. ½ h) im Douglas. Seine Empfehlung ist die Laparoskopie.
Herr A. telefoniert mit Dr. L. (Chefarzt innere Abteilung AK). Dieser ist bereit zu einer Laparoskopie, meint aber, man sollte vielleicht den Aszites unter Ultraschallsicht punktieren, - aus dem Punktat zytologisch die Herkunft feststellen. Das Wahrscheinlichste sei gynäkologisch.

Herr A. telefoniert noch mit den Gynäkologen M/N, diese halten nach telefonischer Befundschilderung und nach Einsicht der bisherigen Befunde und Untersuchung der Patientin eine Laparoskopie für indiziert, da der Aszites zu klein zum Blindpunktieren ist - und führten sie am

13. 9. durch mit folgendem Resultat: Verwachsungen wie bei Peritonitis, Aszites, von dem 40 ml abgesogen werden. Ansonsten alles bei guter Übersicht o. B.
Die erste zytologische Untersuchung des Aszites ergab keine Tumorzellen, aber vermehrt Eosinophile, wie es bei einer idiopathischen Peritonitis aus dem rheumatischen Formenkreis vorkommt (familiäres Mittelmeerfieber o.ä.)

Zusammenfassend: Nach klinischem Verlauf und nachdem Frau Z. im AK sehr weitgehend internistisch durchuntersucht war, kamen differentialdiagnostisch eigentlich nur in Frage:

1. Peritonealkarzinose bei Ovarialkarzinom oder
2. eine seltene internistische Erkrankung des Peritoneums oder des Netzes, Pseudomyxom, Peritonaltbc. o.ä.

In jedem Fall wäre eine Laparoskopie erforderlich, um die Diagnose sicherzustellen. Deshalb (wegen der Möglichkeit einer internistischen Seltenheit) hat Herr A. Frau Z. zur UK geschickt.

In 3 Wochen stationärer Behandlung in der UK (Innere) war es dort nicht aufgefallen, daß die Patientin einen Aszites hatte, statt dessen war ein riesiges Untersuchungsprogramm aufgestellt worden mit dem Ergebnis, daß die Bauchschmerzen psychosomatisch bedingt seien und die BKS-Erhöhung wohl auf eine (leichte) Sinusitis max. zurückzuführen sei (BKS 100/140)!

Dabei ist Frau Z. an den Rand der Verzweiflung gekommen. Zum Glück ist die Peritonitis von Frau Z. (so wie sich das jetzt absehen läßt) nicht dringend behandlungsbedürftig gewesen.

Im Gesamteindruck war das Vorgehen der Ärzte in der UK für uns genauso ignorant wie arrogant. Ignorant gegenüber den klinischen Befunden, den Beschwerden von Frau Z., arrogant gegenüber den Kollegen im AK und in freier Praxis. Der Gesprächsstil war geprägt von der Sicherheit in der UK, Sicherheit in Wissenschaftlichkeit und Technik, und zeigte deutliche Abgrenzungstendenzen unter den verschiedenen Abteilungen (Innere, gastroenterologische, Gynäkologie), wo keiner so recht zu wissen scheint, was der andere macht und sich die Patienten zu den Konsiliarien hin- und herschieben.

Klar wurde, daß derjenige Arzt, der den direkten Bezug zu der Patientin hat und sich verantwortlich fühlt, der Stationsarzt, keine Entscheidungskompetenz hat, und alle anderen mit Entscheidungskompetenzen keinen Bezug zur Patientin und zu der körperlichen Untersuchung haben. Von daher werden ihre Entscheidungen auch nicht durch das klinische Bild, was die Patientin darstellt, geprägt, sondern vorwiegend durch eine Vielzahl von technischen Parametern. (Von den Kosten wollen wir hier nicht reden, da es uns um den Menschen geht).

Diese Kritik ist nicht neu. Aber Vorgang Frau Z. zeigt konkret, zu welchen enormen Fehlleistungen diese Medizinorganisation führen kann: (bewußt einmal provokativ ausgedrückt): 2

Wochen AK und 3 Wochen UK = 5 Wochen stationäre internistische Diagnostik, ohne das festzustellen, was man durch Untersuchung mit der bloßen Hand vermuten konnte: Aszites.

Um noch einmal ganz klar zu stellen: Es geht uns hier nicht darum, den Zeigefinger auf Fehlverhalten, Fehlentscheidungen und Fehldiagnosen einzelner Kollegen zu halten. Wir glauben, daß Fehler menschlich sind und jeder Arzt das Recht darauf hat, auch Fehler zu machen. Es hat ja auch ausführliche Diskussionen der verschiedenen Abteilungsärzte über Frau Z. gegeben. Es geht uns darum, aufzuzeigen, daß diese Entfremdung der Ärzte von den Menschen zugunsten der Technik und der Wissenschaft oder Karriere nicht nur unmenschlich ist, sondern auch anscheinend zu kognitiven Barrieren und Barrieren auf der Entscheidungsebene führen kann, die im Einzelfall (hoffentlich!) zu schon grotesk erscheinenden Fehlentscheidungen in der Diagnostik und Bewertung von Befunden führen können.

Zur Bewertung der Befunde und der Psychosomatik noch eine kurze Anmerkung: Wir als praktische Ärzte haben sehr viel mit psychosomatischen Erkrankungen zu tun. Weiter haben wir viel mit der psychischen Seite *aller* Erkrankungen zu tun, so daß wir eigentlich keine klare Abgrenzung von psychosomatischen und organischen Krankheiten vornehmen, sondern versuchen, den Menschen in seiner psychosomatischen Ganzheit zu sehen.

Trotzdem brauchen wir eine klare Differentialdiagnose, nämlich um den Gang der Therapie in die richtige Richtung zu bringen - und nur dazu und soweit dafür erforderlich brauchen wir eine DD. Wir sind bemüht, uns bei jeder Krankheit auch um den psychosozialen Aspekt zu kümmern, ebenso wie bei allen psychischen Beschwerden auch um den Körper. In unserem Sprachgebrauch gibt es keine Einbildung von Krankheit, es gibt nur Beschwerden, die mehr oder weniger objektiv feststellbaren organischen Veränderungen entsprechen und die mit unterschiedlicher Behandlung behoben werden können.

Wir betonen dies noch einmal, da unser Eindruck war, daß die Kollegen auch über die Psychosomatik mit der Patientin so entfremdet und isoliert gesprochen haben, wie durch die ausgeprägte Spezialisierung in der UK jedes Symptom und Organ isoliert, also losgelöst vom Patienten behandelt wird. Wenn die Psychosomatik in dieser Art gehandhabt wird, stößt sie in unseren Augen zu Recht auf die Ablehnung der Patienten, denn sie dürfen sich nicht noch mehr ihrer selbst entfremden lassen.

Mit freundlichem Gruß

(Unterzeichnet haben die Herren A, B und C, sowie eine weitere bisher nicht eingeführte Person.)

Der Brief des Stationsarztes (Dr. I.)

26. September

Sehr geehrter Herr Kollege,

wir berichten Ihnen über ihre Patientin,

Frau XZ, geb.
aus

die sich vom 15. 08. bis 02. 09. bei uns zur stationären Untersuchung befand.

Diagnosen: Verdacht auf entzündliches Geschehen im Bauchraum. Sinusitis maxillaris.

Anamnese: Seit Mai klagt Frau Z. über rezidivierende krampfartige Schmerzen im Ober- und Unterbauch, verbunden mit einer meteoristischen Auftreibung des ganzen Abdomens und Durchfällen, gelegentlich auch bleistiftdünnen Stühlen. Im Juni fiel Ihnen eine erhöhte Blutsenkung und eine Leukozytose auf, sonographisch wurde ein Aszites beschrieben. Während eines stationären Aufenthaltes im AK konnte daraufhin keine Ursache für die Beschwerden der Patientin gefunden werden, eine wegen der persistierenden Leukozytose durchgeführte Sternalmarkspunktion ergab eine ausgeprägte myeloide Hyperplasie, wobei differential-diagnostisch eine entzündliche Reaktion nicht sicher von einer Präleukämie unterschieden werden konnte. Ein damals durchgeführtes abdominelles CT erbrachte einen unauffälligen Befund. Nach ihrer Entlassung aus stationärer Behandlung verbrachte Frau Z. einen mehrwöchigen Urlaub in Sardinien. Dabei und auch nach ihrer Rückkehr traten immer wieder die oben beschriebenen Beschwerden auf, so daß Sie die Patientin schließlich zur stationären Abklärung bei uns vorstellten.

Aus der Eigenanamnese sind eine komplikationslose Entbindung 1980, etwas später eine linksseitige Adnexitis und außerdem eine früher komplikationslos abgeheilte Nierenentzündung erwähnenswert.

Frau Z. nimmt keine Medikamente regelmäßig ein, bis vor 2 Jahren habe sie einen Ovulationshemmer genommen. Sie gibt einen erheblichen Nikotinabusus von mehr als 20 Zigaretten pro Tag an. Seit 4 Wochen habe sie keinen Alkohol mehr getrunken.

Untersuchungsbefund: 29jährige, 169 cm große und 66 kg schwere Patientin in unauffälligem Allgemeinzustand. Leicht nasale Sprache. Blutdruck 120/80 mm Hg, Puls 76 Schläge/min, regelmäßig. Herz auskultatorisch unauffällig. Im linken Ober- und Unterbauch jeweils leichter Druckschmerz. Linksinguinal bohnengroßer, gut verschiebbarer, indolenter Lymphknoten. Übriger Status unauffällig.

Laborbefunde: BSG 56/90 mm n. W. Im peripheren Blutbild bei Aufnahme Leukozytose von $12{,}8 \cdot 10^9$/l, bei Entlassung $13{,}6 \cdot 10^9$/l. Erythrozyten $4{,}05 \cdot 10^{12}$/l, Hb 13,1 g/dl, Hk 40,0%, MCV 98,5 fl, MCH 32,3 pg, Thrombozyten $415 \cdot 10^9$/l. Differential-Blutbild unauffällig mit 73% Segmentkernigen, 21% Lymphozyten, 2% Monozyten, 2% Eosinophilen, 2% atypischen Lymphozyten. Fibrinogen deutlich vermehrt auf 6,1 g/l. Quick-Werte und PTT im Normbereich. Schwach positiver direkter COOMBS-Test, d.h. Nachweis von Komplementfixierung an den Eigenerythrozyten der Patientin.

Serumparameter: Am 16. 08. 83 deutlich erniedrigte CHE mit 1110 U/l (1900–3800), am 01. 09. 1983 CHE mit 2080 U/l im Normbereich.Bei unauffälligem Gesamteiweiß Vermehrung der Gammaglobuline auf 24% (8–18). Normwerte für Elektrolyte, Retentionswerte, Lipide, übrige Enzyme, Bilirubin, Glukose, Eisenparameter und freies Hämoglobin im Plasma.

Hepatitis-B- und Luesserologie negativ.

Agglutinationsreaktionen mit Salmonellen und Yersinien negativ. In der Immunelektrophorese kein Anhalt für Paraproteine. IgG auf 20,2 g/l und IgM auf 3,9 g/l vermehrt, ebenso Haptoglobin mit 3,7 g/l. Komplementanalyse unauffällig. Immunkomplexe vermehrt auf 18,1 ICU. Streptokokkenantikörper und Latex-Tropftest negativ. C-reaktives Protein negativ. Antinukleäre Antikörper mit einem Titer von 1:60 positiv, jedoch bei unauffälliger DNS-Antikörperbindung und negativen antimitochondrialen Antikörpern kein Hinweis auf SLE.

Porphyrindiagnostik: δ-Aminolävulinsäure, Porphobilinogen, Uroporphyrin, Koproporphyrin und Protoporphyrin im Urin im Normbereich. Damit kein Anhalt für eine akute oder chronische hepatische Porphyrie.

Tumormarker (CEA und α-Fetoprotein): negativ.

Urinparameter: Urinstatus und -sediment unauffällig. Grenzwertige Proteinurie mit 0,06 g pro Tag (bis 0,05). Kreatininclearance 82 ml/min. Urinzytologie: Pap. I, unauffällig.

Bakteriologie: MSU unauffällig. Im Stuhl keine pathogenen Darmkeime, insbesondere kein Nachweis von Salmonella und Shigella. Wurmeier im Stuhl negativ. Im Magensaft säurefeste Stäbchen mikroskopisch nicht nachgewiesen. In diesem Zusammenhang Tine-Test negativ, Tb-Immunbiologie: In diesem Zusammenhang Tine-Test negativ, Tb-Immunbiologie: geringe immunbiologische Reaktion, am ehesten ein Zustand nach früherem Kontakt mit Mykobakterien. Virologie: Titer im zeitlichen Abstand von 10 Tagen 2mal erhöht gegen Coxsackie B 1 (1:128) und Coxsackie B 2 (1:64). Außerdem grenzwertig positiver Titer gegen Zytomegalie-Virus und Herpes-simplex-Virus-EKG vom 18. 08. 83:

Indifferenztyp, Sinusrhythmus, 84/min, unauffälliger Stromkurvenverlauf.

Röntgenuntersuchungen: Thorax in 2 Ebenen vom 16. 08. 83: Unauffälliger Herz-Lungen-Befund, insbesondere keine hilären oder mediastinalen Lymphome.

MDP vom 19. 08. 83: Insgesamt unauffällige Passage. Unauffälliges Schleimhautrelief in Ösophagus, Magen, Duodenum, Jejunum und Ileum. Im duodenalen Ileum erscheint das Kontrastmittel etwas verzögert, ohne daß eine Passagebehinderung erkennbar wäre.

Abdomenübersicht im Stehen vom 25. 08. 83: Dickdarmmeteorismus. Keine Spiegelbildung, keine freie subphrenische Luft.

NHH vom 31. 08. 83: In den Sinus maxillaris breite Begleitschatten im Sinne einer Affektion.

Oberbauchsonographie vom 17. 08. 83: Leber, Gallenblase, Gallenwege, Pankreas, Milz, Nieren, große Gefäße, Retroperitoneum und Harnblase unauffällig. Keine Kokarden als Hinweis für Darmprozess nachweisbar. Keine Raumforderung.

Sigmoidoskopie: Am 26. 08. 83 und am 01. 09. 83 wurde jeweils eine Sigmoidoskopie durchgeführt mit makroskopisch unauffälligen Schleimhautverhältnissen. Bei der 2. Sigmoidoskopie wurden in einer Stufenbiopsie mehrere Schleimhaut-PEs entnommen.

Histologie der Dickdarm-PEs vom 01. 09. 83: In jeweils 3 bis 40 cm, 30 cm und 10 cm abanal entnommenen Gewebsstücken finden sich keine Hinweise für Malignität oder für Colitis ulcerosa bzw. M. Crohn.

Knochenmarkzytologie vom 19. 08. 83: Kräftige Erythropoese und Granulopoese, der Gehalt an Lymphozyten oder Plasmazellen erscheint normal. Üblicher Gehalt an Megakaryozyten. Insgesamt weitgehend normaler Markbefund mit mäßigen reaktiven Markveränderungen.

Verlauf und Beurteilung: Die von Frau Z. geklagten Beschwerden in Form von Bauchschmerzen, Meteorismus und gelegentlichen Durchfällen bestanden auch bei uns fort. In unseren Laboruntersuchungen fanden wir - z.T. wiederholt kontrolliert - deutliche, aber unspezifische Entzündungszeichen wie eine erhöhte BKS, erhöhtes Fibrinogen, eine deutliche Leukozytose, eine Vermehrung von IgG, IgM, Haptoglobin und von Immunkomplexen. Außerdem war der direkte Coombs-Test schwach positiv. Eine eindeutige Ursache für die geklagten Beschwerden und die entzündlichen Veränderungen wurde von uns nicht gefunden. Das leicht makrozytäre Blutbild läßt an ein Malabsorptionssyndrom, z.B. im Rahmen einer Wurmerkrankung oder eines M. Whipple, denken. Das Knochenmark zeigte jedoch keine Blutbildungsstörungen, noch haben wir weitere Hinweise gefunden für eine Parasitose (Eosinophilie, Wurmeier). Einen M. Whipple hielten wir bei fehlender weiterer Symptomatik - Polyarthritis, Hautpigmentation, Adenopathie - auch nicht für wahrscheinlich und verzichteten daher auf eine Dünndarmbipsie. Untersuchungen auf Porphyrie, Tuberkulose, bakterielle oder parasitäre Darmerkrankungen, ein tumoröses Geschehen (Tumormarker, Hämoccult, Sigmoidoskopie) ergaben negative Resultate. Zum sicheren Ausschluß einer Colitis ulcerosa bzw. eines M. Crohn könnte noch ein Kolonkontrasteinlauf oder eine Koloskopie durchgeführt werden. Diese Untersuchungen wurden jedoch in Absprache mit der Patientin zunächst noch hinausgeschoben. Eine Stufenbiopsie aus Sigma und Colon descendens ergab unauffällige histologische Verhältnisse.

Ein früher geäußerter Verdacht auf eine Präleukämie wird durch die unauffällige Knochenmarkszytologie entkräftet.

Einen im Juni 1983 beschriebenen und, wie uns die Patientin inzwischen telefonisch mitteilte, auch nach Entlassung sonographisch nachgewiesenen Aszites fanden wir nicht. Allerdings sahen unsere Radiologen auf dem im Juni 1983 auswärts durchgeführten Abdominal-CT Hinweise für etwas Aszites im kleinen Becken. Eine konsiliarisch durchgeführte gynäkologische Untersuchung erbrachte bei uns keinen krankhaften Befund. Den beschriebenen kleinzystischen Ovarien kommt kein Krankheitswert zu.

Erst nach Entlassung der Patientin ging uns das Ergebnis der virologischen Untersuchung zu mit erhöhten Titern gegen Coxsackie B 1 und auch gegen Coxsackie B 2. Diese Viren können ja bekanntlich entzündliche Darmerkrankungen verursachen. Allerdings ist ein mehrmonatiger Verlauf ungewöhnlich. Außerdem spricht die Leukozytose mit 73% Segmentkernigen eher für ein bakterielles entzündliches Geschehen. Hier mag jedoch eine röntgenologisch gesicherte, wahrscheinlich chronische Sinusitis maxillaris beidseits interferieren. Wir empfehlen daher die Sanierung dieser Nasennebenhöhlenentzündung.

Wir bedauern, keine befriedigende Erklärung für die Beschwerden der Patientin gefunden zu haben und empfehlen, zunächst die Entzündungsparameter weiter zu kontrollieren, in diesem Zusammenhang auch den schwach positiven Coombs-Test. Außerdem sollte eine erneute Bestimmung der Virustiter gegen Coxsackie B 1 und B 2 durchgeführt werden.

Bei der Abklärung des Verdachts auf eine entzündliche Darmerkrankung versprechen wir uns z.Z. von der Durchführung einer mit Ihnen mehrfach telefonisch diskutierten Laparoskopie keine weiteren Informationen. Zur Durchführung weitergehender Untersuchungen, z. B. zu der oben erwähnten Koloskopie bzw. des Kolonkontrasteinlaufs, sind wir jederzeit gerne bereit, Frau Z. wieder bei uns stationär aufzunehmen. Für eine kurze Mitteilung über die weitere Entwicklung des Geschehens bei Frau Z. wären wir Ihnen sehr dankbar.

Mit freundlichen kollegialen Grüßen

(Abteilungsleiter Prof. Dr. O., Oberarzt Prof. Dr. P. und Stationsarzt Dr. I.)

Der Brief des Oberarztes (Prof. Dr. P.)

31. Oktober

Sehr geehrter Herr Kollege A.,

ich möchte jetzt auf Ihr Schreiben vom 29. 9. antworten. Gleichzeitig schicke ich den abschließenden Arztbericht mit, den ich nach Eingang Ihres Briefes zurückgehalten hatte, um ihn mit diesem Schreiben zusammen zu schicken.

Grundsätzlich stimme ich mit Ihnen überein, daß sowohl im ambulanten wie im stationären Bereich die „Verantwortung für einen kranken Menschen und dessen Probleme in der Ganzheit" von den jeweils zuständigen Ärzten zu tragen sind. Ich jedenfalls verstehe meine Tätigkeit so und habe sie auch im Falle der Patientin Frau Z. so verstanden.

Im einzelnen möchte ich auf Ihre kritischen Anfragen wie folgt eingehen:

Frau Z. wurde auf der Station X aufgenommen (vermittelt über die Aufnahmestation) zur Abklärung unklarer Bauchbeschwerden mit einer hohen BKS. Da wir durch Sie Arztberichte als Fotokopien erhielten, insbesondere den ausführlichen Bericht aus dem AK, haben wir es als unsere Aufgabe angesehen, zur weiteren Abklärung des Befundes bei der Patientin beizutragen. Erst aus Ihrem jetzigen Schreiben vom 29. 9. haben wir entnehmen können (vgl. Seite 3), daß Sie den im AK zumindest geäußerten Verdacht einer beginnenden Myelose bzw. Präleukose für nicht wahrscheinlich hielten. Sie hatten daher auf die vom AK vorgeschlagene Wiedereinweisung der Patientin zu Kontrolluntersuchungen verzichtet. Auf der Grundlage des Arztberichtes vom AK haben wir eine weitergehende Diagnostik vorgenommen, die die vorgeschlagene Kontrolle des Knochenmarksbefundes einschloß.

Für diese stationären Untersuchungen bei uns kamen Sie zu dem Schluß, daß „derjenige Arzt, der den direkten Bezug zu der Patientin hat und sich verantwortlich fühlt, der Stationsarzt, keine Entscheidungskompetenz hat, und alle anderen mit Entscheidungskompetenz keinen Bezug zu der Patientin und zu der körperlichen Untersuchung haben". Hier möchte ich Ihnen ausdrücklich widersprechen. Der Stationsarzt, der sich im ersten Ausbildungsjahr der internistischen Facharztausbildung befindet, hat nur entsprechend seinem Ausbildungsstand eine Entscheidungskompetenz. In unserer Klinik ist es so, daß ihm zur Seite ein Oberarzt steht, in diesem Falle ich, der Facharzt für innere Medizin ist. Ich persönlich hatte Bezug zu der Patientin und habe bei ihr mehrfach eine körperliche Untersuchung durchgeführt, das 1. Mal am Aufnahmetag abends auf der Station. Perkutorisch und palpatorisch habe ich bei der stationären Aufnahme und in der Folgezeit keinen Anhalt für einen Aszites gefunden. Meiner Erfahrung nach muß schon eine erhebliche Menge an Aszites vorhanden sein, um einen solchen rein klinisch-physikalisch feststellen zu können.

Dagegen bin ich mehrfach zur Patientin gerufen worden, als sie über kolikartige Abdominalschmerzen klagte. Zu keiner Zeit war bei solchen Schmerzereignissen das Bild eines Ileus nachweisbar. Die Abdominalübersichtsaufnahme ergab in einem solchen Fall ein stark geblähtes Abdomen.

In erster Linie hatten wir bei der hohen BKS und den angegebenen abdominellen Beschwerden sowie Stuhlgangsunregelmäßigkeiten an eine Colitis ulcerosa oder an einen M. Crohn gedacht. Gerade aus diesem Grunde haben wir für eine erneute Sigmoidoskopie plädiert, da im AK diese bis zu 27 cm abanal durchgeführt worden war, allerdings bei eingeschränkter Schleimhautbeurteilbarkeit. Auch bei uns hatte die Patientin trotz Vorbereitung mit Klysma erhebliche Stuhlverschmutzung, sodaß für diesen Zweck eine 2. Untersuchung mit noch eingehenderer Vorbereitung erforderlich wurde. Aus gleichem Grunde haben wir auch eine Magen-Darm-Passage vorgeschlagen mit Darstellung des terminalen Ileums. Diese Untersuchung lag nach dem Arztbericht des AK bisher nicht vor. Um eine entzündliche oder tumoröse Erkrankung im

Darmtrakt ausschließen zu können, empfahlen wir dann noch die Durchführung entweder eines Kolonkontrasteinlaufs (da in der Befundung im AK eine eingeschränkte Aussage auf der Übersichtsaufnahme sowie eine fehlende Haustrierung des Colon descendens festgestellt worden waren) oder aber eine Koloskopie, die die Patientin bekanntermaßen ablehnte.

Die weiteren Laboruntersuchungen, die bei uns stattfanden, waren bisher weder in Ihrem ambulanten Untersuchungsplan noch auswärts durchgeführt worden, so z. B. der Ausschluß einer Prophyrie oder die Bestimmungen von Tumormarkern.

Sie haben mehrfach mit Herrn Dr. I. auf der Station X gesprochen, und es wurde mir durch ihn mitgeteilt, daß Sie ausdrücklich Wert auf die Durchführung einer Laparoskopie legten. Da ich selbst auch in Folge des bei uns erhobenen sonographischen Befundes ohne Nachweis einer größeren Menge Aszites mir von dieser eingreifenden Untersuchung keine entscheidenden diagnostischen Fortschritte versprach, habe ich speziell im Hinblick auf Ihre Bemühungen noch eine konsiliarische Untersuchung durch Herrn Prof. J. von der gastroenterologischen Abteilung unseres Hauses erbeten. Herr J. kam nach der körperlichen Untersuchung der Patientin, Einsichtnahme in die klinische Akte sowie Besichtigung der von auswärts mitgegebenen Röntgenbilder zu dem Schluß, daß vorerst eine Laparoskopie nicht die vordringendste diagnostische Maßnahme sei, sondern die bereits oben erwähnten intestinalen Untersuchungen.

Insofern nehme ich an, daß Sie das Hinzuziehen des Konsiliarius im Sinne einer hohen Technisierung und Spezialisierung der Medizin mißinterpretiert haben.

Ich habe mich gefreut, daß Sie mich nunmehr brieflich angeschrieben haben, nachdem Sie vorher nicht mit mir persönlich Kontakt aufgenommen hatten. Ich wiederum habe im Beisein von Herrn. Dr. I. versucht, Sie in Ihrer Praxis zu erreichen, was aber leider an einem Nachmittag nicht gelungen ist. Mit der Patientin habe ich ausführlich darüber gesprochen, daß die Frage der Laparoskopie speziell aus gynäkologischer Sicht noch einmal zu erörtern sei. Dazu wären die Kollegen in unserer gynäkologischen Abteilung auch bereit gewesen. Die Patientin bat jedoch um Entlassung.

Die von Ihnen zitierte Bemerkung, daß unsererseits die Bauchschmerzen der Patientin als psychosomatisch angesehen würden, ist in dieser Form nicht gefallen. Herr Dr. I. entsinnt sich, daß Frau Z. selber erklärte, daß sie sich ihre Beschwerden doch nicht einbilde. Daraufhin hat Herr Dr. I. erklärt, daß er angesichts der deutlichen Entzündungsparameter eine psychosomatische und funktionelle Genese der Beschwerden für nicht gegeben halte. Insofern erscheint mir der Eindruck, daß die Kollegen in der UK auch über die Psychosomatik mit der Patientin entfremdet und isoliert gesprochen hätten, spekulativ.

Ich möchte Ihnen grundsätzlich widersprechen, daß bei unserem Vorgehen etwa die hierarchische Ordnung oder wissenschaftliche Ambitionen in irgendeiner Form eine Rolle gespielt haben. Ich kann mit Ihnen auch nicht darüber übereinstimmen, daß bei Frau Z. überwiegend Fehlentscheidungen getroffen wurden. Abgesehen von der Tatsache, daß es diskrepante Befunde gibt über den Nachweis eines Aszites, konnte leider die Ursache des Krankheitsbildes bis zum heutigen Tage nicht geklärt werden. Das geht m. E. aus unserem Kurzarztbericht vom 2. 9. hervor. Dieser beschreibt in Kurzformat, was an Untersuchungen durchgeführt wurde und welche weiteren Untersuchungen empfohlen werden. Die dabei mitgeteilten Begriffe wie Sinusitis maxillaris sowie Verdacht auf Colon irritabile sind keineswegs so geschrieben worden, daß sie allein für die angegebene Beschwerdesymptomatik und die hohe Blutsenkung verantwortlich gemacht wurden.

Insofern halte ich eine weitere Abklärung des Krankheitsbildes für erforderlich. Dies hat nichts mit Ignoranz zu tun. Überhaupt kann ich nicht verstehen, daß Sie unser ärztliches Verhalten als arrogant gegenüber den Kollegen im AK ansehen. Wenn wir schon nicht begriffen haben, warum Sie die Patientin entsprechend dem Wunsche der Kollegen des AK nicht erneut dorthin eingewiesen haben, so habe ich doch dann wenigstens die Konsequenz gezogen, den Anregungen im Brief aus dem AK mehr als Sie zu entsprechen.

Ich bitte Sie um Verständnis, daß ich diesen Brief nachrichtlich nicht an Frau Z. schicke, wie Sie es mit Ihrem Brief getan haben. Ich könnte mir vorstellen, daß das zur kompletten Verwirrung der Patientin beitragen könnte, zumal die Patientin weiterhin von Ihnen betreut werden wird.

Mit kollegialer Empfehlung

(Oberarzt Prof. P. und Abteilungsleiter Prof. O.)

Emotionale Reaktionen des Lesers

Nach der Lektüre des Hausärztebriefes

In unserer ersten gefühlsmäßigen Reaktion mischten sich *Sorge* um die Patientin, *Sympathie* für den Hausarzt und *Ärger* über die Universitätsklinik. Offenbar lag eine bedrohliche Erkrankung (Tumor? Chronische Entzündung?) vor. Der Hausarzt schien rasch und entschlossen behandelt zu haben: schon am 3. Tag nach der 1. Konsultation wies er die Patientin in ein großes Akutkrankenhaus (AK) ein. Seine Vorwürfe gegen die Universitätsklinik (UK) waren nachvollziehbar; wir selbst hatten ähnliches erlebt und von anderer Seite gehört. Dabei vermied er persönliche Angriffe; es ging ihm - wie er betonte - um strukturelle Änderungen zum Wohle der Patienten, der Ärzte und der Kostenträger. Seine Beziehung zur Patientin schien eng und vertrauensvoll.

Vielleicht enthielt unsere positive Identifikation mit Arzt und Patientin auch ein Stück *Bewunderung:* hier wagt endlich einmal einer, etwas öffentlich zu machen, was viele schon für sich gedacht hatten.

Aber genau an diser Stelle begann eine gegenläufige Kette von Gefühlen; die zweite Reaktion war *Befremdung.*

Uns befremdeten die gewählte Form der Veröffentlichung mit dem weiten, die Patientin einbeziehenden Adressatenkreis und der kollektiven Unterzeichnung, die Schärfe und Allgemeinheit der Attacken, die Unglaubwürdigkeit einzelner Vorwürfe (z.B. der Oberarzt habe „keinen Bezug ... zu der körperlichen Untersuchung" gehabt) und auch das plane Bild der Patientin als verzweifelt um Hilfe Rufende.

Im Rücken der positiven Identifikation entstand das Bedenken, ob die Kritik nicht zu blendend formuliert wäre; gab es nicht zu viele „Zauberwörter" (Entfremdung, Ganzheit, Technisierung, Strukturen, Hierarchie, Wissenschaft, Karriere)? Waren sie durch die Beschreibungen gedeckt? Waren wir als 1965 und danach ausgebildete und medizinsoziologisch geschulte Ärzte nicht auf eine oberflächlich soziologisierende Rhetorik hereingefallen?

Nach der Lektüre der Briefe der Universitätsklinik

Auch diese Lektüre führte zu gemischten Gefühlen: wir fühlten uns *erleichtert,* daß viele Einzelvorwürfe offenbar übertrieben oder irrig waren.

Aber wir waren auch *enttäuscht:* die Antwort des verantwortlichen Oberarztes konzentrierte sich fast völlig auf Einzelaspekte der Krankheits- und Untersuchungsgeschichte; die Person der Patientin blieb - ebenso wie im Brief des Stationsarztes - ganz außer Betracht; die weiteren Anliegen der Hausärzte fanden keine Resonanz. Geradezu aufreizend schien uns die Sicherheit und Selbstgewißheit der Diskussion. Hätte es den Universitätsklinikern in ihrer sozial überlegenen Position nicht gut angestanden, Worte der Betroffenheit oder des Bedauerns zu suchen? War die Antwort in einzelnen Teilen nicht geradezu eine späte Bestätigung mancher der hausärztlichen Kritikpunkte, v.a. des Hinweises auf „Arroganz"?

Zusammenfassend schienen uns beide Seiten auf dieser Stufe der Auseinandersetzung nicht mehr (oder noch nicht?) an einem Dialog interessiert; offenbar ging es um den Austausch von Noten zwischen zwei nicht befreundeten Mächten. Dieser Austausch hinterließ bei uns *zwiespältige Gefühle* gegenüber *beiden* Parteien.

Analytische Überlegungen

Zwiespältige Gefühle sind ein starkes Motiv, die einzelnen Elemente eines konflikthaften Geschehens noch einmal genauer zu untersuchen; es ist nicht gerade selten, daß Emotionen zu Analysen Anlaß geben. In diesem Falle führen sie zuerst zum Verständnis dessen, was die Geschichte eigentlich vorangetrieben hat.

Der Schatten der Krankheit

Der erste Motor des Geschehens liegt ganz offensichtlich in der (der Patientin vielleicht nur angedeuteten) ernsten Verdachtsdiagnose oder genauer noch: Verdachtsprognose. Die Kombination von krisenhaften abdominellen Beschwerden, Aszites und einer Sturzsenkung läßt auch an einen malignen Prozeß denken. Die differentialdiagnostisch zu erwägenden Kollagenosen oder chronischen Darmentzündungen eröffnen kaum erfreulichere Aussichten. Die Abklärung einer Hypertonie oder von abdominellen Beschwerden ohne BSG-Erhöhung und Aszitesverdacht hätten nie zu einer solchen Beschleunigung geführt. Auch das Geschlecht und das Alter der Patientin sowie eine psychosoziale Nähe, vielleicht auch Sympathie mögen eine Rolle gespielt haben.

Die Schnelligkeit und Präzision der ersten hausärztlichen Überweisungen erscheinen uns der bedrohlichen Situation angemessen. Es ist Aufgabe des Arztes, auch das Schlimmste in Betracht zu ziehen. Gegen das ewige Gesundheit unterstellende „Lustprinzip" des Patienten und gegen das „Realitätsprinzip" des an Bayes geschulten Medizinstatistikers oder sehr erfahrenen Klinikers ist in einer Situation unvollständiger aber bedrohlicher Informationen ein ärztliches „Aggravationsprinzip" geboten, sozusagen ein „worst-case-Denken".

Der anhaltende Mißerfolg

Eine zweite Triebfeder des Geschehens liegt darin, daß eine eindeutige Diagnose bis zum Ende unserer Fallgeschichte *nicht* gestellt werden konnte. Wohl haben die umfangreichen Untersuchungen aller niedergelassenen und in Krankenhäusern tätigen Ärzte selbst eine der selteneren bösartigen Krankheiten ganz unwahrscheinlich werden lassen - aber eine gesteigerte Gewissenhaftigkeit oder, wie man auch sagte könnte, eine erhöhte Angstbereitschaft kann sich damit nicht zufrieden geben. Sie müssen weiter auf eine Klärung hier und heute drängen, auch wenn der Gesamtverlauf die schlimmsten Sorgen bereits hätte entkräften können.

Dennoch: an einem Freitag wurde die Patientin aus der Universitätsklinik entlassen; bereits am nächsten Dienstag wurde ein weiteres Sonogramm durchgeführt, und eine Woche später erfolgte schließlich eine gynäkologische Laparoskopie.

Auch sie brachte leider keine Klärung. Unsere Geschichte bricht hier ab; die weitere Entwicklung ist uns nicht bekannt.

Lange jedenfalls kann ein solches Tempo weder von Ärzten noch von Patienten durchgehalten werden, selbst wenn noch eine begrenzte Akzeleration, z. B. in Form einer Probelaparotomie, denkbar ist.

Wäre es der UK gelungen, die Ursachen der Beschwerden zu finden, dann wäre es wahrscheinlich nicht zu unserem Briefwechsel gekommen. „Wer heilt (oder erfolgreich diagnostiziert), hat recht" - dieser unter Ärzten geläufige Satz hat vor allem einen sozialen Sinn; er verweist darauf, daß biomedizinische Erfolge viele Arten von Kritik unterdrücken und daß biomedizinische Mißerfolge/Enttäuschungen Kritik überhaupt erleichtern werden.

Halten wir fest: Die Sorge um das Schicksal dieser jungen Patientin und der anhaltende Zwang zum diagnostischen Erfolg scheinen uns die beiden Haupttriebfedern des Geschehens. Ihrer Spannung konnte sich keiner der involvierten Ärzte entziehen.

Ein oder mehrere Krankheitsbegriffe?

In der Diskussion dieses Falls ist erwogen worden, ob ein „institutionell verstärkter Dissens über Morbiditätsbegriffe" den Kern des Konflikts ausmache.

Dies ist mit Sicherheit *nicht* der Fall.

Alle Ärzte - der Hausarzt, die niedergelassenen Gastroenterologen, Radiologen und Gynäkologen, die Ärzte des Akutkrankenhauses und die der Universitätsklinik - sie alle suchten mit ihren *biomedizinischen* Mitteln nach *der körperlichen Struktur- bzw. Funktionsstörung.* Alle sind überzeugt, daß psychosomatische Zusammenhänge für die Ätiologie und Pathogenese nicht in Frage kommen.

Ihr Programm läßt sich mit dem Titel des 1761 veröffentlichten Hauptwerkes von G. B. Morgagni bezeichnen: De sedibus et causis morborum per anatomen indagatis.

Nirgendwo wird uns die im Brief der Hausärzte angeführte „psychosomatische Ganzheit" der Kranken faßbar.

Nirgendwo wird reflektiert, was es für einen Menschen bedeutet, in 3 Monaten neben zahllosen Anamnesen, ärztlichen Untersuchungen und Blutabnahmen auch noch 6 Sonogramme, 1 abdominelles Computertomogramm, 2 EKGs, 10 z. T. doppelt veranlaßte Röntgenuntersuchungen von Thorax, Abdomen, Nieren, Magen und Dünndarm, Kolon, Zähnen und Nasennebenhöhlen, 1 obere und 3 untere Intestinoskopien, 2 Knochenmarkspunktionen und eine Laparoskopie hinter sich zu bringen.

Die Zahl aller Ärzte, die in dieser Zeit mit der Patientin Kontakt hatten, ist auf wenigstens 19 zu schätzen. Die Zahl der wohl nicht gleichgültigen Assistenzpersonen dürfte mehr als doppelt so hoch gewesen sein.

Nirgendwo wird dafür Sorge getragen, diesen „Beziehungshaushalt" zu regulieren oder zu begrenzen. Die Patientin wird an immer neue Spezialisten überwiesen, damit diese nun endlich *den Fokus* finden.

Auch über den Krankheitsbegriff der Patientin erfahren wir fast nichts - die affektiven, motivationalen, kognitiven und verhaltensmäßigen Korrelate der abdominellen Beschwerden bleiben uns verborgen. Hatte sie auch schon an „etwas Schlimmes" gedacht? Was bedeutet der „Blähbauch, so dick wie eine Schwangere"? War sie das Zentrum der Angst oder war dies der alle Überweisungen veranlassende Hausarzt?

Während diese Angst von Arzt zu Arzt (und oft telefonisch) übertragen wird und jeden neu in ihren Bann schlägt, wird die Person der Kranken nirgendwo ausdrücklich dem nächsten anvertraut. Auf dem hausärztlichen Überweisungsschein ist nur „zur Laparoskopie" vermerkt; im Brief des Akutkrankenhauses ist zu lesen: „Sozialanamnese: Die Patientin studiert Sozialpädagogik." und: ... "aus sozialen Gründen entließen wir Frau Z. am 22. 06. in ihre weitere hausärztliche Betreuung." Im Arztbrief der UK findet sich nicht eine einzige Angabe zur psychosozialen Verfassung der Kranken. Auch das hier abgedruckte Schreiben der Hausärzte erwähnt nur, daß sie „29 Jahre alt, Mutter von 2 Kindern (3 und 5 Jahre alt)" sei, daß sie „eher indolent ist" und daß sie den Hausarzt mehrmals verzweifelt und weinend angerufen habe. Auch diese ausführlicheren Passagen bringen uns die Person der Patientin nur indirekt näher. Sie haben u. E. in erster Linie den Sinn, die Vorwürfe gegen die UK zu stützen, die Beziehung der Patientin zum Hausarzt zu charakterisieren und die somatische Genese der Beschwerden zu unterstreichen.

Damit ist die Antwort auf die eingangs gestellte Frage belegt: alle Ärzte bewegen sich im Banne ein und desselben Krankheitsverständnisses.

Hausärzte gegen Universitätsklinik: Mediziner unter sich

Es scheint uns, daß es gerade diese *gemeinsame Eindimensionalität* ist, die den Konflikt begründet.

Dies verdeutlichen uns die beiden ersten Vorwürfe der Hausärzte: die UK sei 1. nicht in der Lage, „in 3 Wochen stationärer Behandlung" einen Aszites zu bestätigen; und 2. sei statt der notwendigen Laparoskopie „ein riesiges Untersuchungsprogramm aufgestellt worden" - „ein extreme(r) Fall von Fehlentscheidungen in der Diagnostik".

Hier wird eine direkte Auseinandersetzung darüber begonnen, wer körperlich genauer untersuchen und wer die vernünftigere Diagnostik vorschlagen kann. Beides reklamieren die Hausärzte in erster Linie für sich und ziehen es für die Krankenhausärzte in Zweifel:

Zwei Wochen (AK) und 3 Wochen (UK) = 5 Wochen stationäre internistische Diagnostik ohne das festzustellen, was man durch Untersuchung mit der bloßen Hand vermuten konnte: einen Aszites.

Und an anderen Stellen ist in ihrem Brief immer wieder von „kognitiven Barrieren", „enormen Fehlleistungen" bzw. von „schon grotesk erscheinenden Fehlentscheidungen in der Diagnostik" die Rede.

So mußte es den Hausarzt besonders verärgern, daß sein subjektiv gut begründeter diagnostischer Auftrag „zur Laparoskopie" zuerst übersehen und dann nicht befolgt wurde - ja, daß die UK die Situation offenbar ganz anders definierte.

In den Briefen der Kliniker an die Hausärzte lesen wir dazu:

... so daß Sie die Patientin schließlich zur stationären Abklärung bei uns vorstellten (Stationsarzt).

... da wir durch Sie Arztberichte als Fotokopie erhielten, insbesondere den ausführlichen Bericht aus dem (AK), haben wir es als unsere Aufgabe angesehen, zur weiteren Abklärung des Befundes bei der Patientin beizutragen (Oberarzt).

Die UK fühlte sich also zu einer breiten und die Vorbefunde ergänzenden Diagnostik aufgefordert oder jedenfalls berechtigt. Den speziell an sie ergangenen „Auftrag" nahm sie nicht wahr. Das hatte mehrere Gründe: Die Laparoskopie war nur telefonisch mit dem internistischen Arzt der zentralen Aufnahmestation verabredet worden; offenbar hat dieser Kollege diese Information nicht an die Ärzte der peripheren Station weitergegeben. Nach den Unterlagen der UK ist Frau Z. auch nie offiziell Patientin der Aufnahmestation gewesen; wahrscheinlich ist sie unmittelbar der peripheren Krankenstation zugewiesen worden.

Daß die Notiz auf dem Einweisungsformular nicht zur Kenntnis genommen wurde, ist als sicher anzunehmen. Dieser Schein verschwindet sofort zur Sicherung der Kostenerstattung in den Kanälen der Verwaltung; außerhalb des Bereitschaftsdienstes bekommen ihn Ärzte der Medizinischen Klinik in aller Regel nicht zu Gesicht.

Aber auch der Hausarzt hat den Ärzten der UK nicht hinreichend klargemacht, daß es ihm vor allem um die Durchführung einer einzigen technischen Leistung ging. Es deutet sich im Brief der Hausärzte sogar an, daß Herr A. ein gewisses Interesse an einem breiteren internistischen Engagement hatte; es heißt dort: „Deshalb (wegen der Möglichkeit einer internistischen Seltenheit) hat Herr A. Frau Z. zur (UK) geschickt." Auf dem originalen Einweisungsformular steht zu lesen: „Verdacht auf Tumor Unterbauch links → rechts. Stationäre Abklärung, ggf. Therapie erforderlich, Laparoskopie." Möglich gewesen wären auch die ausdrücklich erbetene Wiedereinweisung in das AK oder die Vorstellung bei einem laparoskopierenden niedergelassenen Kollegen. Hätte Herr A. von der Universitätsklinik nur eine Laparoskopie (und nichts mehr) erreichen wollen, dann hätte er sich besser unmittelbar mit den Gastroenterologen oder (zur Beurteilung der Organe des Unterbauchs und des kleinen Beckens) mit den Gynäkologen der UK in Verbindung gesetzt. Diese hätte sich dann ihrerseits um ein Bett für eine 24stündige Nachbeobachtung kümmern müssen.

Ein Teil der im Einzugsgebiet der UK praktizierenden Ärzte ist mit diesen organisatorischen Regelungen vertraut, ein anderer Teil ist es nicht. Es ist daher auch denkbar, daß sich Herr A. allein aus Unkenntnis telefonisch an den Arzt der Aufnahmestation wandte.

Noch ein Wort zur *rechtlichen Situation:* Die Indikation eines diagnostischen Eingriffs wird letztlich nicht von dem gestellt, der diesen Eingriff erreichen möchte, sondern von dem, der ihn durchführen soll. Kein Arzt kann einen anderen zu einem nach dessen Auffassung nicht angezeigten Eingriff zwingen.

Es bleibt die Frage, ob die Kliniker dann die Patientin umgehend hätten entlassen müssen, nachdem sie sich definitiv gegen eine Laparoskopie entschieden hatten. Dies ist zu verneinen.

Krankenhausärzte haben, gerade in einer (anscheinend) gefährlichen Situation, nicht nur die Freiheit, sondern die Verpflichtung, das diagnostische/therapeutische Programm nach ihrem eigenen ärztlichen Ermessen festzulegen. Sie können dieses Programm durchführen, solange der Patient nach gehöriger Aufklärung in die Maßnahmen einwilligt und solange der Kostenträger keine Einwände erhebt. Es ist von keiner Seite vorgebracht worden, daß Frau Z. den einzelnen Untersuchungen nicht oder rechtsunwirksam (mangelnde Aufklärung) zugestimmt habe.

Eine Rechtsbeziehung zwischen dem einweisenden und dem Krankenhausarzt besteht nicht. „Aufträge“ des Hausarztes auf den Einweisungsscheinen haben anders als solche auf Überweisungsscheinen im ambulanten Bereich keine bindende Wirkung.

Fragen der *Kollegialität* stehen dabei auf einem anderen Blatt!

Zusammengefaßt spricht alles für einen typischen Konflikt im Rahmen eines von beiden Parteien gemeinsam geteilten Krankheitsverständnisses. Der erste und m. E. zentrale Vorwurf der Hausärzte bezieht sich nicht auf die Qualität des menschlichen Umgangs mit der Patientin; er behauptet schlicht medizinische Inkompetenz und Ignoranz. Entsprechend scharf ist die Reaktion der Kliniker; sie versuchen nun ihrerseits, sich als die weiterdenkenden und sorgfältigeren Diagnostiker darzustellen.

Zusätzlich wird ihnen von den Hausärzten der Vorwurf der Arroganz gemacht – auch deswegen, weil sie den diagnostischen Vorschlag des Hausarztes nicht akzeptiert und statt dessen eine weitere Situationsdefinition durchgesetzt haben.

Nicht zu Unrecht schreibt der die Patientin betreuende Stationsarzt in einem internen Vermerk:

„... indem (der Hausarzt) erwartet, daß die Kollegen, die hochspezialisierte medizinische Apparate beherrschen, dieses auf seinen Wunsch prompt anwenden, ohne die Indikation eines solchen Eingriffs selbst überprüfen zu dürfen, drängt er sie erst in die Rolle derer, die er angreift, nämlich in die „ignorant-arroganter“ Technokraten.“

Die Verzweiflung der Patientin

„... am 25. 08. rief Frau Z. aus der (UK) Herrn A. in der Praxis an, war verzweifelt, weinte am Telefon, sie wüßte nicht mehr, was sie machen solle: die würden nichts finden, hätten alles noch einmal gemacht (...), aber noch keine Laparoskopie. Der Stationsarzt sei nett und würde ihr alles erklären."

Weitere ähnliche Telefonate zwischen Frau Z. und Hausarzt erfolgten am 27. 08., am 30. 08. und offenbar noch einmal am 01. oder 02.09.

Im analytischen Teil ihres Briefes führen die Hausärzte die seelischen Leiden der Patientin auf das „riesige Untersuchungsprogramm" und sein „Ergebnis" zurück, „daß die Bauchschmerzen psychosomatisch bedingt seien und die BKS-Erhöhung wohl auf eine (leichte) Sinusitits max. zurückzuführen sei (BKS 100/140)!" Sie fahren entsprechend fort: „Dabei ist Frau Z. an den Rand der Verzweiflung gekommen." In anderen Abschnitten ihres Briefes ist ergänzend und verallgemeinernd von Entfremdung zwischen Medizinern und Patienten, von Unmenschlichkeit, vom Hin- und Herschieben der Patienten zu den Konsiliarien und schließlich von der institutionell vermehrten Selbstentfremdung der Patientin die Rede.

Handelt es sich bei der Verzweiflung von Frau Z. also um eine „veranstaltete Depressivität" (Rohde), ist sie Folge „institutionalisierter Zumutungen" (Raspe), liegt ein „psychosoziales Krankenhaussyndrom" (Hartmann) vor?

Wir sind überzeugt, daß die erneute 3wöchige Hospitalisierung das seelische Gleichgewicht der Patientin weiter erschüttert hat, und wir halten es für wahrscheinlich, daß die von Rohde herausgearbeiteten 3 „strukturellen Momente der Inhumanität", die „psychosoziale Entwurzelung", die „relative Entpersönlichung" und die „relative Infantilisierung" auch diese Patientin getroffen und verletzt haben.

Aber gerade in ihrer Geschichte finden sich Momente, die solche Belastungen abzumindern vermögen:

Der Stationsarzt gab sich auch in den Augen der Patientin Mühe, er „sei nett und würde ihr alles erklären". Offenbar rief ihn die Patientin noch einmal nach ihrer Entlassung aus der UK an; für eine manifeste Beziehungsstörung oder eine subjektive Entfremdung ergeben sich keine Anhaltspunkte.

Die Patientin wurde zu den Wochenenden nach Hause beurlaubt. Sie selbst fand in den Telefonaten mit ihrem Hausarzt die Möglichkeit, die Barrieren der Institution zu „unterleben". Schließlich ging sie auf eigenen Wunsch nach Hause.

Insofern sind auch andere Quellen der Verzweiflung in Betracht zu ziehen; zu überlegen wären:

1. die beängstigenden Schatten der in der Universitätsklinik (UK) v.a. erwogenen Darmerkrankungen;
2. die kognitive Desorientierung durch die teils divergierenden (Aszites ja oder nein), teils negativen Befunde der körperlichen und technischen Untersuchungen („ die würden nichts finden");

3. die emotionale Desorientierung im Spannungsfeld uneiniger, sich möglicherweise gegenseitig herabsetzender Ärzte („Herr A. sagte Ihr, daß ... wenn jemand den Kontakt zur menschlichen Realität verloren hat, es eher die Ärzte in der (UK) seien.");
4. die Selbstverunsicherung der Patientin in der Diskrepanz zwischen den erlebten episodischen Beschwerden bei sonstigem Wohlbefinden und der bedrohlich erhöhten (aber bewußtseinsfernen) BSG („Ich weiß bald nicht mehr, ob ich verrückt bin und mir alles nur einbilde").

Hier stellt sich noch einmal die Frage, wo das Zentrum der Angst sich anfangs befand, ob es wanderte, und wie sich die Angstgefühle von Person zu Person ausbreiteten. Wir halten es für möglich, daß sich die Angst anfangs beim Hausarzt konzentrierte und daß sich die Patientin erst später „ansteckte". Immerhin fuhr sie noch zu einem 4wöchigen Urlaub nach Sardinien, zu einer Zeit, zu der dem Hausarzt (auch der Patientin?) bereits die Verdachtsdiagnose einer Präleukose mitgeteilt worden war (Brief des AK vom 29. 06.).

Wir können diese Spekulationen nicht weiterverfolgen, das Material würde überstrapaziert. Bedauerlicherweise gibt uns vor allem der Brief des Stationsarztes der UK keinen weiteren Anhaltspunkt. Er ist - aus welchen Gründen immer - von allen gefühlsbetonten Eindrücken und Überlegungen frei. Er erscheint geradezu emotional sterilisiert.

Hervorzuheben bleibt *abschließend,* daß die Hausärzte eine Erklärung der Verzweiflung der Patientin erarbeiten, die uns plausibel, aber einseitig erscheint, und in der sie vor allem von einer Reflektion ihrer *eigenen* patientenbezogenen Gefühle, Vorstellungen und Handlungen absehen.

Die Soziologie der Hausärzte

Unser Kommentar wäre unvollständig, wenn er nicht auch die soziologisch-analytischen Abschnitte des hausärztlichen Briefes bedenken würde. Ausdrücklich schreiben sie, daß Unmenschlichkeit, Entfremdung vom Patienten, kognitive Barrieren sowie die diagnostischen Fehlleistungen und ihre Folgen für die Patientin ihre Ursache nicht im Unvermögen oder der Nachlässigkeit einzelner Ärzte hätten.

Sie kritisieren die Strukturen der UK, vor allem deren hohe „Technisierung und Spezialisierung", ihre „hierarchische Ordnung" und die „wissenschaftliche Ambitionierung", die „Karriere" ihrer Ärzte.

Damit bezeichnen sie ohne jeden Zweifel wesentliche Merkmale eines Universitätsklinikums. Kaum eine andere klinische Institution ist so hoch technisiert, keine andere verfügt über so viele Spezialabteilungen und Fachleute, in keiner anderen wird so auf wissenschaftliche Ambitionierung geachtet, keine wird so durch Karrieren bewegt, und nirgendwo sonst finden sich so hohe Hierarchiegradienten.

Über die soziologischen und sozialpsychologischen Aspekte klinischer Institutionen existiert eine breite Literatur; ebenso über ihre psychosozialen Konsequenzen für Mitarbeiter und Patienten. Die entsprechende *Hospitalismusdiskus-*

sion hat die Medizinsoziologie vor allem Mitte der 70er - Anfang der 80er Jahre bewegt. Sie hat parallel die ärztliche und die weitere Öffentlichkeit erreicht.

Dabei ist es zu einer Entdifferenzierung und zu einer Sterotypisierung des Hospitalismuskonzeptes gekommen.

Es bleibt eine immer neu zu bewältigende Aufgabe, den vermuteten Zusammenhang zwischen institutionellen Strukturen, den in ihnen geschehenen Arbeitsprozessen und ihren so oder so gearteten „Ergebnissen“ zu bestimmen und zu belegen. Diese analytische Anstrengung fällt sonst leicht pseudosoziologischen Kurz- und Zirkelschlüssen zum Opfer: Bestimmte Organisationsstrukturen sind „pathologisch“ und damit pathogen und für Leiden verantwortlich; Leiden verweist umgekehrt auf eine institutionelle Pathogenese und belegt das behauptete Prinzip.

Gerade in unserem konkreten Fall fällt es schwer, die angegebenen Kausalbeziehungen zwischen den beschriebenen institutionellen Strukturen, den Arbeits- und Entscheidungsprozessen und ihren Endresultaten (die nicht gelungene Diagnose, die diagnostischen Fehlleistungen, die Verzweiflung der Patientin) nachzuvollziehen.

Wegen der in der UK verfügbaren technischen Möglichkeiten und spezialistischen Kenntnisse hatte Herr A. die Patientin ja gerade eingewiesen. Man wird schlecht die „Strukturen“, die man selbst gesucht hat, für unerfreuliche Resultate verantwortlich machen können, ohne die bewußt vorgenommene eigene Einweisung zu reflektieren. Auch wurde die Patientin ja nicht nur in der UK „zu den Konsiliarien hin- und hergeschoben“. Gleiches ereignete sich in der prästationären Phase, im AK und noch einmal nach Entlassung aus der UK.

Auch die ungünstigen Effekte der „hierarchischen Ordnung“ und der „wissenschaftlichen Ambitionierung“ scheinen uns nicht hinreichend belegt - es sei denn, daß der Kongreßbesuch des zuerst befragten gastroenterologischen Oberarztes ins Gewicht fiel. Er führte tatsächlich dazu, daß der Hausarzt seine Vorstellungen nur mit einem schlechter informierten Vertreter dieses Oberarztes diskutieren konnte. Aber auch hier ist das Problem von allgemeinerer Natur. Abwesenheiten lassen sich nie ganz vermeiden; sie gefährden fast immer die Kontinuität der Diagnostik oder Therapie. Aber jedem Arzt ist es auch zu wünschen, und von jedem ist es zu fordern, daß er Kongresse besucht.

Auch die Diagnose der „Entfremdung“ steht nicht auf starken Füßen. Sie mag für die menschlichen Beziehungen zwischen Patienten und Universitätsklinikern gelten (obwohl hierfür, wie gesagt, überzeugende Belege fehlen); sie ist sicher nicht zutreffend für den Bereich der körperlichen Untersuchung. Wenn wir den Briefen der Kliniker in gleicher Weise glauben wie dem der Hausärzte, dann ist die Patientin auch vom internistischen Oberarzt mehrfach genau untersucht worden. Auch der gastroenterologische Oberarzt gründete sein Urteil auf ein Krankenexamen.

Schließlich ist der Vorwurf der „kognitiven Barrieren“ problematisch. Die differentialdiagnostischen Überlegungen der Universitätskliniker scheinen uns nicht aus der Luft gegriffen. Zudem kam von ihnen der Hinweis auf die wichtige Unterscheidung zwischen einer gynäkologischen und einer internistischen Laparoskopie. Für die letzte bestand tatsächlich (und am Ende auch nach der Entscheidung des Hausarztes) keine sichere Indikation. Daß eine gynäkologische

Laparoskopie nicht früher in die Wege geleitet wurde, ist schwer zu verstehen. Es liegt nach den vorliegenden Informationen aber sicher nicht an einem Mangel an Nachdenken.

So hinterläßt die soziologische Analyse der Hausärzte insgesamt einen zwiespältigen Eindruck. Die Aussagen zu den Strukturen dieser (und anderer) Universitätsklinik(en) und anderer Akutkrankenhäuser sind richtig. Technisierung, Spezialisierung, Hierarchie und wissenschaftliche Ambitionierung sind tatsächlich zu beobachten, und sie haben lange zurückzuverfolgende problematische Konsequenzen für Personal und vor allem Patienten. Nur scheint uns in diesem speziellen Falle die Deduktion nicht gelungen: Es ist nicht einleuchtend, daß der von den Hausärzten kritisierte Ausgang des stationären Aufenthalts kausal aus den strukturellen Momenten abgeleitet werden kann. Es bleibt eine Kluft zwischen theoretischer und empirischer Ebene, zwischen Analyse und Geschichte.

Dies macht es den Universitätsklinikern leicht, den weiteren analytischen Bezugsrahmen der Hausärzte teils zu ignorieren, teils ironisch-distanziert zu kommentieren. Schon oben haben wir angemerkt, daß gerade diese Passagen der UK-Briefe den hausärztlichen Vorwurf der Arroganz auch nachträglich zu stützen vermögen.

Vielleicht ergibt sich die beschriebene Kluft daraus, daß diese Kritik - wie die Hausärzte schreiben - „nicht neu" ist. Vielleicht wäre es ertragreicher gewesen, nicht auf den Fundus der „kritischen Medizin" zurückzugreifen, sondern sich neuer begrifflicher Anstrengungen zu unterziehen.

Einfluß und Kontrolle in Arbeitsteilung und Kooperation - medizinsoziologische Anmerkungen

Schon mehrfach haben wir anklingen lassen, daß Reflexion über die eigene und Empathie für die Situation des anderen nicht die Stärken der hier streitenden Parteien waren. Beides zu verbergen mag rein taktische Gründe gehabt haben. Denkbar ist aber auch, daß beide Parteien das eigentliche Thema ihrer Auseinandersetzung abwehren. Aus medizinsoziologischer Sicht scheint es uns um Fragen von Einfluß und Kontrolle unter der Bedingung wechselseitiger und sich verändernder Abhängigkeiten zu gehen.

Wir beginnen unsere Anmerkungen mit einem *arbeitssoziologischen Exkurs:* Es ist möglich, den diagnostischen Weg von der 1. Anamnese und körperlichen Untersuchung durch den Hausarzt bis zur vorläufig abschließenden gynäkologischen Laparoskopie als einen *Gesamtarbeitsprozeß* aufzufassen. Es ist sofort evident, daß diese Gesamtarbeit (Erstellung einer Diagnose und Prognose) nach unseren heute gültigen medizinischen Auffassungen und Möglichkeiten nicht von einer Person und auch nicht von einer Subdisziplin allein geleistet werden kann.

So war schon möglicherweise die erste BSG-Bestimmung am 08. 06. nicht mehr von den Hausärzten selbst, sondern von einem Laborarzt vorgenommen worden. Sicherlich zog der Hausarzt aber vor, zwischen und nach den von ihm veranlaßten Krankenhausaufenthalten freiwillig die Ärzte einer gastroenterologischen, einer radiologischen, einer gynäkologischen und einer Laborpraxis hinzu.

Die Gesamtarbeit zerfiel also bzw. sie wurde zerlegt in eine Reihe verschiedenartiger, heterogener Elemente wie Sonogramm, Computertomogramm, gynäkologische Untersuchungen, Laparoskopie und Laboruntersuchungen. Dabei stehen alle diese Begriffe selbst schon für kompliziert zusammengesetzte *Teilarbeiten,* bei denen mehrere Berufsgruppen (z. B. Arzt und Krankenschwester) teamartig in einer Situation zusammenarbeiten müssen. Die Feingliederung dieser Teilarbeiten bis hin zu den Einzelverrichtungen wollen wir nicht weiter verfolgen. Wichtiger für unseren Zusammenhang ist, daß solche *heterogenen Teilarbeiten* (nach- oder nebeneinander) verschiedenen Spezialisten/Funktionsträgern zugeordnet werden können. Dieses Können wird zum juristischen oder moralischen Müssen, wenn ein Arbeitsschritt geboten erscheint, der von den bisher befaßten Personen nicht mehr selbst getan, sondern nur noch veranlaßt werden kann.

Solche Arbeitszerlegung und Arbeitsteilung geschah auch in den beiden Krankenhäusern, z. B. in der Hinzuziehung verschiedenster Konsiliarii. Die Arbeitsteilung zwischen Stations- und Oberarzt in der UK folgte nicht nur funktionalen Differenzierungen, sondern auch den Höhenlinien der Klinikhierarchie.

Im Krankenhaus, wahrscheinlich auch in einer Praxisgemeinschaft, spielt noch eine 2. Art der Arbeitszerlegung und -teilung eine Rolle:

Gelingt die Abgrenzung oder Ausdifferenzierung gleichartiger, *homogener Teilarbeiten,* dann können diese nach Mengen- und Zeitgesichtspunkten auf gleichartige Spezialisten/Funktionsträger verteilt werden. Dann sind Vertretungen und Schichtdienste möglich, dann kann der eine die ersten, der andere die zweiten 10 „Fälle" abarbeiten; dann kann parallel an 2 Tischen oder in 2 Kabinen operiert und untersucht werden.

Heterogene Teilarbeiten müssen also (nach Funktion und/oder Status) verschiedenartigen Positionsträgern zugeteilt werden; homogene (und repetitive) Teilarbeiten lassen sich nach mengen- und zeitgemäßen Erfordernissen auf gleichartige Positionsträger verteilen. Das ist die Grundlage der *Industrialisierung der klinischen Arbeit.*

Beide Arten der Arbeitsteilung sind von *spezifischen Konflikten* begleitet.

Im 2. Fall geht es z. B. häufig um Grenzziehungsprobleme:

Ist ein 5 min vor Mitternacht eingelieferter Patient noch von dem bis 24.00 Uhr diensthabenden Arzt zu versorgen oder fällt er bereits in den Zeitbereich der folgenden Schicht? Ein weiteres Problem der zeitbestimmten Arbeitsteilung liegt in den notwendigen Übergabe- und Informationsleistungen.

Eine dritte Schwierigkeit tritt auf, wenn das Gleiche (wie eine sich regelmäßig wiederholende i. v.-Injektion) unterschiedlich, d. h. mit unterschiedlichen Arbeitsmitteln, Punktions- und Injektionstechniken durchgeführt wird. Patienten lernen sehr rasch, auf solche für sie evtl. schmerzhaften Qualitätsdifferenzen zu achten. Aus der Fallgeschichte von W. Schüffel lernen wir schließlich, wie unterschiedlich das technisch Gleiche auf der Beziehungsebene gehandhabt werden kann. Solche Konflikte spielen in unserer Fallgeschichte nur am Rande eine Rolle. Wichtiger waren *die* Konflike, die sich in der Kooperation von heterogenen Funktionsträgern ergaben, besonders dort, wo sie nacheinander in den Gesamtarbeitsprozeß einbezogen wurden.

Frau Z. wandte sich mit ihren Beschwerden an ihren Hausarzt, Herrn A. und ermächtigte ihn damit zum Handeln. Dieser war vermutlich weniger durch die Anamnese als durch die von ihm erhobenen körperlichen Befunde beunruhigt. Als sich am Tage danach eine BSG von 135/145 mm n. W. fand, stellte er sofort die 1. *Überweisung* aus.

Solche Überweisungen an andere niedergelassene Kollegen sind häufig und können die verschiedensten Motive haben.

Seltenere aber soziologisch interessante Möglichkeiten sind die Überweisung

1. zur Teilung von Verantwortung („Ich mache diese Behandlung nur, wenn auch der Fachmann zugestimmt hat");
2. zur Verstärkung der eigenen Position, z. B. dem Patienten gegenüber, durch das Votum einer Autorität („Prof. X. hat auch gesagt ...");
3. zur Entlastung bei eigener Ratlosigkeit („Mein Doktor wußte auch nicht mehr weiter, deshalb hat er mich überwiesen ...");
4. *ut aliquid fiat* in sonst aussichtslosen Fällen;
5. als Versuch, sich von einem Patienten ganz zu trennen;
6. aus Gefälligkeit dem Patienten oder seinen Angehörigen gegenüber;
7. zur Bekräftigung kollegialer Zusammenarbeit.

In unserem Fall, der 1. Überweisung an den Gastroenterologen, sah sich Herr A. in Ergänzung seiner Palpationsbefunde auf ein diagnostisches Verfahren angewiesen, das ihm selbst nicht zur Verfügung stand. Nur am Rande sei erwähnt, daß dieses 1. Sonogramm nicht von einem der beiden im Hausarztbrief erwähnten Praxisinhaber, sondern von einem anderen Arzt, wahrscheinlich einem Assistenten dieser Praxis, durchgeführt wurde. Sein Bericht beschreibt als „auffallendsten Befund" einen „beginnenden Aszites". Dies gab wahrscheinlich den Ausschlag für die am nächsten Tag erfolgende Einweisung in das AK.

Überweisung und Einweisung haben als gemeinsame Voraussetzung, daß der Hausarzt zuerst die Grenzen seines eigenen diagnostischen Vermögens (und dann das seiner niedergelassenen Kollegen) erreicht sieht. Dieses Selbsteingeständnis fällt nicht allen Ärzten in gleicher Weise leicht. Es kann einen *psychischen* Konflikt beinhalten.

Mit der Zuweisung an einen anderen Arzt beginnt oft auch ein *sozialer Konflikt*. Aus einer Beziehung von 2 Personen wird eine von 3 und mehr Personen bzw. Parteien. Uns interessieren an diesem sozialen Konflikt besonders die Veränderungen der Kontroll- und Einflußchancen und der Wechsel des Aktionszentrums. Im Augenblick liegt es noch beim Hausarzt.

Für ihn besteht ein *1. Problem* darin, daß er seinen Verantwortungsbereich ausweitet, ohne ihn jedoch wie bisher kontrollieren zu können. Durch seine Überweisung übernimmt er eine gewisse Verantwortung für die fachliche *und* menschliche Qualität des hinzugezogenen Kollegen. Beides kann er jedoch kaum anders als durch seine Wahl beeinflussen. Sein Verhältnis zum Patienten wäre belastet, wenn dieser mit dem Vorwurf zurückkäme: „Herr Doktor, wo haben Sie mich bloß hingeschickt!". Vielleicht war es dieser subjektive Rechtfertigungsbedarf, der die Hausärzte dazu veranlaßte, ihren Brief auch an die Patientin zu schicken.

Die Möglichkeiten des Einflusses durch Wahl sind dort besonders gering, wo der Hausarzt eine ganze Institution, z. B. eine Universitätsklinik, wählen muß und nicht sicher sein kann, an welche Personen sein Patient dort gerät. Ein *2. Problem* ist die hausärztliche Kontrolle des Umfangs der von anderen erbrachten Leistungen. Auch hier sind die Verhältnisse zwischen niedergelassenen Ärzten übersichtlicher als zwischen Hausarzt und Klinik. Der Hausarzt kann die konsiliarische Leistung durch seinen Überweisungsauftrag sehr eng fassen (z. B. „zur Sonographie"), er kann den Patienten aber auch zur Mitbehandlung oder zur Weiterbehandlung freigeben.

Entsprechend wächst das Risiko der Lockerung der primären Arzt-Patient-Beziehung. Es ist in unserem Gesundheitswesen möglich, daß der Patient aus Sympathie für den konsiliarisch hinzugezogenen Arzt im folgenden Abrechnungsquartal den Entschluß verwirklicht: „Zu dem alten gehst Du nicht mehr zurück." Ein solcher Verlust des Patienten ist im Falle einer stationären Einweisung nur dann zu befürchten, wenn das Krankenhaus gleichzeitig über eine bestimmte Art von Ambulanzbetrieb verfügt. Hier wiegt schwerer, daß der Hausarzt mit der Krankenhauseinweisung jeden Einfluß auf Art und Umfang der diagnostischen Leistungen verliert - es sei denn, er übt einen indirekten Einfluß über den Patienten aus, so wie es in unserem Falle geschah: „Daraufhin mochte Herr A. Frau Z. nicht mehr abraten, sich aus der UK entlassen zu lassen."

Dieser Verlust von Einfluß und Kontrolle für den Hausarzt ist für die Klinikärzte ein Gewinn: Sie erhalten das Recht und die Möglichkeit zu eigenen Situationsdefinitionen. Jetzt bestimmen sie den Gang der Diagnostik und Therapie. Auf die entsprechenden Rechtsverhältnisse haben wir oben (S. 204) hingewiesen.

Anders als der v. a. wegen seiner fachlichen oder technischen Fertigkeiten punktuell hinzugezogene niedergelassene Kollege haben sie auch die Chance zu einer vertieften persönlichen Beziehung zum Patienten. Daß sie diese Chance selten nutzen, ist ein wichtiger Aspekt der Humanitäts- und Hospitalismusdiskussion. Wollte man ihnen aber diese Chance systematisch beschneiden, dann würde man sie (noch mehr) zu Jatrotechnikern *machen.* So verstehen auch sie sich als Ärzte, „die Verantwortung für einen kranken Menschen und dessen Probleme in der Ganzheit" (Brief des Oberarztes der UK) tragen wollen. Daß aus dieser Konkurrenz ein Streit entstehen kann, wer dem Patienten nun näher ist, sei am Rande bemerkt.

Ein *3. Problem* besteht in der Abhängigkeit des überweisenden Arztes von der Qualität der an ihn zurückgehenden Informationen. Hätte es einen Unterschied gemacht, wenn der 1. sonographierende Arzt nicht von einem „beginnenden", sondern von einem „abklingenden" Aszites gesprochen hätte? Wahrscheinlich wollte und konnte er nur ausdrücken, daß der Aszites sehr gering war - so daß er später mehreren anderen Sonographiespezialisten und auch den niedergelassenen Radiologen im CT entging.

Diese Abhängigkeit des Hausarztes wächst mit der Zahl der angeforderten Fremdleistungen; als neuer Anspruch tritt dann die Notwendigkeit der Koordination und Integration der geplanten Untersuchungen bzw. der sich ergebenen Befunde hinzu. Welche Befunde sind wie zu interpretieren und zu gewichten?

Hat es etwas zu bedeuten, daß sich bei Frau Z. ein ANF-Titer von 1:60 fand (Brief des Stationsarztes der UK)? Diese Aufgabe ist besonders schwierig, wenn die fachliche Distanz zwischen Hausarzt und Spezialisten groß ist, und diese nichts dazu tun, sie zu verringern.

Auf der anderen Seite erhält der überweisende Arzt dann, wenn der Patient in seine „hausärztliche Weiterbehandlung" entlassen und der Arztbrief (endlich) angekommen ist, ein Stück Freiheit und Einfluß zurück. Er kann die Befunde anderer werten, wie er es für richtig hält. Er kann kollegialen Vorschlägen folgen oder nicht. Es kennzeichnet die gespannte Situation, daß die Kliniker in der letzten Zeit das Problem der „Hausarztcompliance" entdeckt haben, daß aber wohl noch keiner auf die Idee gekommen ist, über die „Klinikcompliance" nachzudenken.

Damit hat sich das Aktionszentrum schließlich zum Hausarzt zurückverlagert, und es unterliegt seiner Entscheidung, ob er mit diesem Krankenhaus weiter zusammenarbeiten und dessen Strukturen damit am Leben halten will. Tut er es, wie im Falle des zuerst eingeschalteten Akutkrankenhauses trotz einer entsprechenden ausdrücklichen Bitte *nicht,* dann werden tiefere Bindungen zwischen Patient und Klinikärzten und damit die oben erwähnte Konkurrenz um die Nähe zum Kranken unwahrscheinlicher. Das Risiko aber, daß „jedes Symptom und Organ isoliert, also losgelöst vom Patienten behandelt wird" (Brief der Hausärzte) verstärkt sich - mitdeterminiert durch ihr Verhalten.

Zusammenfassend hoffen wir, gezeigt zu haben, wie kompliziert und delikat die Beziehungen zwischen Hausärzten und Klinikern werden können, wenn - wie in unserem Fall - latente Konflikte um Einfluß und Kontrolle aktiviert werden: Wer bestimmt, was mit dem Patienten geschieht? Wer folgt wessen Ratschlägen? Wer behält Einfluß auch dort, wo er nicht anwesend ist? Wie stabilisiert man eine vorgängige Beziehung zum Patienten, wenn dieser sich anderen öffnen könnte?

Am Ende der Diskussion sind wir noch weniger als vorher der Überzeugung, daß es die Sorge um das Wohl der Patientin war, die den Konflikt hervorbrachte.

Es ist nicht zu erwarten, daß solche Konflikte in der Zukunft seltener werden. Bei steigender Arztdichte werden sie sich eher verschärfen.

Um so dringlicher ist es, sich über ihre Folgen für die Kranken Gedanken zu machen und über neue Formen der Kollegialität nachzudenken.

Epilog

Hj. Mattern

Die Bitte, zu diesem Buch einen Epilog zu schreiben, also ein Schlußwort, eine Nachrede im Sinne des Wortes, ließ mich zunächst zögern und die Frage nach meiner Kompetenz stellen.

Nach Durchsicht der Manuskripte ermutigten mich 3 Tatsachen, es zu tun:

1. die berufliche und persönliche Nähe zu Autoren meines Faches;
2. das mich bewegende Bemühen der klinischen Kollegen um eine ganzheitliche Schau ärztlicher Tätigkeit wo auch immer;
3. nicht zuletzt die vielfältigen sensiblen Reflexionen, die auch bei mir Unsicherheit und Unvollkommenheiten wiederzuerkennen die Möglichkeit gaben.

Fünf Jahrzehnte versuchten Arztseins, davon 4 im ambulanten Bereich bilden den Hintergrund meines Schlußworts.

Es war eine Unzahl von Begegnungen mit sich krank fühlenden, hoffenden, verzweifelnden und sterbenden Menschen. Aber auch eigene Zweifel, Fehldiagnosen, die Last einsamer Entscheidungen, doch auch erlebte Beglückung und Dankbarkeit sollten meine Feder führen.

Der Anspruch dieses Buches ist hoch, wenn man um die Macht biomedizinischer Bereiche weiß und dennoch versucht, wie es alle Autoren tun, eine Medizin zu leben, die anstatt sich ausschließlich mit der Krankheit zu beschäftigen, wieder den Menschen in den Mittelpunkt stellt. Es wird dabei das selbstkritische Bemühen deutlich zu erkennen, daß der ärztliche Umgang mit den Kranken weder der Forderung nach Perfektion und Exaktheit, noch dem Prinzip der Ratio entsprechen kann. Um so höher ist die individuelle Verantwortlichkeit des Arztes, wenn er z.B. den unreflektierten Gebrauch der potentiellen Möglichkeiten der modernen Medizin einzuschränken versucht.

Die Autoren lassen auch erkennen, daß das Erleben des Patienten und die Beobachtung des Arztes keine Einheit bilden und daher die ärztlichen Entscheidungen oft auf dem Boden nicht ausreichender Informationen getroffen werden. So findet die Wissenschaft von den naturwissenschaftlichen Zusammenhängen ihre Vollendung in Diagnose und Therapie erst durch die ärztliche Kunst. Sie ist es, die einen wesentlichen Teil der Wirklichkeit des Krankseins zu begreifen vermag. Wenn der Nobelpreisträger Buntenandt den Naturforschern auf einer Festrede im Jahre 1952 zurief: „Vergessen wir niemals wieder, daß die von der Naturwissenschaft verwendete Methodik nur einen begrenzten Aspekt der Wirklichkeit, nicht aber die ganze Wirklichkeit darbietet.“, so gilt diese Mahnung auch unserer Medizin in Lehre und Forschung.

Von dem Menschen auf dem Tisch des Pathologen wissen wir um vieles, doch zu wenig vom lebenden und kranken. So liegen noch „scientia“ und „ars“ weit auseinander. Vielleicht liegt es auch daran, daß wir so gerne ein anderes Kleid im Laboratorium anziehen, ein anderes am Krankenbett (Krehl).

Es ist ja noch nicht lange her, da priesen mit Helmholtz die großen Kliniker jener Zeit das kausale Denken in der Medizin. Jede Krankheit hatte nach jener Lehre eine ihr eigentümliche Ursache. Kochs Entdeckung war der Triumph dieser Vorstellung. Geistige oder seelische Ursachen schloß man nicht ganz aus, doch Zusammenhänge waren unbekannt.

Um die Jahrhundertwende waren es dann die vielfältigen Neurosen, die Einsichten in psychologische Entstehung brachten. Man sprach von Organneurosen, die Herz- und Magenneurosen. Man fand, daß vielfältige Konfliktsituationen dahintersteckten, religiöse, moralische, politische, wirtschaftliche. Die Ärzte aber, die aus der Schulmedizin jener Zeit hervorgingen, standen diesem Kranksein hilflos gegenüber. Man setzte weiterhin die erlernten diagnostischen und therapeutischen Methoden ein. Die Kliniker, auch an den Universitäten, hielten krampfhaft an der anatomisch-physiologischen Kausalmedizin fest, gingen so wesentlichen Problemen aus dem Wege und verschlimmerten oft durch eine willkommene Polypragmasie den Zustand des Kranken.

Viele Praktiker jener Zeit standen dieser Haltung der etablierten Medizin kritisch gegenüber, da sie die Konsequenzen hautnah erleben mußten.

Es wäre an der Zeit, man würde auch an unseren medizinischen Fachbereichen und Fakultäten begreifen, daß die von der Naturwissenschaft verwendete Methodik einen begrenzten Aspekt menschlichen Verhaltens erfaßt; es wäre an der Zeit, man baute den seelischen und sozialen Aspekt in die Analyse des Krankseins und Gesundseins als selbstverständlichen Gegenstand von Forschung und Lehre ein.

Es ist doch der Mensch, der Gegenstand der medizinischen Wissenschaft ist. Da ist die nur naturwissenschaftliche Schau eine nicht mehr vertretbare Einseitigkeit.

Auch kann die Medizin in Lehre und Forschung nicht mehr an dem grundsätzlichen Paradigmenwechsel in der Sicht der Krankheiten vorbeigehen, der sich in der ambulanten Praxis viel deutlicher darstellt als am selektierten Krankengut der Klinik.

Aber nicht nur das Spektrum der Krankheiten hat sich verändert, auch der Mensch, der uns sein Kranksein anbietet. Gewandelt haben sich die gesellschaftlichen Bezüge, der Informationsstand des Patienten, aber auch sein subjektives Erwartungsschema. Wie oft schaffen mangelnde oder verlorene soziale Einstufungen durch die Umwelt Konfliktsituationen, aus denen die Flucht in die Gruppe nur noch selten möglich ist, aufgrund des Verlusts der natürlichen

Gruppen, der Großfamilie, der Gemeinde usw. So schafft der Verlust der Geborgenheit Befindensstörungen, hinter denen, worauf Plügge hinweist, sehr spezifische Symptome verschwinden können, oder sie lösen erhebliche somatische Begleiterscheinungen aus.

Versuchen wir nun in der Praxis diesen Zusammenhängen nachzugehen oder gar sie wissenschaftlich zu deuten, so sind wir oft hilflos. Naturwissenschaft, Wissenschaft überhaupt, sucht Gesetzmäßigkeiten aus solchen beobachteten Zusammenhängen abzuleiten. Viele dieser Beobachtungen liegen im Bereich der Psyche, die aber bis heute weder der Chemie noch der Physik zugänglich ist. Nur selten besteht eine gesicherte Beziehung zwischen dem somatischen Zustand (z. B. Ulkus) und dem seelischen Ereignis, und schon gar nicht nachweisbar im Experiment. Auch statistische Erhebungen sind meist anfechtbar, da das Objekt jedesmal ein Individuum unterschiedlicher Prägung ist.

Dennoch müssen wir uns auf solche psychophysischen Zusammenhänge täglich einlassen.

In vielen Fallbereichen machen die Autoren des Buches dieses Bemühen deutlich (Anschütz u. a.) und führen zu einer Kernfrage ganzheitlicher Betrachtung in der Medizin, die Viktor von Weizsäcker als neue Frage in unserer Medizin formulierte: „Warum erkrankt dieser Mensch zu diesem Zeitpunkt an dieser Krankheit?"

Anworten auf diese Frage gelingen aber nur in Zusammenarbeit, im Dialog mit dem Patienten (Hartmann). Die Ursachen, die zum Kranksein führen können, liegen auf vielen Ebenen der Lebenswirklichkeit.

Wir alle waren wohl einmal fasziniert von den Erfolgen der Spezialisierung. Vielleicht hat mancher über Jahrzehnte an einem Mosaikstein gearbeitet, der sich einfügte in das Gesamtbild der Medizin.

Dann kommt eines Tages der so oft belächelte Zeitpunkt im Leben eines Arztes, wo er zum Philosophen wird. Dies hat aber gute und berechtigte Gründe, die in der Enge des Denkens ruhen und das Verlangen nähren, das Gedachte, Erarbeitete und Erlebte in ein großes Ganzes einzubringen. Dabei kommt es zu inniger Berührung von *Scientia* und *Ars* und zur Bestätigung des Goethe-Wortes: „Wir müssen uns die Wissenschaft notwendig als Kunst denken, wenn wir von ihr irgendeine Art von Ganzheit erwarten."

Liste und Vita der Autoren

Abt, Klaus, Prof. Dr. rer. nat.

1927 in Hamburg geboren. Nach militärischem Einsatz 1943-1945 Studium und 1955 Diplom in angewandter Mathematik an der TH in Karlsruhe. 1955-1959 Assistent für mathematische Statistik an der Universität Genf und der ETH in Zürich. 1959 Doktorat in angewandter mathematischer Statistik an der Universität Genf, 1959-1967 Leiter der Mathematical Statistics Branch, USNWL Dahlgren/Virginia/USA, und Professorial Lecturer in Mathematical Statistics, American University, Washington, D.C. Nach Leitung der Gruppe Biostatistik der medizinisch-biologischen Forschung der Sandoz AG Basel 1967-1973. Ab 1973 Professor für Biomathematik und Leiter der gleichnamigen Abteilung am Klinikum der Johann Wolfgang Goethe-Universität in Frankfurt am Main.

Hauptsächliche Arbeits- und Interessengebiete sind die Entwicklung von biomathematisch-statistischen Methoden mit dem Ziel der Anwendung in der Medizin sowie die Problematik multipler Signifikanztests, wahrscheinlichkeitstheoretische Grundlagen diagnostischer Tests und die medizinische Entscheidungsfindung im allgemeinen.

Anschütz, Felix, Prof. Dr. med.

1920 in Kiel geboren und dort aufgewachsen. 1939-1947 Studium in Kiel, Hamburg und Göttingen; die Studienjahre waren durch den Kriegsdienst unterbrochen. 1948-1951 Institut für animalische Physiologie in Frankfurt bei Prof. Karl Wezler und Wilhelm Schröder; Arbeiten zur Hämodynamik, zum vegetativen Nervensystem und zu Kreislaufregulationen. 1951-1961 Medizinische Universitätsklinik Kiel, Prof. Reinwein, dort Ausbildung zum überzeugten Kliniker. Arbeiten über Kardiologie, Kreislaufregulationen und 1956 Habilitation über Hämodynamik der aufgehobenen Windkesselfunktion bei verkalkender Aortensklerose. 1961-1964 Oberarzt bei Prof. Dr. Schettler, Freie Universität Berlin-Charlottenburg und Ludolf-Krehl-Klinik Heidelberg.

1964-1985 Direktor der Medizinischen Klinik I in Darmstadt.

Arbeiten zur Methodik der Blutdruckmessung, entzündliche Herzkrankheiten, diabetische Angiopathie, Myokardinfarkt, Digitalistherapie. - Monographien: Endokarditis, 1968; Die körperliche Untersuchung (1969 bzw. ^{4}1985) Angina pectoris, 1980; Herzinsuffizienz 1983; Indikation zum ärztlichen Handeln, 1982. Vorsitzender der Deutschen Gesellschaft für Innere Medizin 1984/85; Präsident der 91. Tagung dieser Gesellschaft mit einer Eröffnungssprache zum Thema „Naturwissenschaftliches Denken und ärztliches Handeln.“

Fischer, Gisela, Dr. med.

1938 in Saarbrücken geboren. Nach dem Abitur 1958 in Wiesbaden Medizinstudium in Köln und Freiburg mit Staatsexamen und Promotion 1964 über ein Thema zur Schilddrüsenfunktionsdiagnostik in vitro.

Nach Eheschließung 1964 Geburt von drei Söhnen. Von 1970 bis 1976 Weiterbildung zur Ärztin für Allgemeinmedizin. 1976 Übernahme einer Allgemeinpraxis in Zeppelinheim. Seit 1979 Lehrauftrag für Allgemeinmedizin in Frankfurt. Neben der aktiven Mitgestaltung des Pflichtkurses zur Einführung in Fragen der allgemeinmedizinischen Praxis für Medizinstudenten in Frankfurt widmet sich Gisela Fischer in der Lehre der vorklinischen Vermittlung der Kontaktaufnahme zwischen Studenten und Patienten, der Anamneseerhebung und Untersuchungstechniken sowie systematischen Untersuchungen von Lehrsituationen und Lehrinhalten. In der Forschung stehen Fragen zur Epidemiologie in der Allgemeinpraxis und Themen der Arbeit mit älteren Patienten im Vordergrund.

Hartmann, Fritz, Prof. Dr. med.

1920 in Oberhausen/Osterfeld geboren. Besuch der Schulen in Ahaus und Beckum im Münsterland. 1939 Eintritt in die militärärztliche Akademie Berlin. Beginn des Studiums der Medizin, Philosophie und Psychologie in Berlin. Fortsetzung der Studien in Göttingen, Rostock, Breslau und Hamburg. Staatsexamen 1945. Einjährige Tätigkeit unter Prof. Ernst Bader im Knappschaftskrankenhaus Hamm.

1946–1957 wissenschaftlicher Assistent, Privatdozent und außerplanmäßiger Professor an der von Prof. Dr. Rudolf Schoen geleiteten Medizinischen Klinik Göttingen. Arbeiten über Unterernährung, Eiweiß- und Fettstoffwechsel, Pathorheologie der Bindegewebe, Immunpathologie.

1950, 1951 und 1957 Studienaufenthalte in Frankreich, Amerika und England.

1957 Berufung auf den Lehrstuhl für Innere Medizin an der Medizinischen Poliklinik Marburg. 1964 Berufungen auf die Lehrstühle für Innere Medizin in Göttingen und an der neugegründeten Medizinischen Hochschule Hannover. 1965 Übernahme des ersten Lehrstuhls in Hannover.

Prorektor und Dekan für die studentischen Angelegenheiten. 1967–1969 Rektor der Medizinischen Hochschule Hannover. 1969–1976 Mitglied von Senat und Hauptausschuß der Deutschen Forschungsgemeinschaft. 1982 Wahl in die Deutsche Akademie der Naturforscher Leopoldina. Offiziersgrad des französischen Ordens palmes académique. Niedersächsischer Verdienstorden.

Schwerpunkte der wissenschaftlichen Arbeiten: Pathobiochemie und Pathobiomechanik von Bindesgewebssystemen. Blutrheologie und periphere Durchblutung. Im Rahmen der kommissarischen Leitung des Seminars für Geschichte, Theorie und Wertlehre der Medizin seit 1965: Ärztliche Erkenntnis- und Urteilslehre. Geschichte der Medizin in der Antike und in der Leibnizzeit. Medizinische Gehalte der Hausväter-/Hausmütterliteratur der frühen Neuzeit.

Mitherausgeber des Handbuchs für den praktischen Arzt *Klinik der Gegenwart*.

Buchveröffentlichungen: *Der ärztliche Auftrag* (1957); *Ärztliche Anthropologie* (1973); *Einleitung in das Studium der Heilkunde* (1976); *Wandel und Bestand in der Heilkunde* (1977).

Jork, Klaus, Prof. Dr. med.

1937 in Dresden geboren. Nach dem Abitur 1956–1958 Medizinstudium an der Humboldt-Universität in Berlin, ab 1958 in Mainz mit Abschluß des Staatsexamens 1962. Nach der Medizinalassistentenzeit in Idar-Oberstein 1965 Promotion zu einem experimentellen Thema im pharmakologischen Institut der Johann-Gutenberg-Universität in Mainz bei Prof. Dr. G. Kuschinsky. Anschließend Tätigkeit als wissenschaftlicher Assistent im physiologischen Institut, ab 1966 an der Neurochirurgischen Universitätsklinik Mainz. Seit 1968 Tätigkeit in eigener Praxis, zuerst in Süddeutschland, ab 1970 als Allgemeinarzt in Langen. Seit 1974 Lehrbeauftragter für Allgemeinmedizin am Klinikum der Johann-Wolfgang-Goethe-Universität, seit 1979 Leiter des Instituts für Allgemeinmedizin, seit 1981 Professur für Allgemeinmedizin. Wissenschaftliche Arbeiten zur Patient-Arzt-Beziehung, zu Selbstmedikation, praxisorientierter medizinischer Ausbildung, ärztlicher Erkenntnis und Prävention.

Mattern, Hansjakob, Prof. Dr. med.

1911 in Heidelberg geboren. Abschluß der Schulbildung mit Abitur eines humanistischen Gymnasiums.

Studium der Medizin an den Universitäten Heidelberg und Freiburg. Promotion und Staatsexamen in Heidelberg.

Medizinische Weiterbildung an der Psychiatrischen-neurologischen Klinik Heidelberg. Chirurgie und Gynäkologie am Städtischen Krankenhaus in Elbing. Innere Medizin, Radiologie und Neurologie am Augusta-Viktoria Krankenhaus Berlin. Kommissarische Führung einer chirurigischen Fachpraxis mit einer privaten Belegklinik.

Mit Kriegsbeginn Einberufung zum Wehrdienst als Sanitätsoffizier einer Vorausabteilung. Teilnahme am Rußlandfeldzug bis 1944. Versetzung in den Stab des Generaloberstabsarztes der Heeresgruppe Süd. 1945 amerikanische Gefangenschaft und Übernahme einer chirurgischen Abteilung in einem Kriegsgefangenenlazarett. Verlegung nach Deutschland in ein US-Kriegsgefangenenlager. 1947 Entlassung und Beginn einer Allgemeinpraxis in Heidelberg. Engagement für eine qualifizierte Weiterbildung zum Allgemeinarzt und Durchsetzung beim Deutschen Ärztetag.

Kontaktaufnahme mit der Universität für eine Vermittlung der außerklinischen Tätigkeit des Allgemeinarztes in der Lehre.

1970/71 Lehrauftrag an der Universität Heidelberg. 1976 Ernennung zum Honorarprofessor.

Träger der Paracelsus-Medaille der deutschen Ärzteschaft.

Novak, Peter, Prof. Dr. phil. Dr. med.

1937 in Königsberg geboren. Professor für Medizinsoziologie an der Universität Ulm.

Studium der Medizin, Philosophie und Psychologie in Heidelberg. Nach dem medizinischen Staatsexamen promovierte er mit einer biochemischen Arbeit über den Serotonin-Abbau 1965 zum Dr. med., 1968 mit einer philosophischen Arbeit über den Mathematiker und Philosophen Alfred North Whitenhead zum Dr. phil.

Die einflußreichsten Lehrer waren Hans-Georg Gadamer in den philosophischen, Hans Schaefer in den medizinischen Studienjahren. In die Studenten- und Assistentenjahre fielen lernende Auseinandersetzungen mit Sinnesphysiologie, Wissenschaftstheorie, Psychoanalyse, Strukturalismus, Medizinhistorie und dem Werk Viktor v. Weizsäckers. Nach der ärztlichen Approbation 1970 arbeitete er zunächst als wissenschaftler Assistent am Institut für Sozial- und Arbeitsmedizin in Heidelberg, dann am Institut für klinische Psychotherapie der Universität des Saarlandes in Homburg/Saar. Hier habilitierte er sich für das Fach medizinische Soziologie mit einer Arbeit über Arzt-Patient-Kommunikation und vertrat die Fächer medizinische Soziologie und Sozialmedizin.

Seit 1977 leitet er die Abteilung Medizinische Soziologie der Universität Ulm. Neben der Arbeit als Hochschullehrer nimmt er kommunalpolitische und friedenspolitische Aufgaben wahr. Publikationen über Gesundheitssystemanalyse, Krankheitspanorama in Industrieländern, Arzt-Patient-Kommunikation, Krankheitsbegriff und Krankheitsverhalten, Rehabilitation psychisch Kranker, Laienhilfe, regionale Gesundheitsversorgung, medizinische und soziale Bedingungen und Folgen des Krieges mit nuklearen Waffen.

Pauli, Hannes G., Prof. Dr. med.

Nach Besuch der Volksschule und des kantonalen Literargymnasiums in Zürich Medizinstudium in Zürich, Bern und Paris. Nach dem Bestehen des schweizerischen Staatsexamens 1949 folgten allgemein-spitalärztliche Tätigkeiten an kleineren Krankenhäusern in der Schweiz. 1953–1957 Residencies in Innerer Medizin, Pneumologie und Kardiologie an Spitälern in den USA. 1957–1965 Tätigkeit als Assistenz- und Oberarzt an der Medizinischen Poliklinik der Universität Bern. 1966–1971 Mitglied des Direktoriums der Medizinischen Klinik der Universität Bern.

Ab 1961 zunehmendes Engagement in Fragen der ärztlichen Ausbildung, Beteiligung an internationalen Studien auf diesem Gebiet und Arbeiten im Hinblick auf einen schweizerischen Studienreformplan und eine neue ärztliche Studienordnung in Bern, die ab 1970/71 in Kraft trat. 1971 Gründung und seither Direktor des Instituts für Ausbildungs- und Examensforschung an der Universität Bern, das sich neben Ausbildungsentwicklung, -forschung und -evaluation mit wissenschaftlichen Studien im Bereich der Gesundheitsversorgung befaßt.

Seit Austritt aus der Klinik Fortführung von Studentenkleingruppenunterricht am Krankenbett. Seit 1980 Beteiligung an Balint-Gruppen sowie ambulante Betreuung einzelner Patienten.

Raspe, Angelica, Dr. med.

1945 in Korbach geboren. Medizinstudium in Freiburg, Innsbruck, Wien und München, dort Staatsexamen. Promotion 1970 mit einer internistisch-radiologischen Arbeit. Klinische Ausbildung von 1970–1976 an den chirurgischen und pädiatrischen Kliniken der Universität Freiburg. Seit 1976 Mittelpunkt einer inzwischen fünfköpfigen Familie.

Raspe, Hans-Heinrich, Priv.-Doz. Dr. phil. Dr. med.

1945 in Lübeck geboren. Nach dem Abitur Medizinstudium in Freiburg und Lübeck, Staatsexamen in Freiburg. Promotion in Freiburg mit einer medizinhistorischen Arbeit über Kinderärzte als Erzieher. Ab 1970 Studium der Soziologie in Freiburg. Approbation als Arzt 1976. Promotion zum Dr. phil. über das Problem der Aufklärung und Information bei Akutkrankenhauspatienten. 1973–1978 wissenschaftlicher Mitarbeiter in der Abteilung für medizinische Soziologie in Marburg. Ab 1978 ärztliche Tätigkeit an der Medizinischen Hochschule Hannover, 1986 Arzt für innere Medizin und Rheumatologie.

Hans-Heinrich Raspe ist Mitglied der Arbeitsgemeinschaft Medizinische Ethik des Leiterkreises der Evangelischen Akademien und bekam 1980 den Hans-Roemer-Preis des Deutschen Kollegiums für Psychosomatische Medizin, 1982 den Preis der Deutschen Rheuma-Liga. 1982 erfolgte die Erteilung der Venia legendi für medizinische Soziologie und Sozialmedizin; seit dieser Zeit Aufbau und Leitung der Mobilen Rheumahilfe Hannover.

Schüffel, Wolfram, Prof. Dr. med.

1938 in Pirna/Elbe geboren und in Dresden, dann in Essen aufgewachsen. Studium in Hamburg, Berlin und Heidelberg von 1958–1965. Weiterbildung zum Arzt für Innere Medizin und zum Psychotherapeuten ab 1968 in Ulm mit Zwischenaufenthalten am Central Middlesex Hospital in London und in Rochester/New York. In Ulm Mitglied der Abteilung Innere Medizin und Psychosomatik unter dem damaligen Leiter Prof. Dr. v. Uexküll. 1974 Habilitation für innere Medizin und Psychosomatik (Thema: *Patienten mit funktionellen Abdominalbeschwerden*). Im selben Jahr Ruf auf den neugegründeten Lehrstuhl für psychosomatische Medizin in Marburg. Seit 1976 Leiter der Abteilung Psychosomatik im Zentrum für Innere Medizin der Philipps-Universität Marburg.

Seit 1974 verheiratet mit der Ärztin Janet Schüffel geb. Edmund-Davies; zwei Kinder, Judith (1971) und Patrick (1972).

Wissenschaftliches Interesse gilt der psychosomatischen Gastroenterologie, Pneumologie; Interaktion im Krankenhaus und in der ärztlichen Praxis, insbesondere psychosomatische Aus-, Fort- und Weiterbildung. Dem ausbildungsmäßigen Forschungsinteresse entstammt das Konzept der Anamnesegruppen (*Sprechen mit Kranken*; Urban Schwarzenberg, München 1983). Vorstandsmitglied und Sekretär des Deutschen Kollegiums für Psychosomatische Medizin (DKPM) seit dessen Gründung in Ulm 1974. Korrespondierendes Mitglied der DEGAM; Beauftragter der Hessischen Landesärztekammer für Fortbildung in Psychosomatik/Psychotherapie und Sprecher der entsprechenden Arbeitsgruppe an der Akademie für ärztliche Fort- und Weiterbildung in Bad Nauheim.

Walb-Noelke, Hella, Dr. med.

1944 in Homberg/Ohm geboren und dort aufgewachsen. Sie studierte in Marburg, Wien, Kiel, Münster und legte 1972 das medizinische Staatsexamen ab.

Von 1972–1977 überwiegend als Krankenhausärztin mit dem Ziel tätig, sich die nötigen Erfahrungen zu verschaffen, um dann als Allgemeinärztin tätig zu werden. Arbeit in der inneren Medizin, Dermatologie, Chirurgie und Gynäkologie. Verschiedene Vertretungen in Allgemeinpraxen. 1977 Niederlassung in einer allgemeinärztlichen Praxis am Heimatort in Homberg/Ohm. Diese Praxis wird seit 1984 mit dem Ehemann als Gemeinschaftspraxis geführt. Jetzt in der Weiterbildung zum Zusatzteil Psychotherapie.

Der Wunsch, Allgemeinmedizin auszuüben und den Patienten in seinen Lebenszügen zu verstehen, war durchgehend vorhanden. Starke Anstöße kamen vom Vater, der ebenfalls Arzt ist und sich noch heute in hohem Alter in der eigenen Klinik in Homberg/Ohm im Beruf betätigt. Das Leben am Ort und in der ländlichen Umgebung zwischen Marburg und dem Vogelsberg ermöglichte es, die Familien in ihren Generationsbezügen zu verstehen. Äußerst hilfreich ist es hierbei, sich gleichermaßen in einer Gemeinschaftspraxis wie in einer Gruppe von Kollegen auszutauschen, die an ganzheitlichen Aspekten in der Medizin interessiert sind.

Wedler, Hans, Priv.-Doz. Dr. med.

1938 geboren. Studium in Kiel, Innsbruck und Freiburg. Seit 1973 Oberarzt der 1. Medizinischen Klinik, Städtische Kliniken Darmstadt. Aufbau und Erprobung einer in den Arbeitsbereich der medizinischen Klinik integrierten Krisenintervention und psychosomatischen Medizin.

Mitglied in verschiedenen wissenschaftlichen Fachgesellschaften. Stellvertretender Vorsitzender der „Deutschen Gesellschaft für Selbstmordverhütung". Mitherausgeber der Zeitschrift *Suicidprophylaxe.* Mitglied des Editorial board der Zeitschrift *Crisis.* Neben Publikationen in wissenschaftlichen Fachzeitschriften und Buchbeiträgen Monographien: *Gerettet?* (Luchterhand 1979); *Der Suicidpatient im Allgemeinkrankenhaus* (Enke 1984).

Seit 01. 10. 1986 Chefarzt der Medizinischen Klinik im Allgemeinen Krankenhaus Ochsenzoll (Hamburg).

Sachverzeichnis